心电图实习与实践指导

主　编　王无锡　盛红专

科学出版社
北　京

内 容 简 介

本书分为上、下两篇。上篇为诊断实验图谱，与全国高等学校教材《诊断学》章节内容相匹配，图文并茂，有利于学生自学与复习。下篇为临床实践图谱，选取临床常见疾病如冠心病、肺心病、高血压病、心肌病、心肌炎、电解质紊乱等心电图，对其特征性改变进行详细描述与分析，为学生提供一本相关专业知识的参考书。

本书面向在校本科生及青年医生，适用于理论学习、临床实践及实际工作等不同阶段。

图书在版编目（CIP）数据

心电图实习与实践指导／王无锡，盛红专主编．—北京：科学出版社，2013.1

ISBN 978-7-03-035839-4

Ⅰ. 心…　Ⅱ. ①王…　②盛…　Ⅲ. 心电图-图谱-高等学校-教学参考资料
Ⅳ. R540.4-64

中国版本图书馆 CIP 数据核字(2012)第 249670 号

责任编辑：王　丽　向小峰／责任校对：钟　洋
责任印制：李　彤／封面设计：范璧合

科 学 出 版 社 出版
北京东黄城根北街 16 号
邮政编码：100717
http://www.sciencep.com
北京建宏印刷有限公司印刷
科学出版社发行　各地新华书店经销
*
2013 年 1 月第　一　版　　开本：787×1092　1/16
2025 年 7 月第十二次印刷　　印张：20 1/4
字数：471 000

定价：68.00 元

（如有印装质量问题，我社负责调换）

《心电图实习与实践指导》

编写人员

主　编　王无锡　盛红专

副主编　李　敏　徐利华

编　者　叶　忠　周　庆　董志珍

　　　　　秦月华　王　鹏　张　澄

前　　言

多年来，心电图为心脏疾病的诊断提供了有利的依据，是疾病诊断、治疗中的组成部分之一。随着心电图在临床工作中的广泛应用，心电图学已经是医学研究、教学及临床工作中不可或缺的一门基础学科。掌握心电图学及其技能尤显重要。

编者在多年的教学和临床工作中，始终对心电图基础知识和实践运用的相结合保持极大的兴趣。本着从基础教学和临床实用出发，配合全国高等学校五年制临床医学专业卫生部规划教材，我们编著了本书。

本书共分上下两篇，上篇为大三医学生配合诊断学心电图章节理论知识的学习所用，与教学内容同步；下篇为大四、大五医学生配合内科学、临床见习、临床实习时所用。全书有图片近两百张，双色印刷，对比度清晰，提升了书稿的质量和可读性；文字简明扼要，内容由浅入深，使学生在学习诊断学、内科学有关心电图理论知识时有一本相匹配的参考书籍；便于学生对基础理论知识的理解以及理论和实践相结合的运用；便于学生课后自学和复习，对提高学生分析和解决问题的能力起到一定的作用。

在编者多年收集资料和编写的过程中得到很多同行的鼎力相助，在此一并表示感谢。

尽管编者花了很大精力，本书恐难概全，难免有遗漏和不足，甚至错误，敬请专家、同行和读者批评指正。

编　者

2012 年 8 月 30 日

目　录

上篇　诊断实验图谱

下篇　临床实践图谱

上篇　诊断实验图谱

一、正常心电图

1. 窦性心律

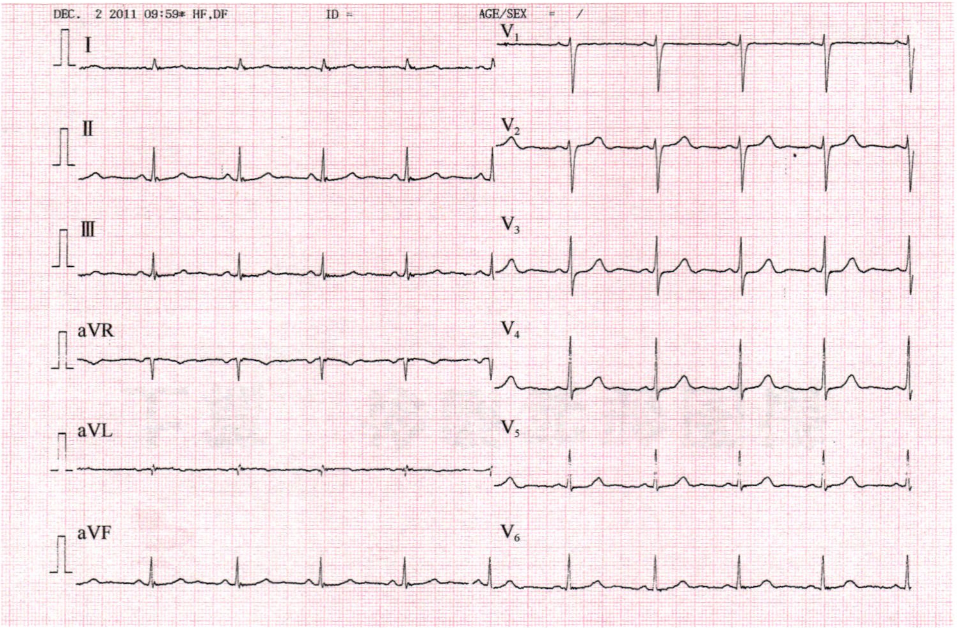

P-QRS-T 波群规律出现。P 波形态正常,时限 0.10 秒。P 波在 Ⅰ、Ⅱ、aVF、V_4 ~ V_6 导联直立,aVR 导联倒置。P 波频率 65 次/分,PR 间期 0.14 秒。QRS 波群形态正常,时限 0.09 秒,心室率 65 次/分。aVR 导联 QRS 波群呈 rS 型,V_1 导联 QRS 波群呈 rS 型,V_5 导联 QRS 波群呈 Rs 型。ST 段未见偏移。T 波振幅大于同导联 R 波的 1/10。QT 间期 0.42 秒,心电轴不偏。

心电图诊断:窦性心律。

二、窦性心律失常

2. 窦性心动过速

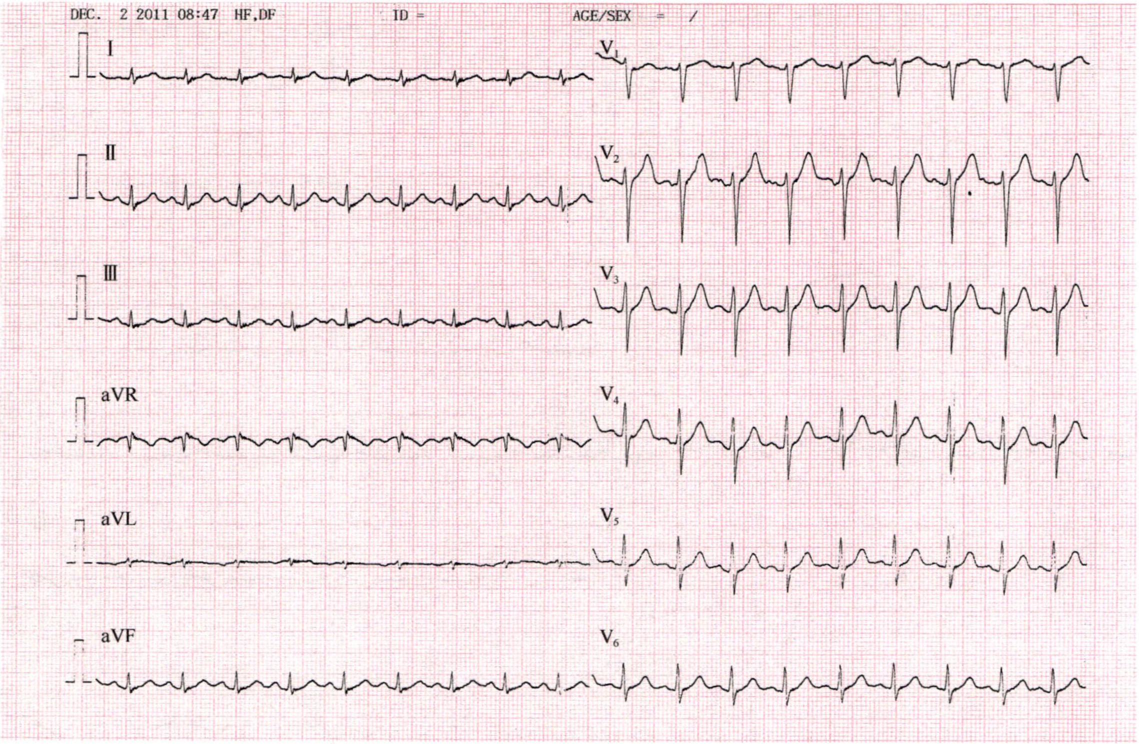

P-QRS-T 波群规律出现，P 波形态正常，P 波在Ⅱ导联直立，aVR 导联倒置，P 波频率 120 次/分。QRS 波群形态正常。ST 段未见偏移。T 波振幅大于同导联 R 波的 1/10。心电轴不偏。

心电图诊断：窦性心动过速。

3. 窦性心动过缓

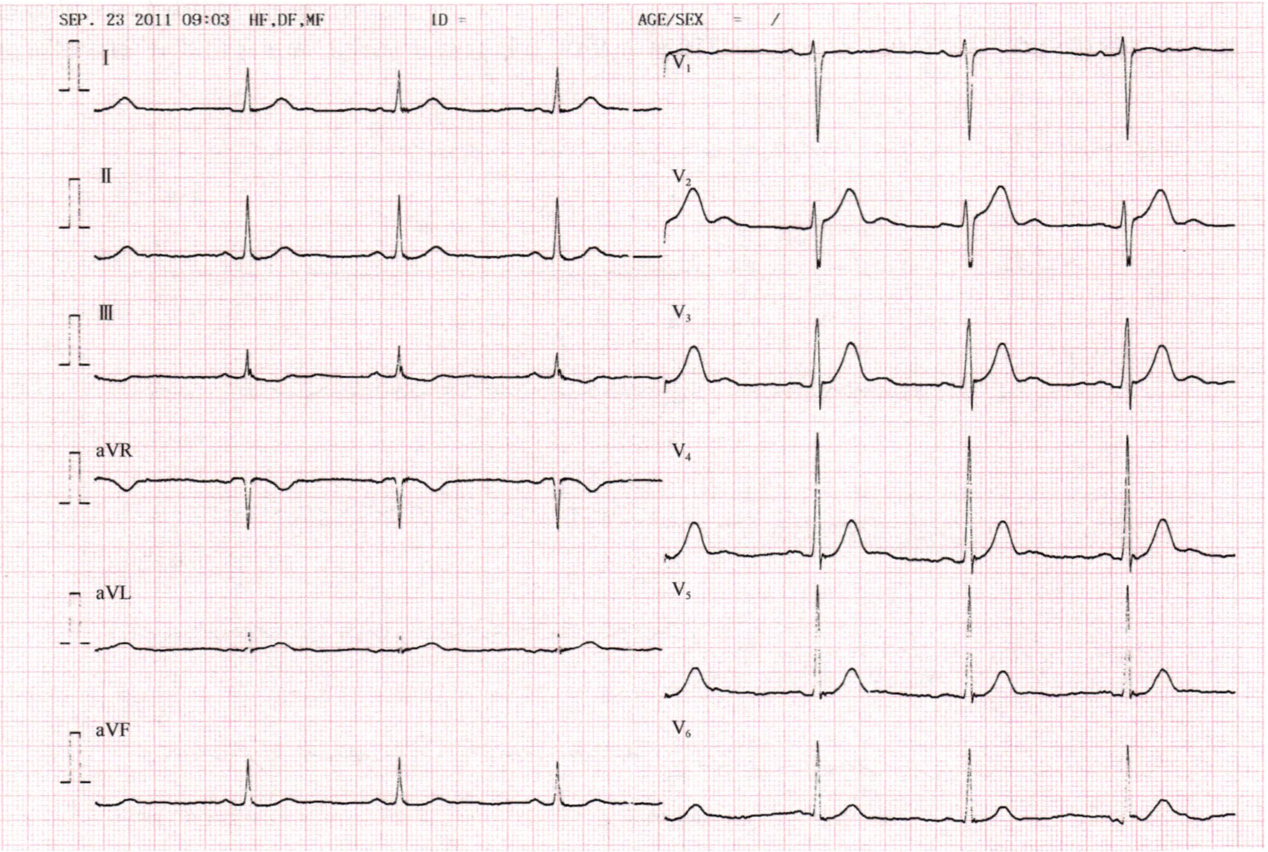

P-QRS-T 波群规律出现,P 波形态正常,P 波在Ⅱ导联直立,aVR 导联倒置,P 波频率 49 次/分。QRS 波群形态正常。ST 段未见偏移。T 波振幅大于同导联 R 波的 1/10。心电轴不偏。

心电图诊断:显著窦性心动过缓。

4. 窦性心律不齐

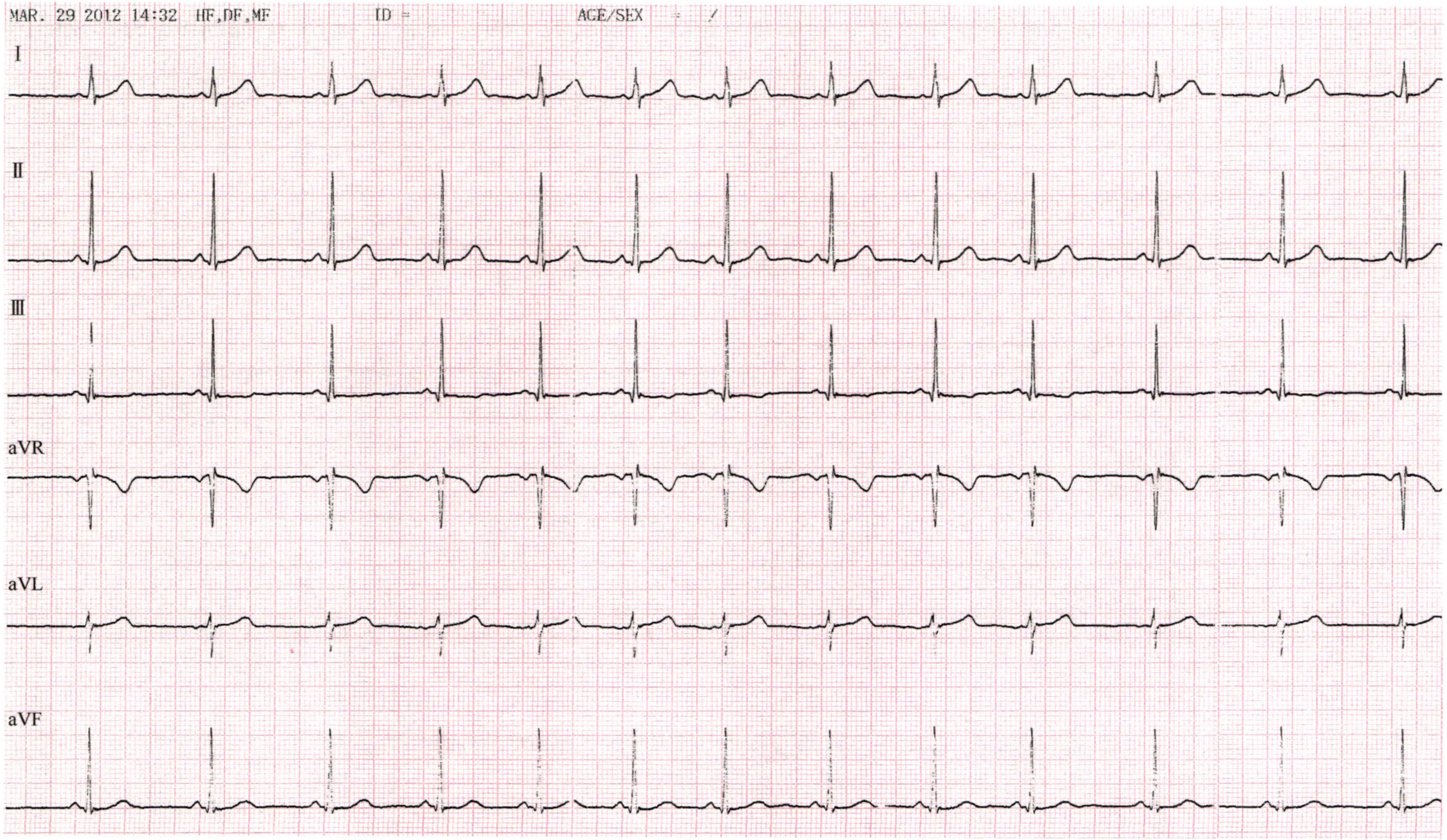

P-QRS-T 波群规律出现，P 波形态正常，在Ⅰ、Ⅱ、aVF 导联直立，aVR 导联倒置，PP 间期互差>0.12 秒。PR 间期 0.13 秒。QRS 时限 0.09 秒，心室率平均 81 次/分。ST 段无偏移。T 波正常。

心电图诊断：窦性心律不齐。

5. 游走心律

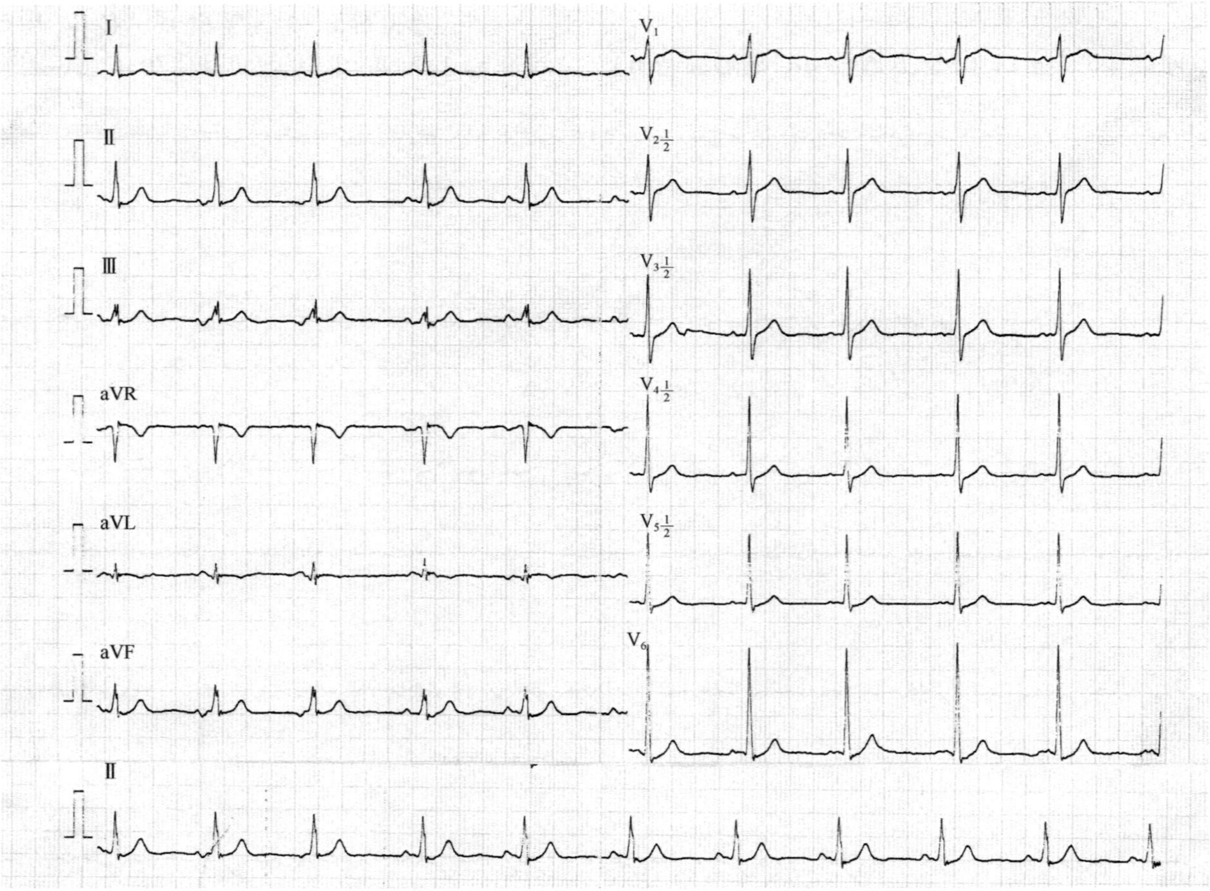

PP 间期不匀齐,PR 间期>0. 12 秒,P 波频率 65 ~71 次/分。以Ⅱ导联为例 P 波形态不同,由正负双向→倒置→直立。R_{V_5}=3. 0mV。

心电图诊断:①游走节律——窦房结至心房内游走;②左心室高电压。

三、低电压、心脏转位

6. 窦性心律、低电压

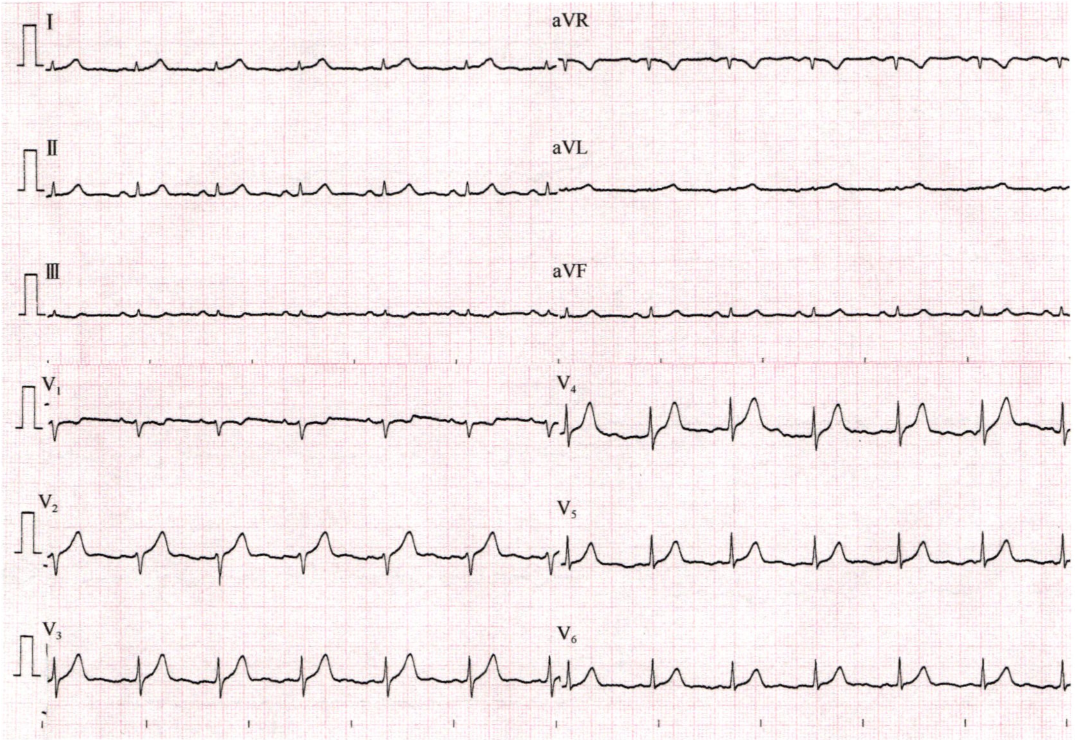

P-QRS-T 波群规律出现，P 波形态正常，在 I 、II 、aVF、V_4 ~ V_6 导联直立，aVR 导联倒置。PR 间期 0.16 秒，QRS 波群形态正常，肢导联 QRS 波群振幅（正向波与负向波的绝对值相加）小于 0.5mV。ST 段无偏移。T 波振幅大于同导联 R 波的 1/10。

心电图诊断：①窦性心律；②低电压。

7. 窦性心律、逆钟向转位

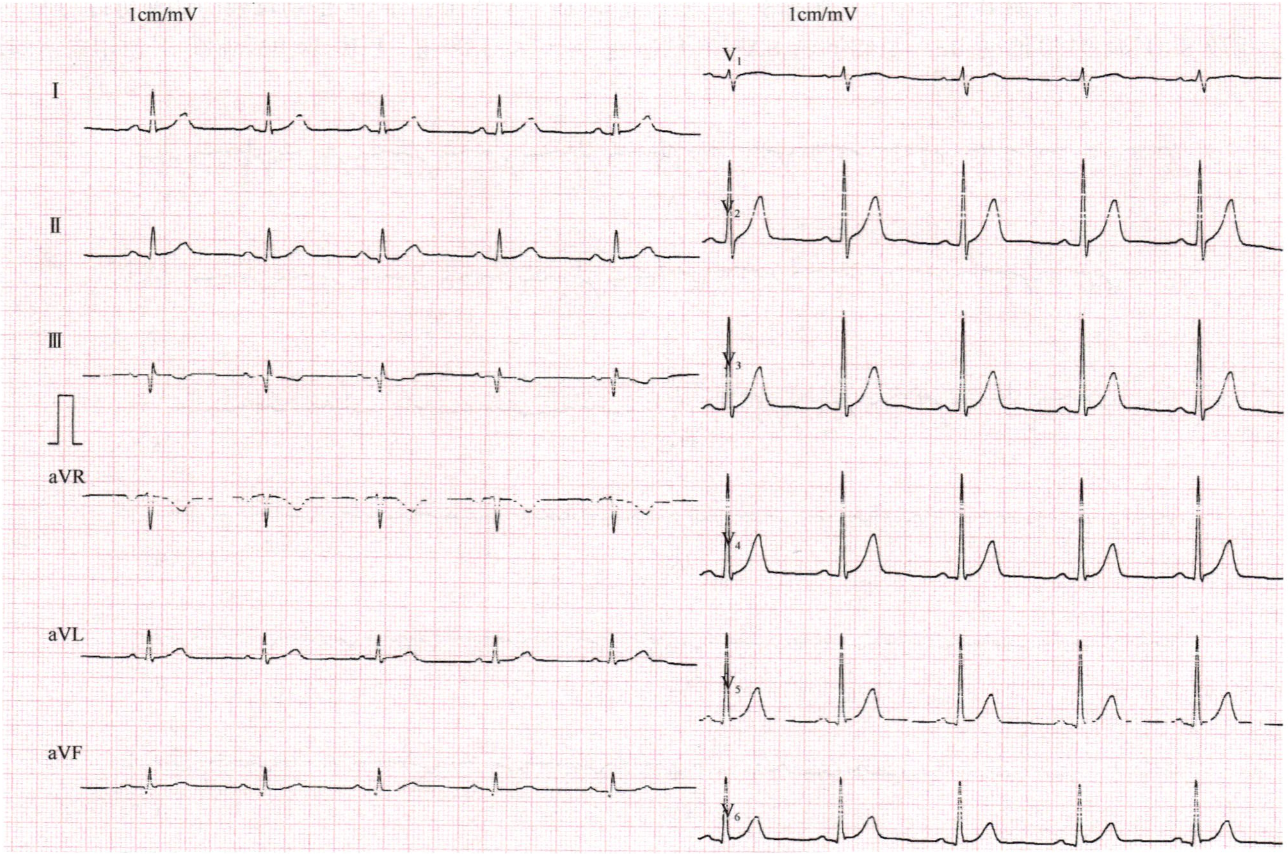

P-QRS-T 波群规律出现,P 波形态正常,在Ⅰ、Ⅱ、aVF、V_4 ~ V_6 导联直立,aVR 导联倒置。PR 间期 0.16 秒。QRS 波群呈室上型,V_2、V_3 导联 QRS 波群呈 Rs 型。ST 段无偏移。T 波振幅大于同导联 R 波的 1/10。

心电图诊断:①窦性心律;②逆钟向转位。

8. 窦性心律、顺钟向转位

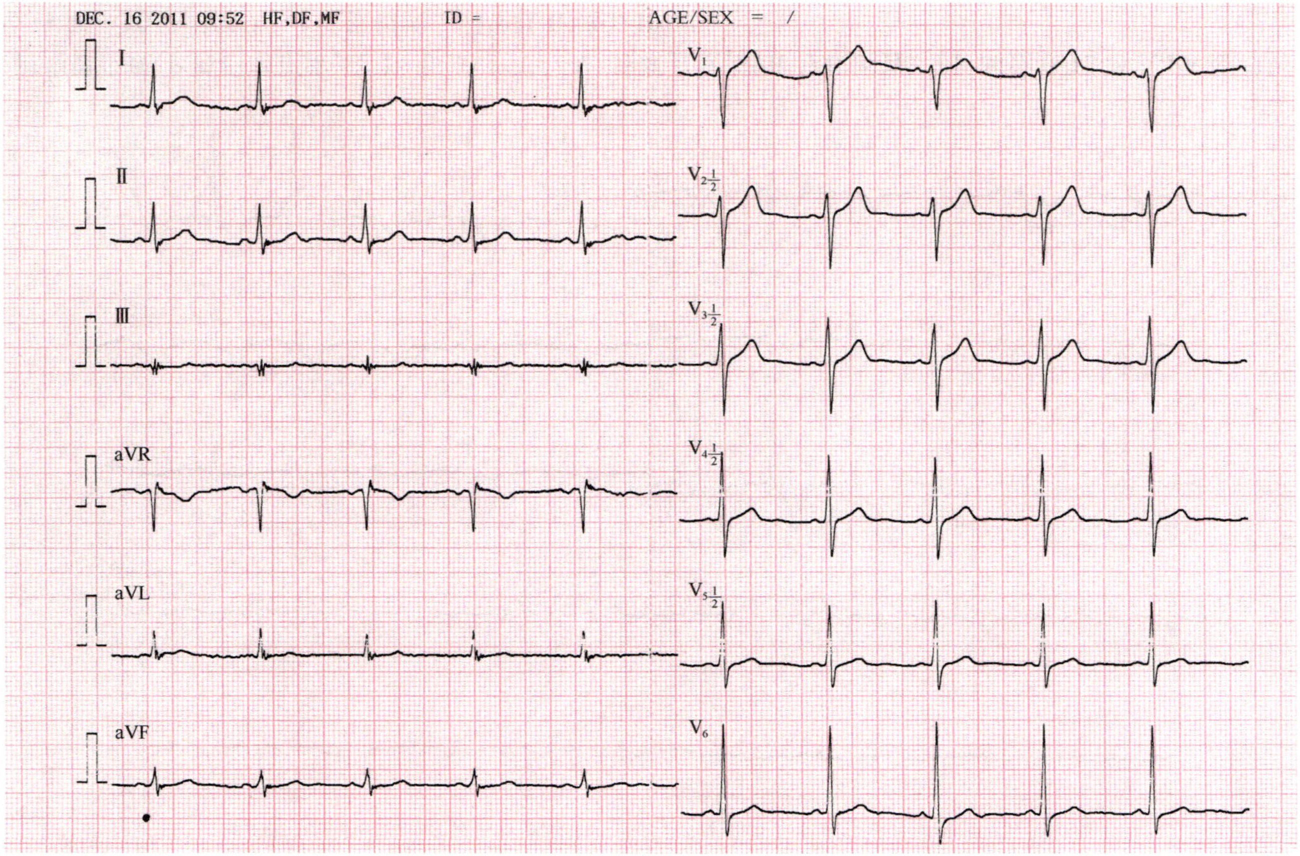

P-QRS-T 波群规律出现，P 波形态正常，在Ⅰ、Ⅱ、aVF、V_4 ~ V_6 导联直立，aVR 导联倒置。PR 间期 0.12 秒，QRS 波群呈室上型，V_2、V_3 导联 QRS 波群呈 rS 型。ST 段无偏移。T 波振幅大于同导联 R 波 1/10。

心电图诊断：①窦性心律；②顺钟向转位。

9. 窦性心律、极度顺钟向转位

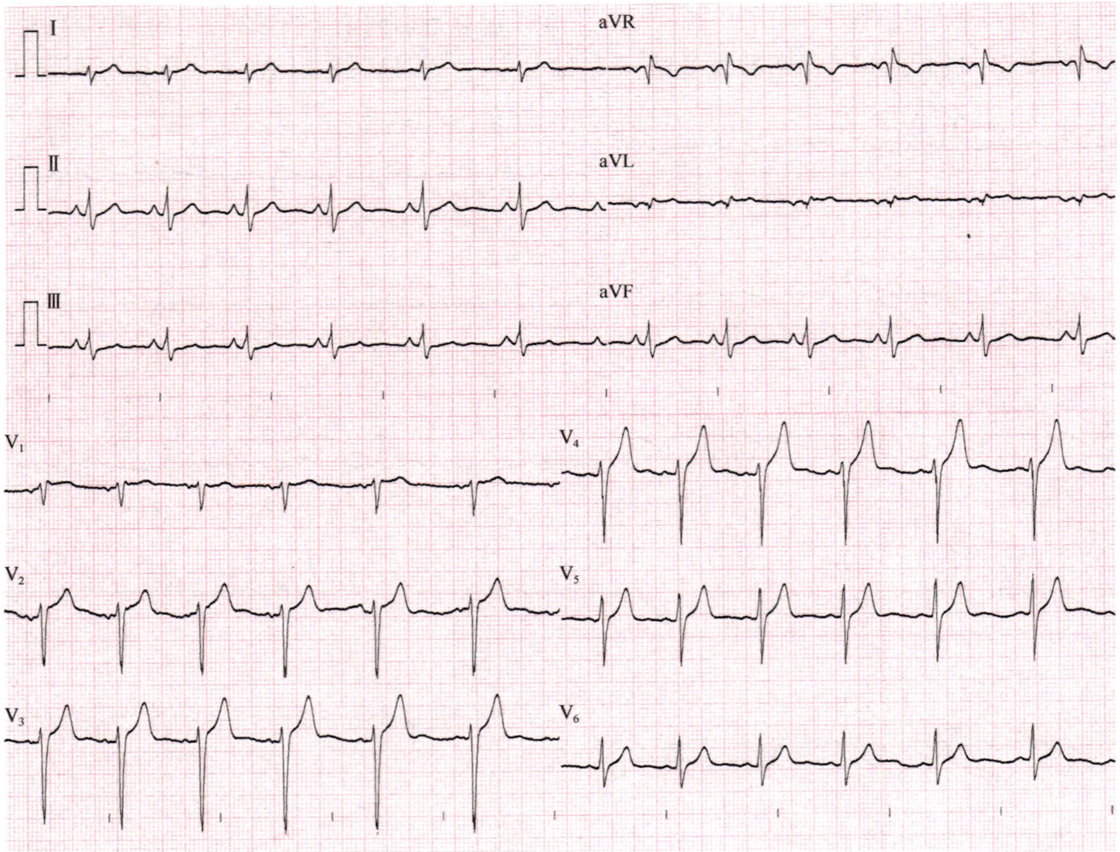

P-QRS-T 波群规律出现，P 波形态正常，在Ⅰ、Ⅱ、aVF、V_4 ~ V_6 导联直立，aVR 导联倒置。PR 间期 0.12 秒，QRS 波群呈室上型，V_1 ~ V_5 导联 QRS 波群呈 rS 型。ST 段无偏移。T 波振幅大于同导联 R 波 1/10。

心电图诊断：①窦性心律；②极度顺钟向转位。

10. 窦性心律、低电压、干扰

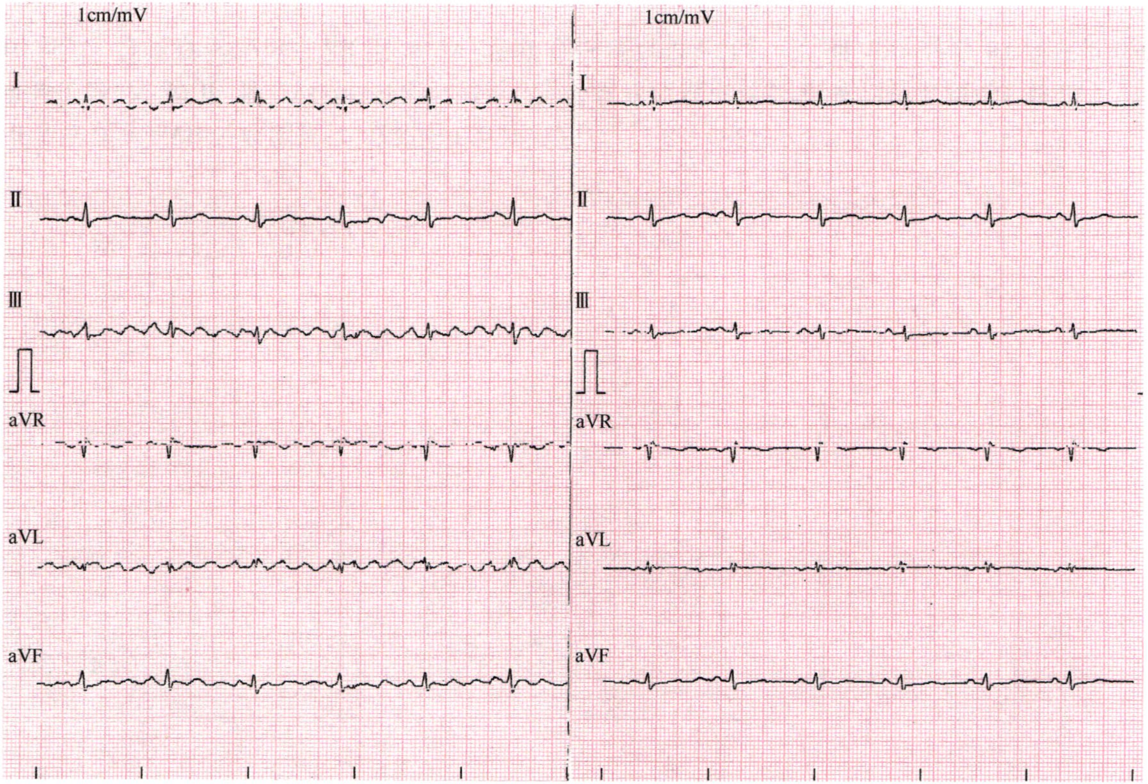

左图:P 波在Ⅱ导联直立,aVR 导联倒置,P 波频率 75 次/分,Ⅰ、Ⅲ、aVL 导联似见“F”波。

右图:P 波在Ⅱ导联直立,aVR 导联倒置,PP 规则,形态相同。肢导联 QRS 波群振幅(正向波与负向波的绝对值相加)≤0.5mV。

分析:Ⅱ导联有明显 P 波,采集时是同步导联,所以其他导联都应该有相应的 P 波,Ⅰ、Ⅲ、aVL 导联似见“F”波,是由干扰所致。将病人肢体适当控制后,干扰波消失。因此,心电图检查时要排除其他任何干扰,仔细分析。

心电图诊断:①左图窦性心律,基线干扰;②右图窦性心律;③低电压。(临床资料:男,72 岁,帕金森病)

四、心房肥大

11. 右心房肥大

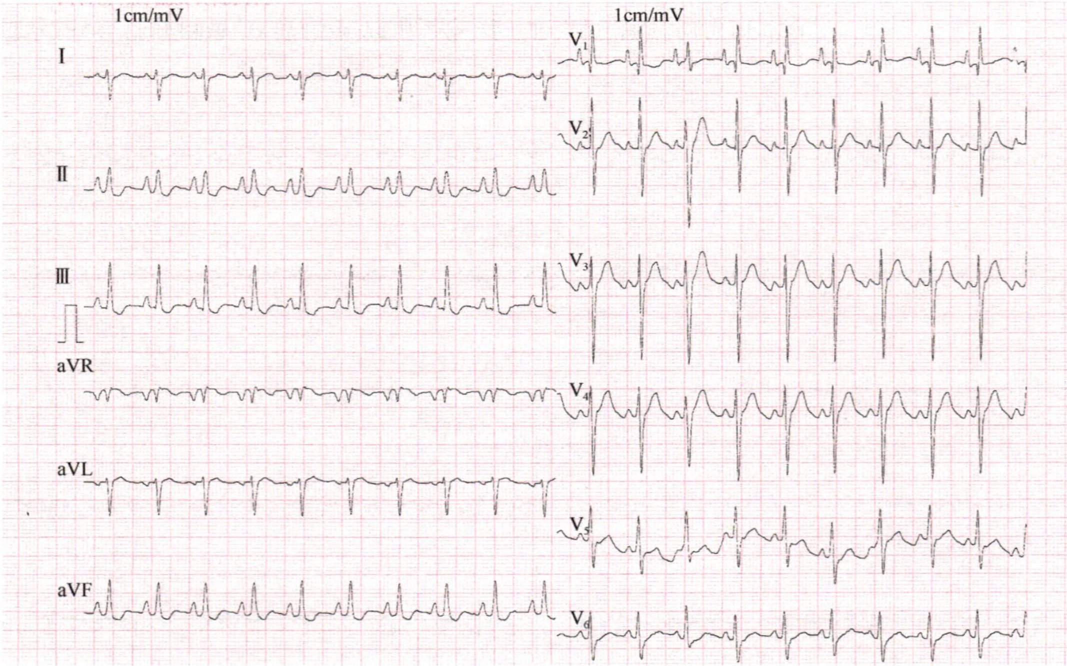

窦性心律，P 波在Ⅱ导联直立，aVR 导联倒置，P 波频率 120 次/分。

P 波尖而高耸，振幅≥0.25mV，以Ⅱ、Ⅲ、aVF 导联较为明显。V_1 导联 P 波呈正负双向，振幅算数和≤0.45mV。

QRS 波群时限 0.10 秒，V_1 导联 QRS 波群呈 qR 型，V_3、V_4 导联 QRS 波群呈 rS 型。Ⅱ、Ⅲ、aVF 导联 ST 段压低 0.05～0.1mV，T 波负正双向。心电轴+105°。

心电图诊断：①窦性心动过速；②右心房肥大；③右心室肥大。

12. 左心房肥大

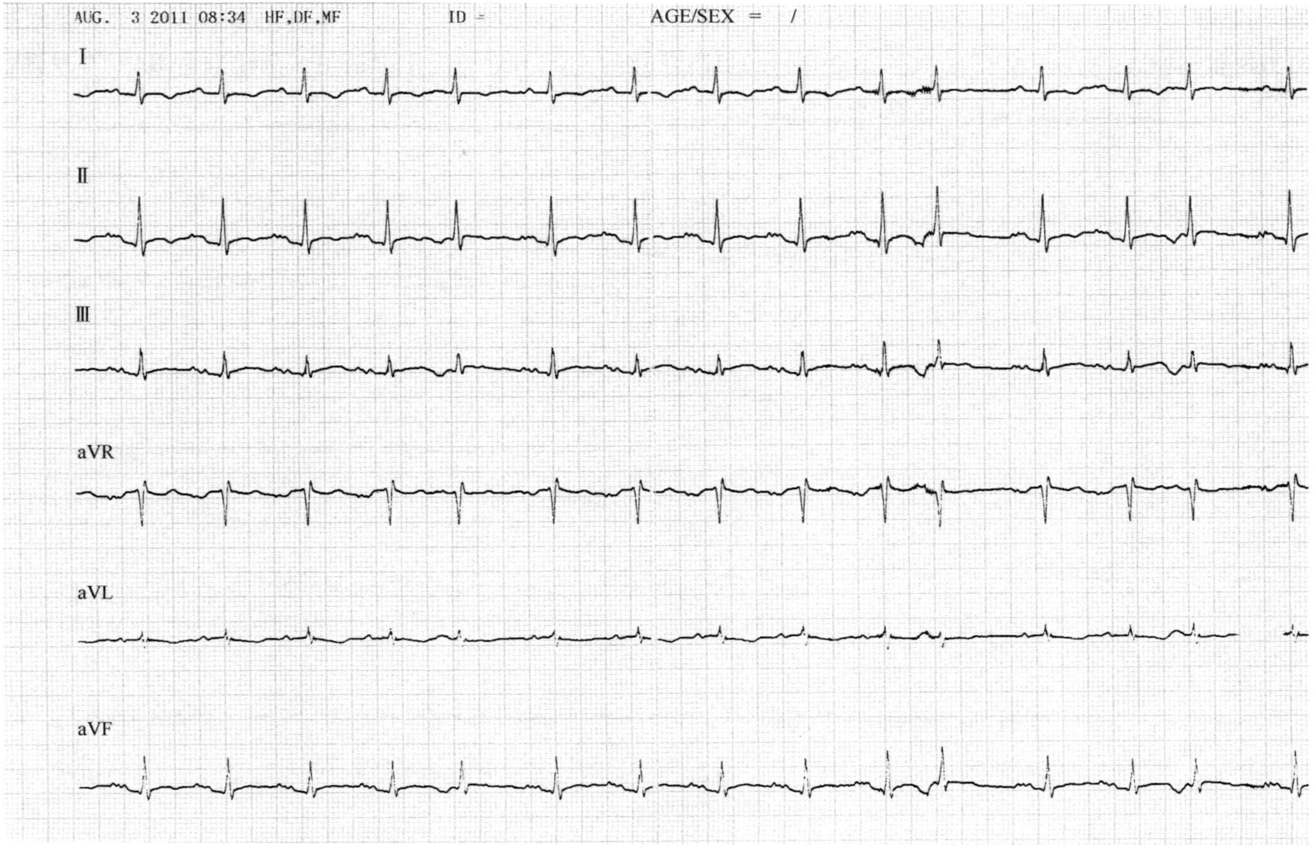

窦性心律,P 波在Ⅱ导联直立,aVR 导联倒置,P 波频率 91 次/分。P 波时限≥0.12 秒,P 波呈双峰,两峰间距≥0.04 秒,以Ⅱ、aVF 导联较为明显。以Ⅱ导联为例:第 5、11、14 个 P′波提前出现,P′波倒置,P′R>0.12 秒,代偿间歇不完全。

心电图诊断:①窦性心律;②左心房肥大;③较频发房性期前收缩。

13. 左心房肥大、心肌缺血

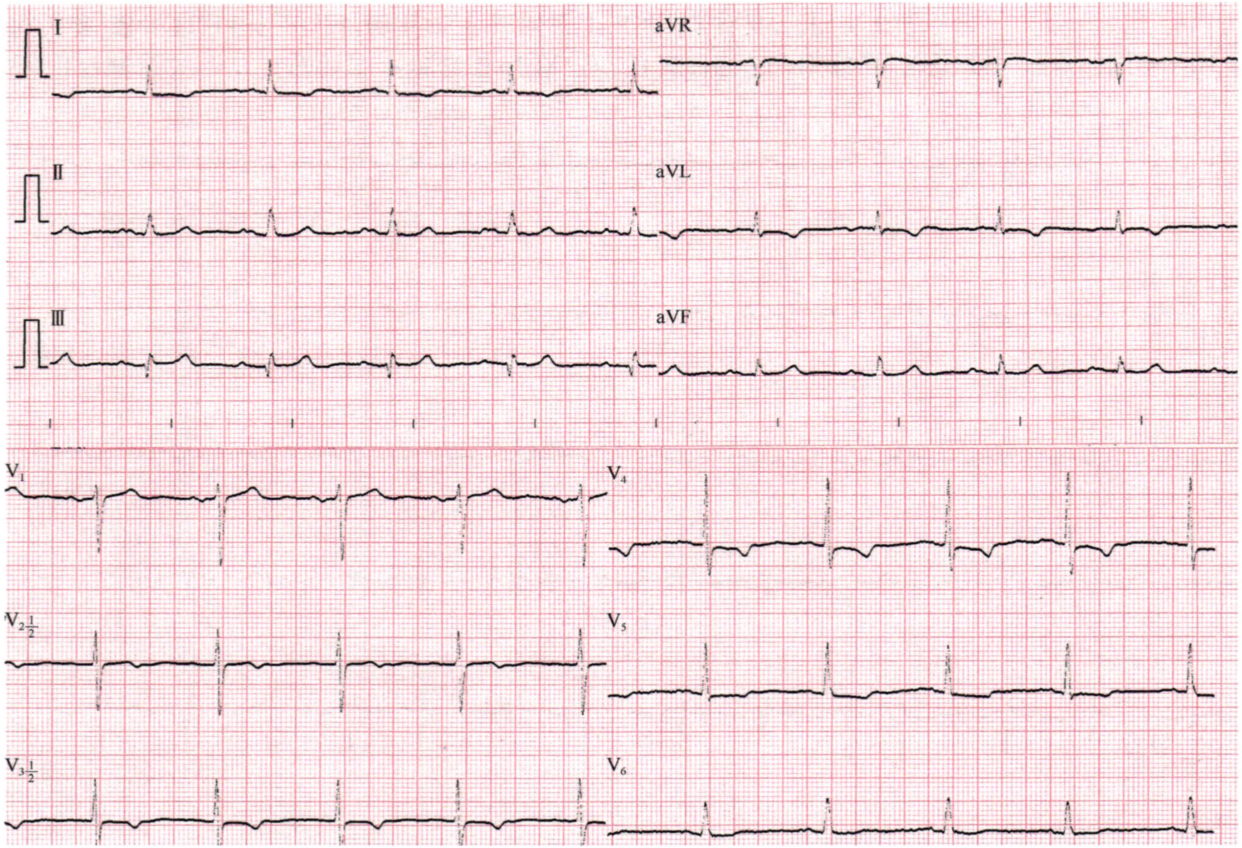

P 波在Ⅱ导联直立，aVR 导联倒置。P 波在Ⅰ、Ⅱ、aVR、aVF 导联有切迹，时限>0.12 秒。$V_4 \sim V_5$ 导联 ST 段压低≤0.05mV。Ⅰ、aVL、V_3、V_4 导联 T 波倒置，V_5、V_6 导联负正双向。

心电图诊断：①窦性心律；②左心房肥大；③心肌缺血。

五、心 室 肥 大

14. 左心室肥大伴劳损

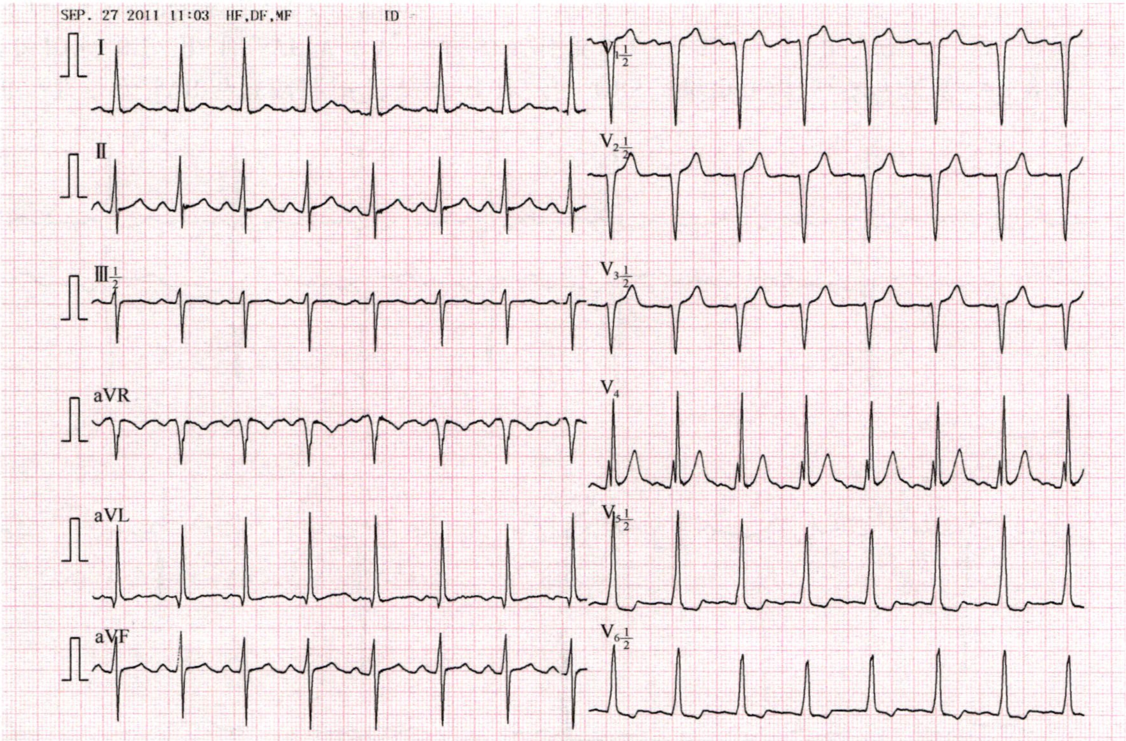

窦性心律，P 波在Ⅱ导联直立，aVR 导联倒置，P 波频率 100 次/分。QRS 波群电压增高：胸导联 R_{V_5} =3. 8mV，S_{V_1} =1. 9mV，$R_{V_5}+S_{V_1}$ =5. 7mV。QRS 波群时限 0. 11 秒。V_5、V_6 导联 ST 段压低 0. 05 ~0. 2mV。Ⅰ、aVL 导联 T 波振幅小于同导联 R 波 1/10，V_5、V_6 导联负正双向。

心电图诊断：①窦性心律；②左心室肥大伴劳损。

15. 左心室肥大、心肌缺血(一)

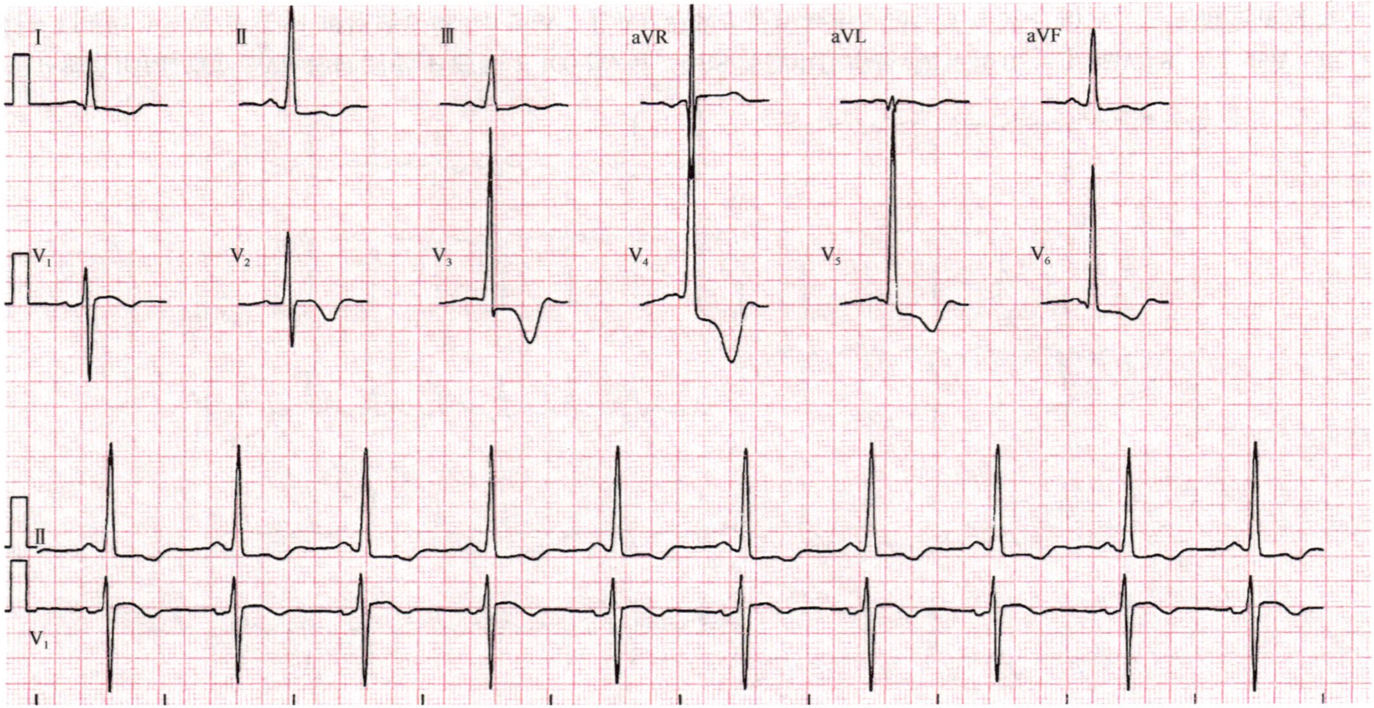

窦性心律,P 波在Ⅱ导联直立,aVR 导联倒置,P 波频率 61 次/分。QRS 波群电压增高:胸导联 $R_{V_5}=3.8mV$, $S_{V_1}=1.6$ mV,$R_{V_5}+S_{V_1}=5.4mV$。QRS 波群时限 0.10 秒。Ⅰ、Ⅱ、Ⅲ、aVF、$V_3\sim V_6$ 导联 ST 段压低 0.1~0.5mV, Ⅰ、Ⅱ、aVF 、$V_1\sim V_6$ 导联 T 波倒置。

心电图诊断:①窦性心律;②左心室肥大;③心肌缺血。

16. 左心室肥大、心肌缺血(二)

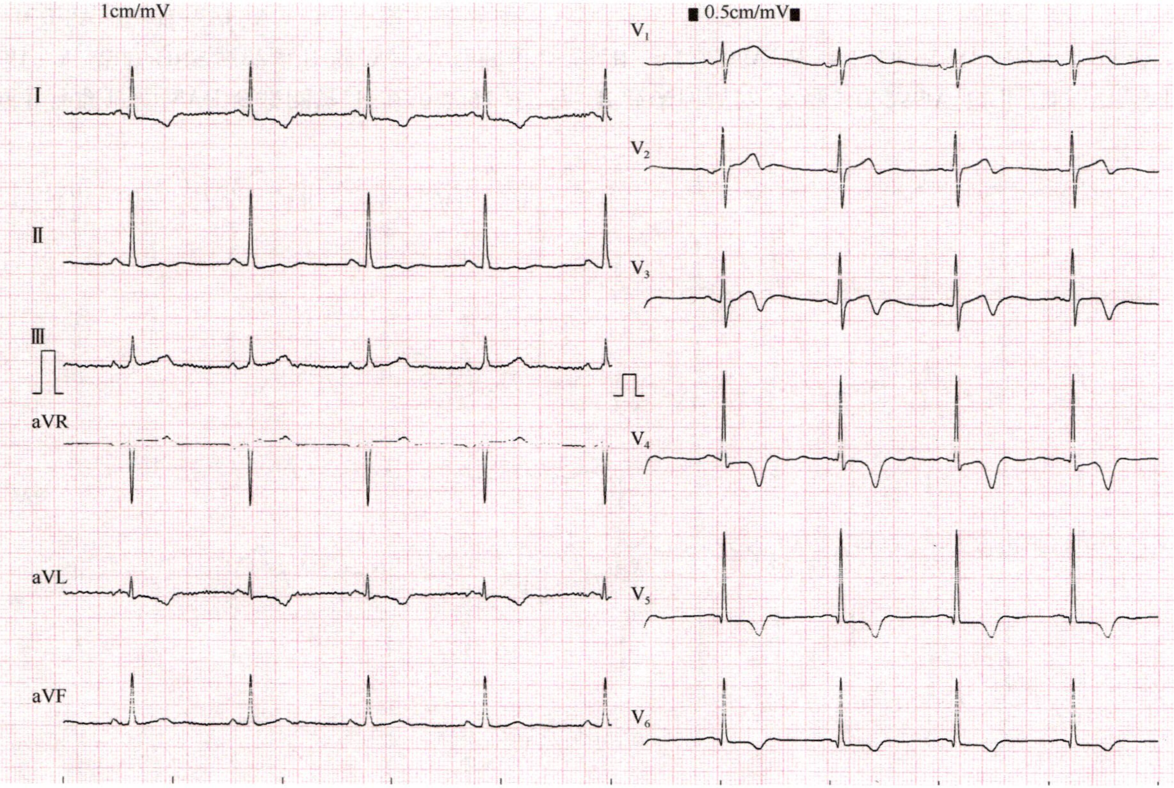

窦性心律,P 波在Ⅱ导联直立,aVR 导联倒置,P 波频率 56 次/分。QRS 波群电压增高:胸导联 $R_{V_5}=4.0mV$, $S_{V_1}=1.2mV$, $R_{V_5}+S_{V_1}=5.2mV$。QRS 波群时限 0.09 秒。Ⅰ、Ⅱ、aVL、$V_4 \sim V_6$ 导联 ST 段压低 0.05~0.2mV。Ⅰ、aVL、$V_4 \sim V_6$ 导联 T 波倒置,Ⅱ、aVF 导联 T 波低平,V_3 导联 T 波正负双向。

心电图诊断:①窦性心动过缓;②左心室肥大;③心肌缺血。

17. 右心室肥大伴劳损

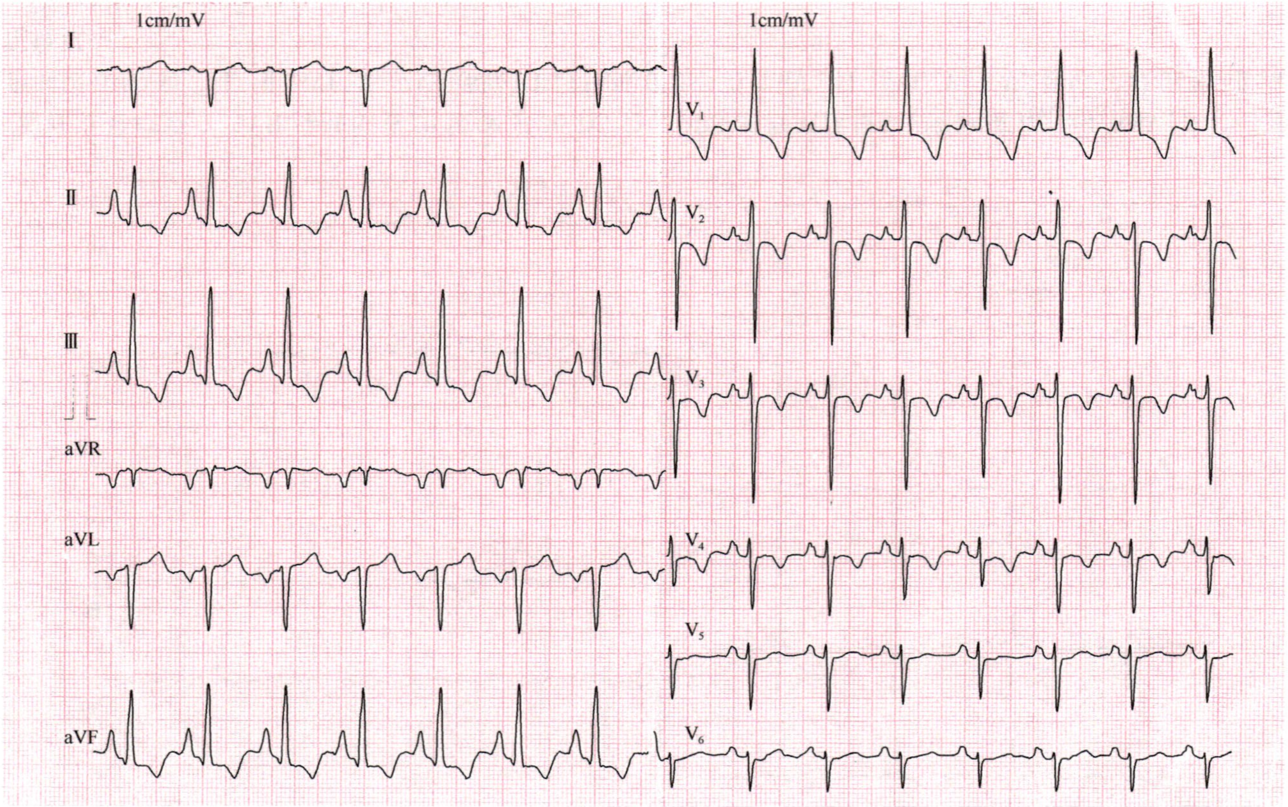

窦性心律，P 波在Ⅱ导联直立，aVR 导联倒置，P 波频率 91 次/分。P 波尖而高耸，振幅≥0.25mV，以Ⅱ、Ⅲ、aVF 导联最为明显。V_1 导联 P 波直立，振幅 0.20mV。V_1 导联 QRS 波群呈 R 型，V_5、V_6 导联呈 rS 型，$R_{V_1}=1.85mV$，$S_{V_5}=1.1mV$，$R_{V_1}+S_{V_5}=2.95mV$。Ⅱ、Ⅲ、aVF、$V_1\sim V_3$ 导联 ST 段压低 0.1～0.2mV，Ⅱ、Ⅲ、aVF、$V_1\sim V_4$ 导联 T 波倒置。

心电图诊断：①窦性心律；②右心房肥大；③右心室肥大伴劳损；④T 波异常。

18. 右心室肥大、T 波高尖

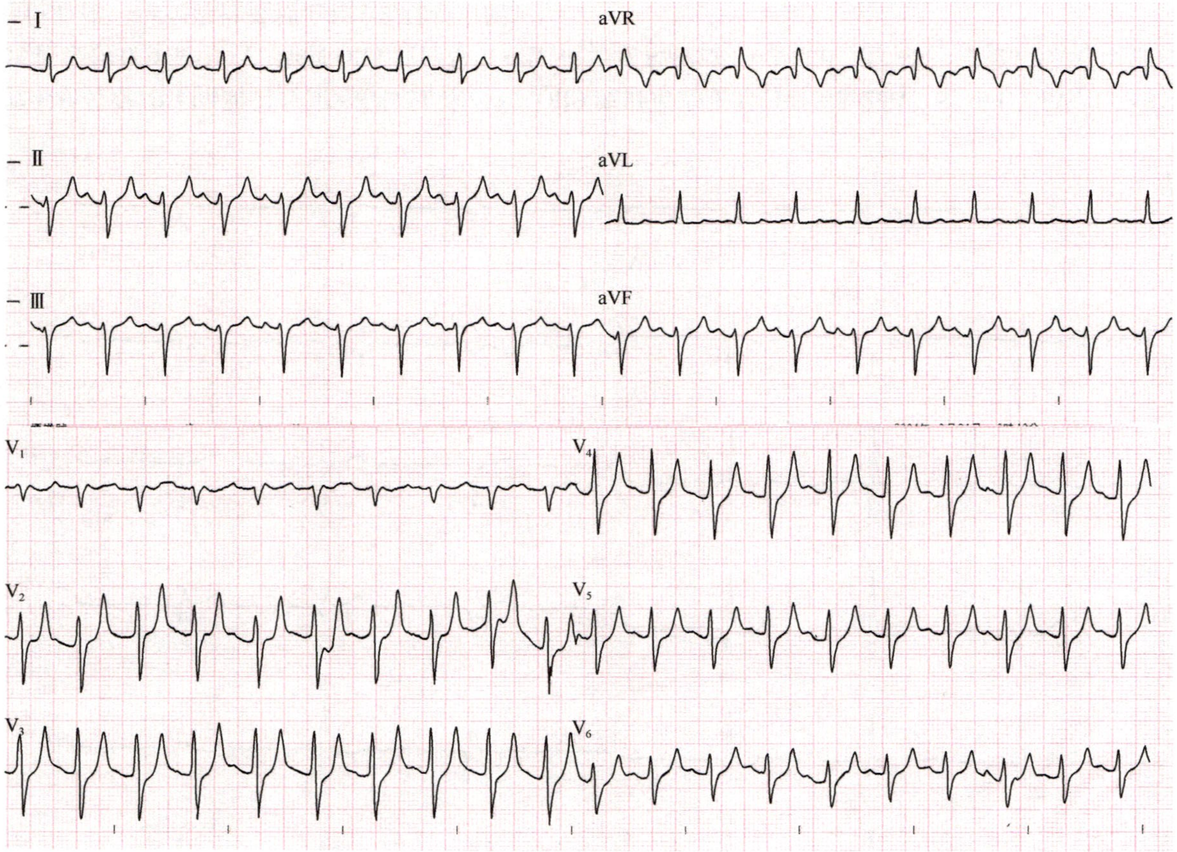

窦性心律，P 波在Ⅱ导联直立，aVR 导联倒置，P 波频率 120 次/分。PR＝0.17 秒。V_5、V_6 导联 QRS 波群呈 rS 型，aVR 导联 QRS 波群呈 qR 型。心电轴－82°。V_2～V_6 导联 T 波较尖，二肢对称，基底狭窄。

心电图诊断：①窦性心动过速；②右心室肥大；③T 波异常（尖而窄）。

19. 双心室肥大

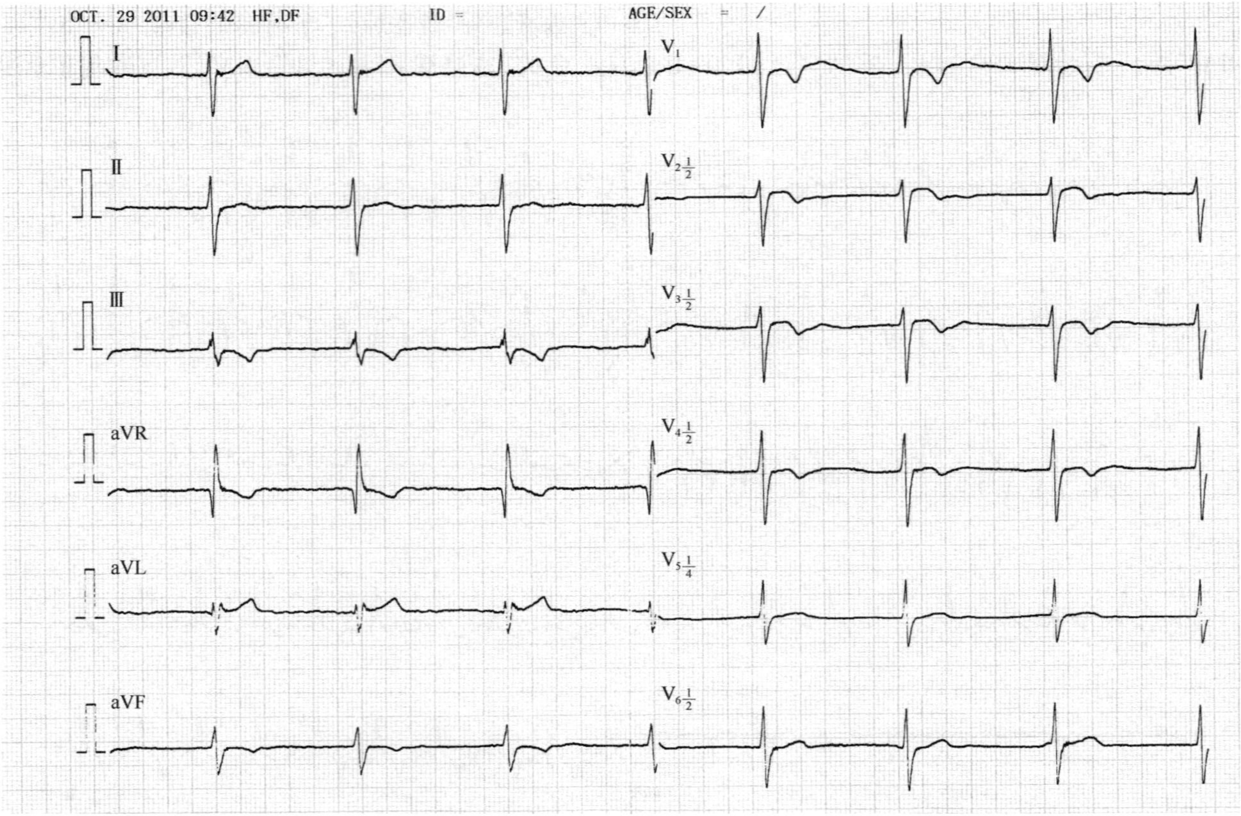

以Ⅱ导联为例：P 波不易分辨，RR 间期匀齐，心室率 51 次/分。QRS 波群形态正常，$R_{V_5}=3.2mV$，$S_{V_1}=1.2mV$，$R_{V_5}+S_{V_1}=4.4mV$。aVR 导联 QRS 波群呈 qR 型，R 波振幅达 0.95mV。V_1 导联 QRS 波群呈 RS 型，$R_{V_1}=0.8mV$，$S_{V_5}=2.4mV$，$R_{V_1}+S_{V_5}=3.2mV$。心电轴+210°。

心电图诊断：①异位心律——交界性逸搏心律；②双心室肥大。 （秦月华）

六、心肌梗死

20. 亚急性广泛前壁心肌梗死

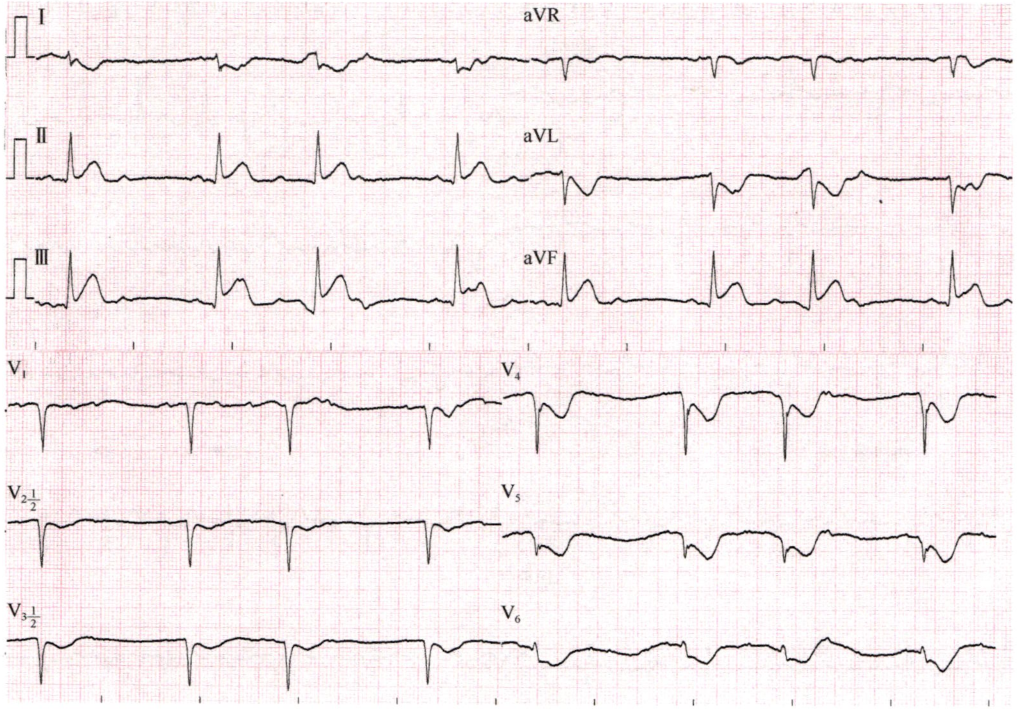

P 波规律出现,P 波在Ⅱ导联直立,aVR 导联倒置,P 波频率 75 次/分。

以Ⅱ导联为例:从第 3 个 P 波开始,PR 间期逐渐延长(0.22~0.36 秒),直至第 5 个 P 波后脱落一个 QRS 波群,PR 间期又恢复至脱落后的第一个 PR 间期。第 6 个 PR 间期为 0.22 秒。Ⅱ、Ⅲ、aVF 导联 QRS 波群呈 qR 型。q 波振幅小于同导联 R 波的 1/4。Ⅱ、aVF 导联 ST 段抬高 0.1mV。Ⅰ、aVL 导联 ST-T 对应性改变。V_1~V_5 导联呈 QS 型。V_2~V_6 导联 ST 段压低≤0.3mV。V_4~V_6 导联 T 波倒置。

心电图诊断:①窦性心律;②二度Ⅰ型房室传导阻滞;③亚急性广泛前壁心肌梗死。

21. 亚急性下壁心肌梗死，心房颤动

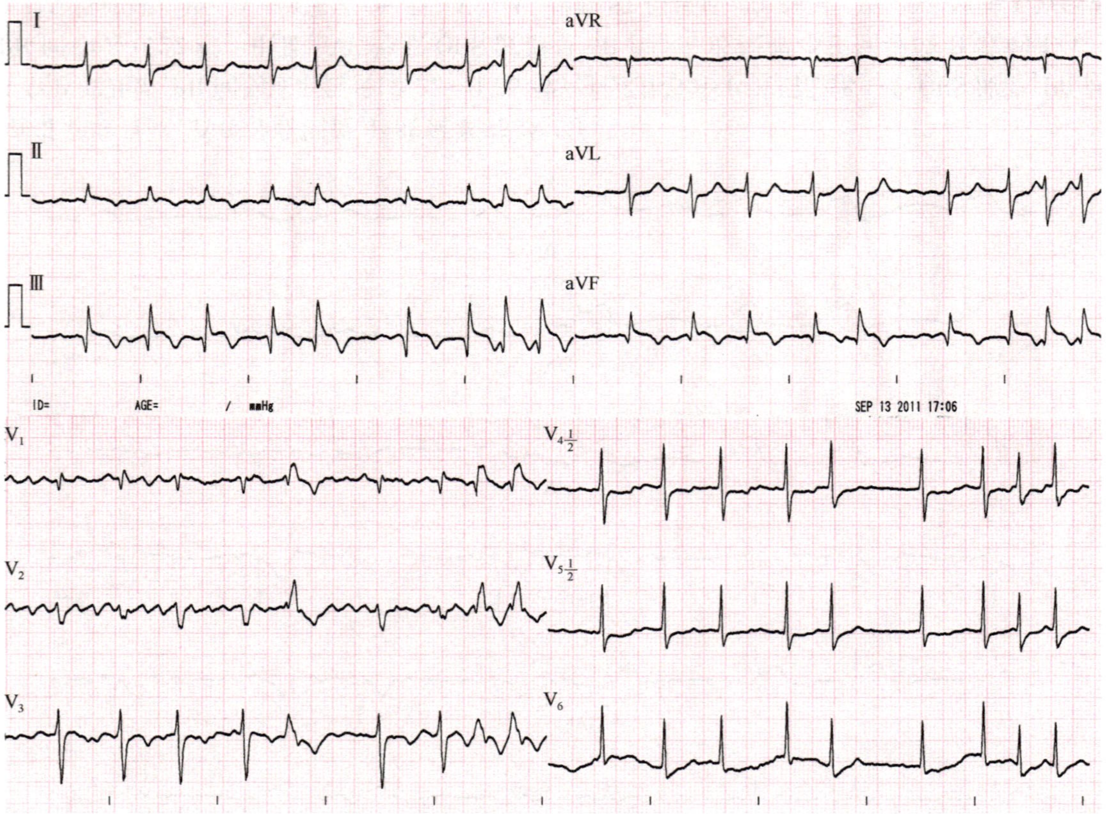

窦性 P 波消失，代之以大小、形态、间隔不同的"f"波。RR 间距不等。以 V_1 导联为例，第 5、8、9 个 QRS 波群宽大畸形呈右束支阻滞图形。Ⅱ、Ⅲ、aVF 导联 QRS 波群呈 qR 型，Ⅲ、aVF 导联 q = 0.04 秒。aVL、V_4 ~ V_6 导联 ST 段压低 ≤ 0.1mV，Ⅱ、Ⅲ、aVF 导联 ST 段抬高 ≤ 0.1mV。V_4 ~ V_6 导联 T 波振幅小于同导联 R 波的 1/10，Ⅱ、Ⅲ、aVF 导联 T 波倒置。

心电图诊断：①异位心律——心房颤动；②亚急性下壁心肌梗死；③偶见心室内差异性传导；④T 波异常。

22. 急性广泛前壁心肌梗死

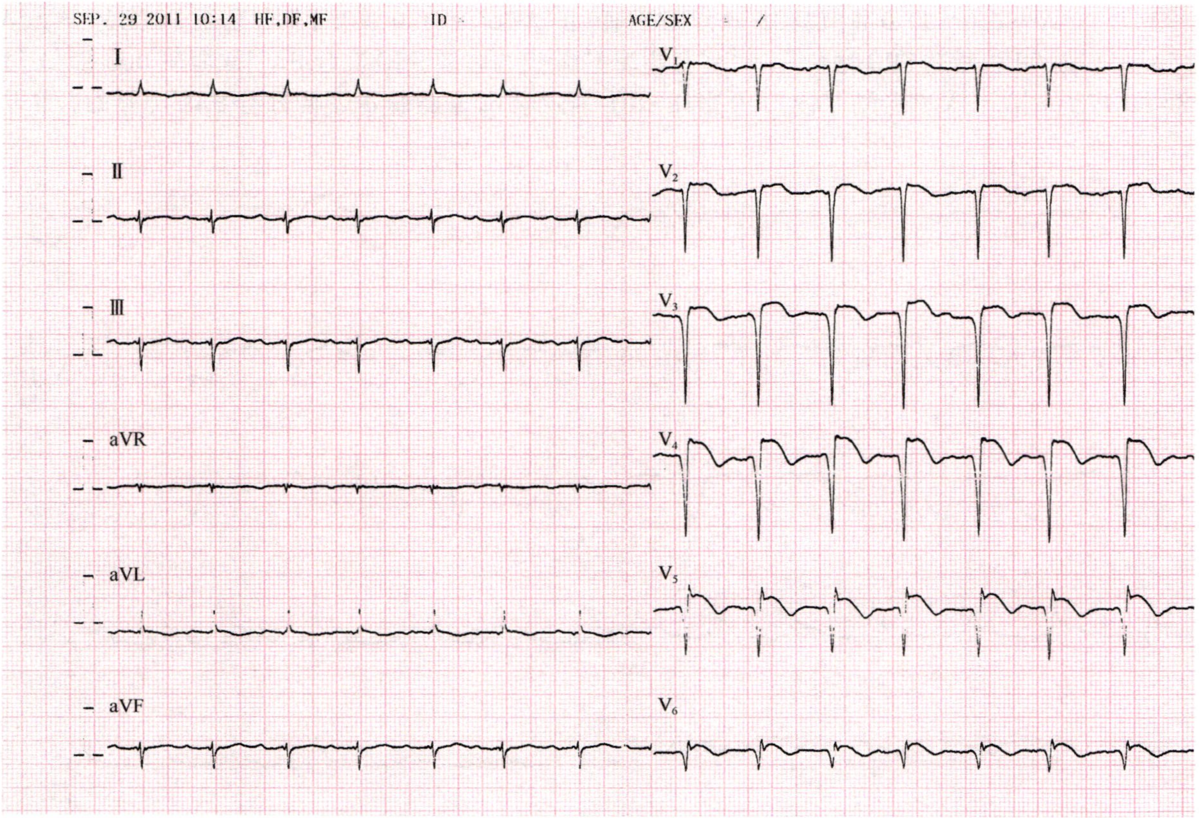

窦性心律，P 波在Ⅱ导联直立，aVR 导联倒置，P 波频率 100 次/分。PR 间期 0.23 秒。V_1、V_2 导联 QRS 波群呈 rS 型，r 波纤细，V_3、V_4 导联 QRS 波群呈 QS 型，V_5、V_6 导联 QRS 波群呈 Qr 型。V_2 ~ V_6 导联 ST 段与 T 波融合成单向曲线，弓背向上抬高 0.1 ~ 0.35mV。Ⅰ、aVL 导联 T 波浅倒。

心电图诊断：①窦性心律；②急性广泛前壁心肌梗死；③一度房室传导阻滞。

23. 急性广泛前壁、侧壁心肌梗死

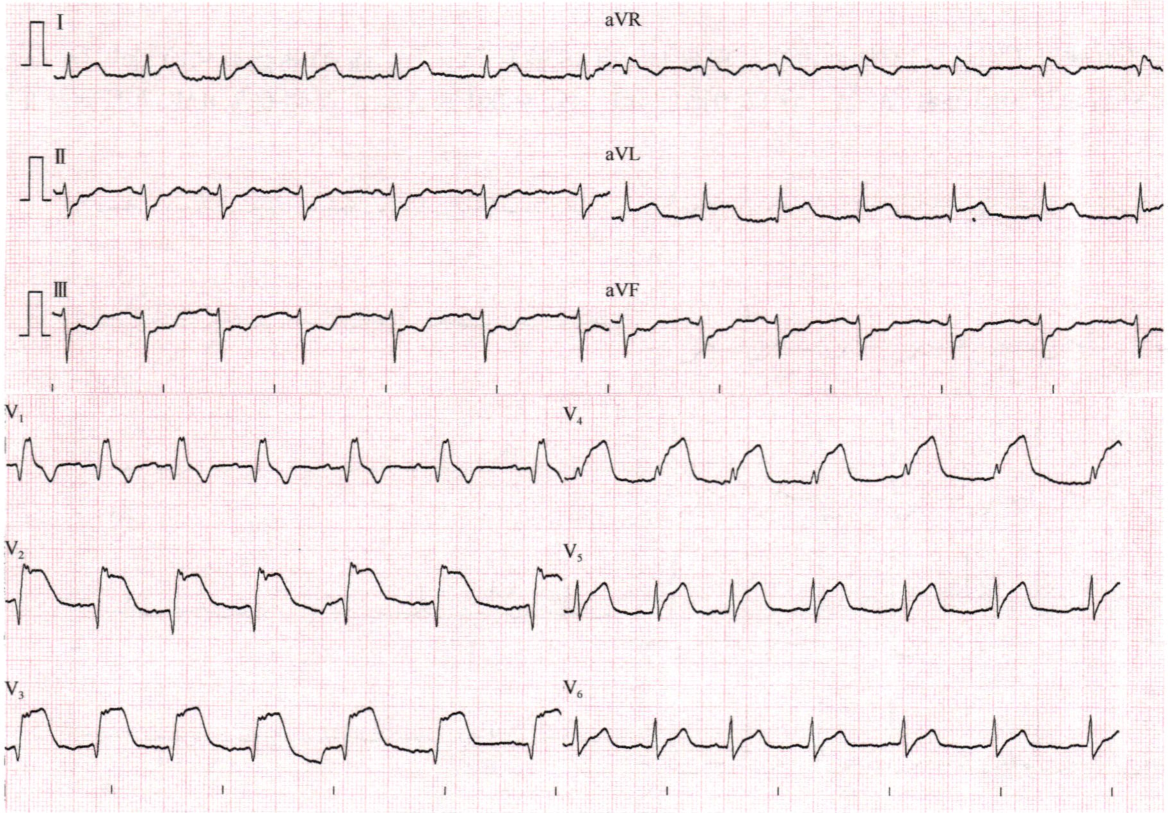

窦性心律，P 波在Ⅱ导联直立，aVR 导联倒置，P 波频率 79 次/分。QRS 时限 0.13 秒。胸导联 $V_1 \sim V_3$ 导联 QRS 波群呈 qR 型，q 波大于同导联 R 波的 1/4，V_1 导联 R 波增宽，aVR 导联 QRS 波群呈 qr 型，r 波增宽，$V_4 \sim V_6$ 导联 QRS 波群呈 Rs 型，$V_5 \sim V_6$ 导联 S 波增宽。aVL 呈 qR 型。Ⅰ、aVL、$V_2 \sim V_6$ 导联 ST 段弓背向上抬高 0.1 ~ 0.7mV，Ⅱ、Ⅲ、aVF 导联 ST 段压低 0.05 ~ 0.25mV。

心电图诊断：①窦性心律；②急性广泛前壁、侧壁心肌梗死；③完全性右束支阻滞。

24. 急性下壁、右心室心肌梗死

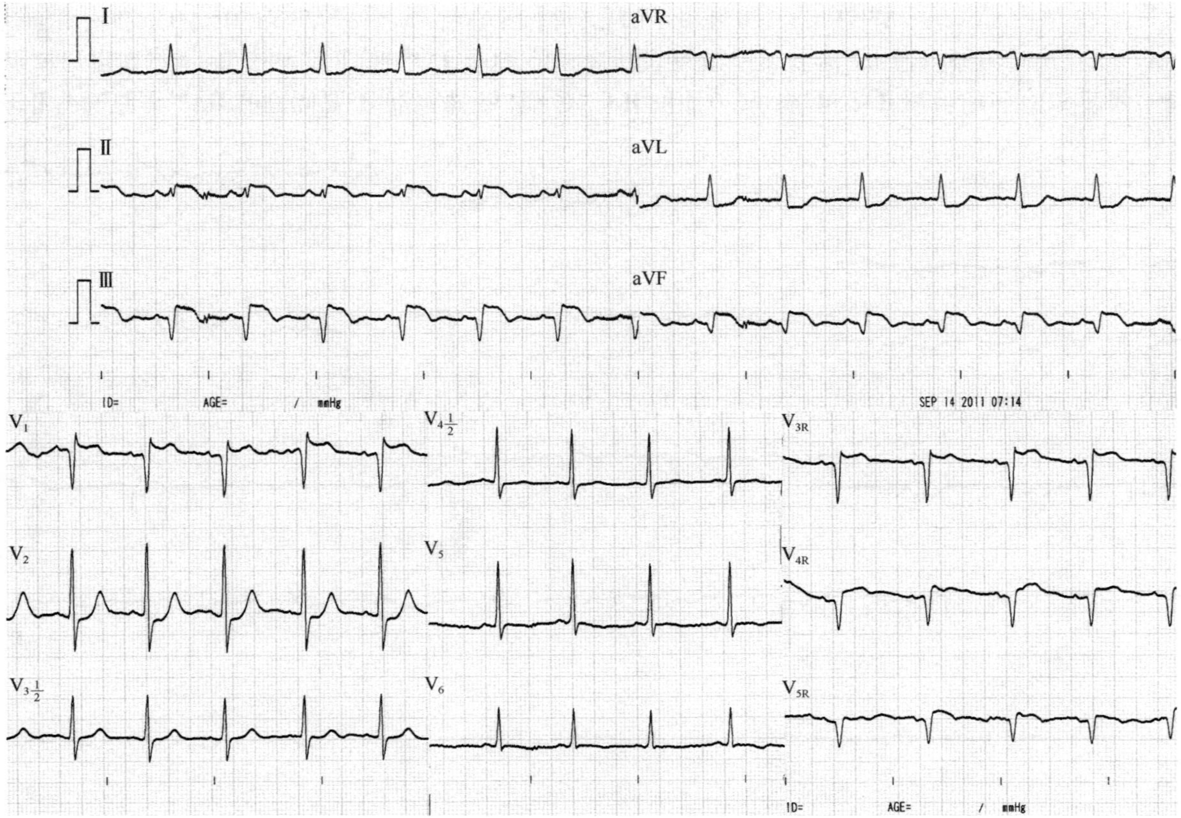

窦性心律,P 波在Ⅱ导联直立,aVR 导联倒置,P 波频率 83 次/分。Ⅱ、Ⅲ、aVF 导联呈 rs 型,r 波纤细,V_1 呈 Qr 型,V_{3R} 导联 QRS 波群呈 Qr 型,V_{4R}、V_{5R} 导联 QRS 波群呈 QS 型。Ⅱ、Ⅲ、aVF、V_{3R} ~ V_{5R} 导联 ST 段弓背向上抬高 0. 15 ~ 0. 25mV, Ⅲ导联 ST 段抬高大于Ⅱ导联,V_1 导联 ST 段抬高 0. 15mV,V_2 导联 ST 段压低 0. 1mV。V_4 ~ V_6 导联 T 波平坦。

心电图诊断:①窦性心律;②急性下壁、右心室心肌梗死。

25. 急性下壁、正后壁心肌梗死

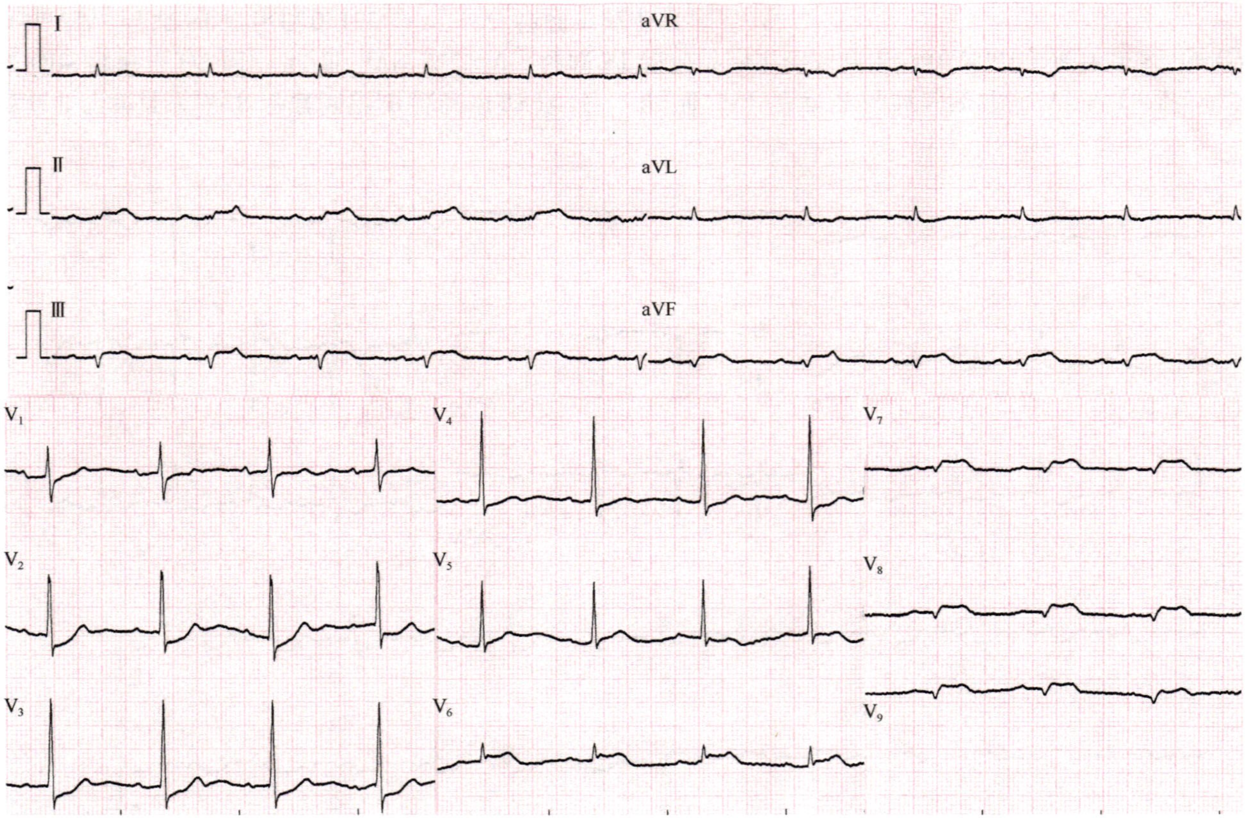

窦性心律，P 波在Ⅱ导联直立，aVR 导联倒置，P 波频率 65 次/分。PR 间期 0. 24 秒，每个 P 波后均见 QRS 波群。肢导联 QRS 波群振幅(正向波与负向波的绝对值相加)小于 0. 5mV。Ⅱ、Ⅲ、aVF 导联 QRS 波群呈 rs 型，r 波纤细，ST 段抬高 0. 1mV。V_7 ~ V_9 导联 QRS 波群呈 QS 型，V_1 ~ V_4 导联 ST 段明显压低 0. 05 ~0. 15 mV，V_6 ~ V_9 导联 ST 段弓背向上抬高 0. 1 ~0. 15mV。

心电图诊断：①窦性心律；②急性下壁、正后壁心肌梗死；③一度房室传导阻滞；④低电压。

26. 亚急性下壁、前间壁心肌梗死

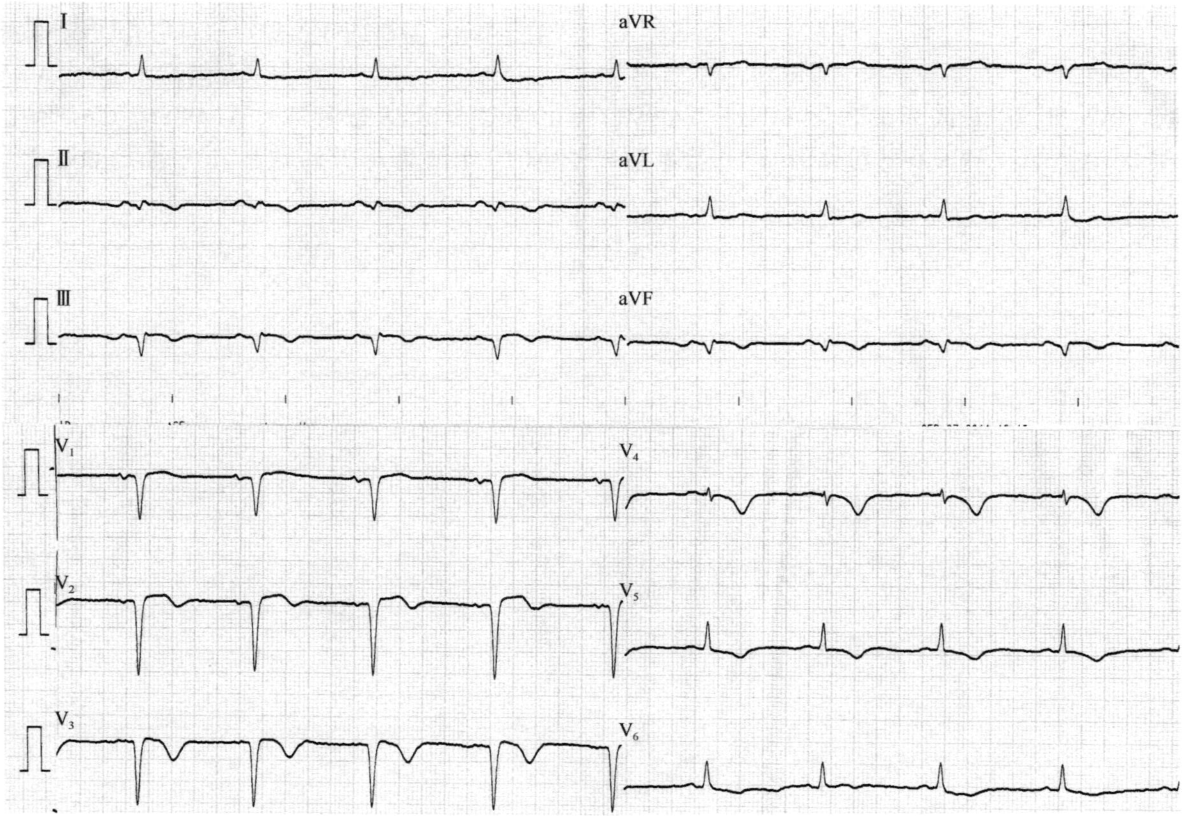

窦性心律，P 波在Ⅱ导联直立，aVR 导联倒置，P 波频率 58 次/分。肢导联 QRS 波群振幅（正向波与负向波的绝对值相加）小于 0.5mV。Ⅱ、Ⅲ、aVF 导联 QRS 波群呈 Qr 型，V_1 ~ V_3 导联 QRS 波群呈 QS 型。Ⅱ、Ⅲ、aVF、V_1 ~ V_3 导联 ST 段恢复至等电位线。Ⅱ、Ⅲ、aVF、V_3 ~ V_6 导联 T 波倒置，V_2 导联 T 波正负双向。

心电图诊断：①窦性心动过缓；②亚急性下壁、前间壁心肌梗死；③低电压。

27. 急性广泛前壁心肌梗死

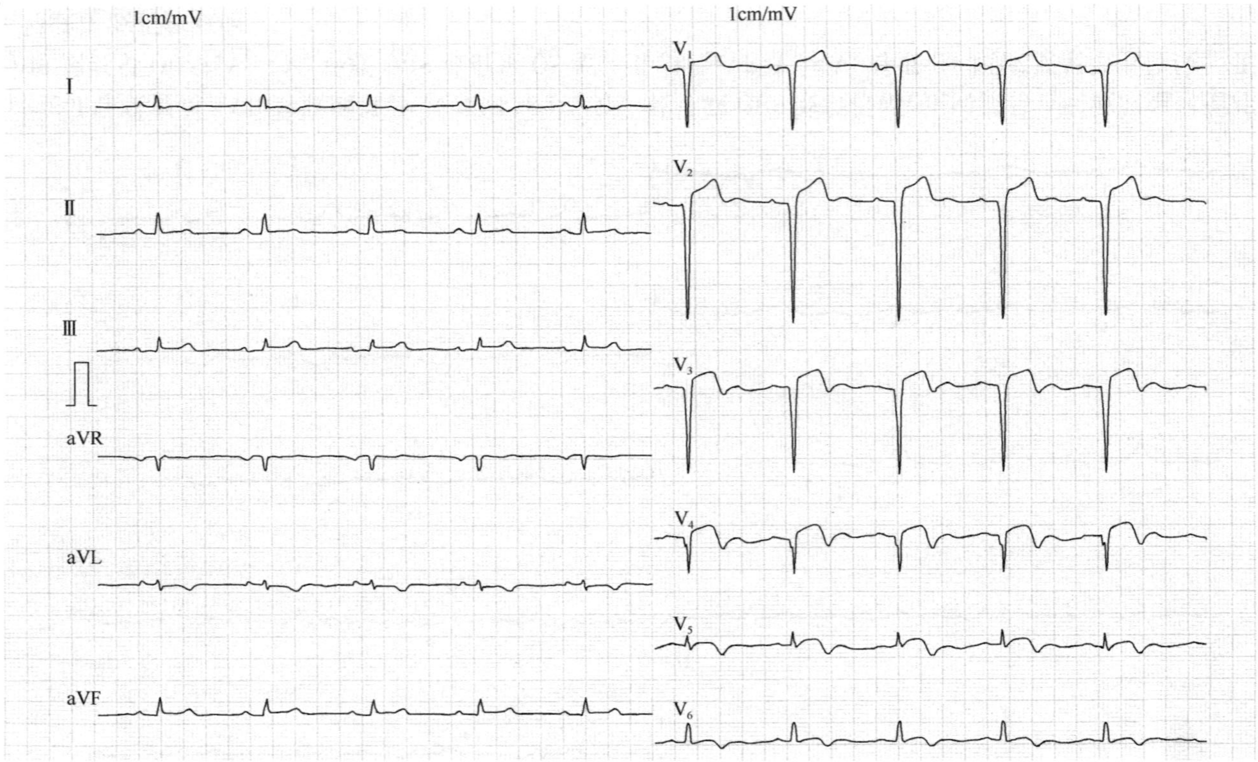

窦性心律，P 波在Ⅱ导联直立，aVR 导联倒置，P 波频率 64 次/分。肢导联 R+S（绝对值）<0.5mV。V_1 ~ V_4 导联 QRS 波群呈 QS 型。Ⅱ、Ⅲ、aVF 导联 ST 段轻抬≤0.075mV、V_1 ~ V_6 导联 ST 段抬高 0.05 ~ 0.25mV。Ⅰ、aVL 导联 T 波倒置，Ⅱ、Ⅲ、aVF 导联 T 波直立，V_3 ~ V_4 导联 T 波正负双向，V_5、V_6 导联 T 波倒置。

心电图诊断：①窦性心律；②急性广泛前壁心肌梗死；③低电压。

28. 亚急性下壁心肌梗死，窦性心动过速

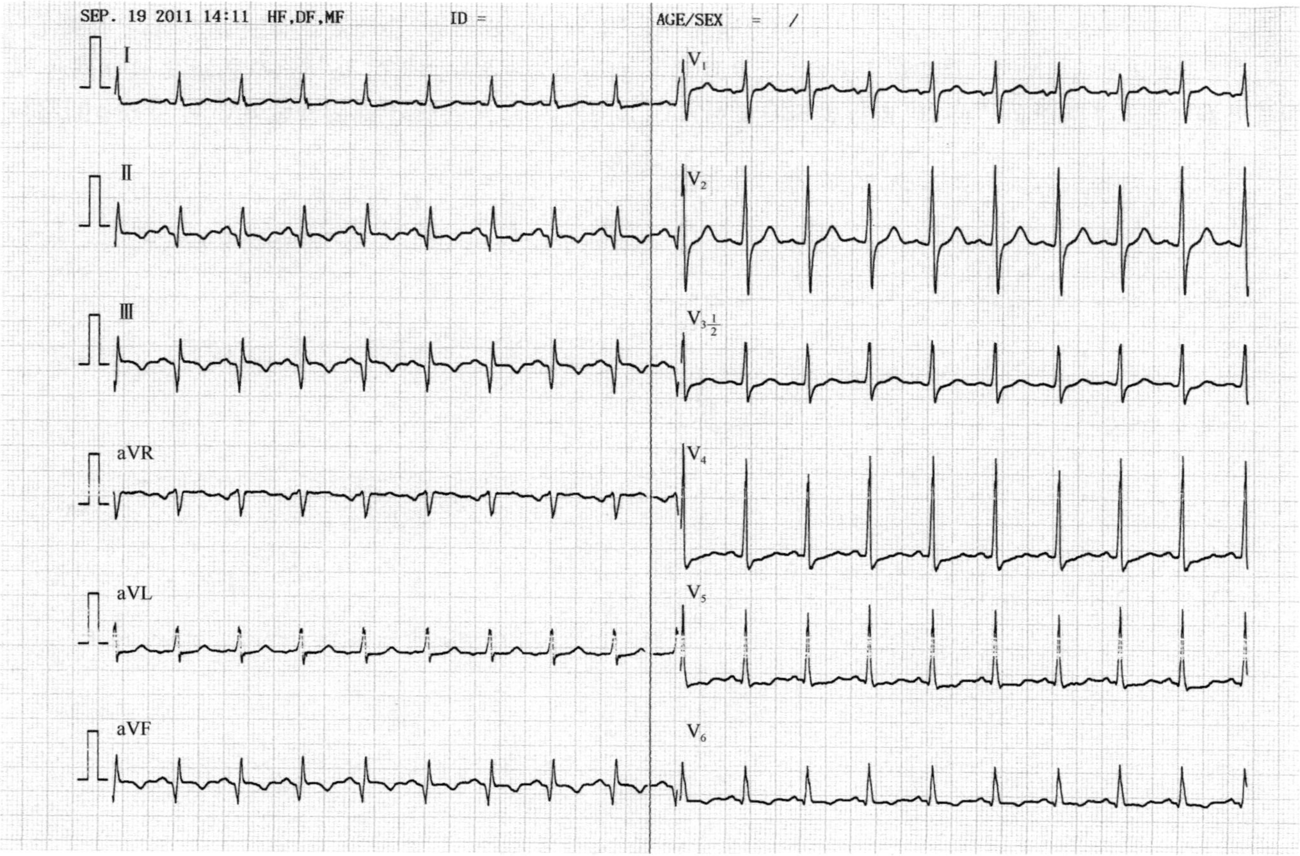

窦性心律，P 波在Ⅱ导联直立，aVR 导联倒置，P 波频率 120 次/分。Ⅱ、Ⅲ、aVF 导联 QRS 波群呈 qR 型，q 波振幅大于同导联 R 波的 1/4，Ⅱ、Ⅲ、aVF 导联 ST 段恢复至等电位线，T 波倒置。V_4 导联 T 波低平，V_5 导联 T 波负正双向，V_6 导联 T 波倒置。

心电图诊断：①窦性心动过速；②亚急性下壁心肌梗死；③T 波异常。

29. 陈旧性广泛前壁、高侧壁心肌梗死

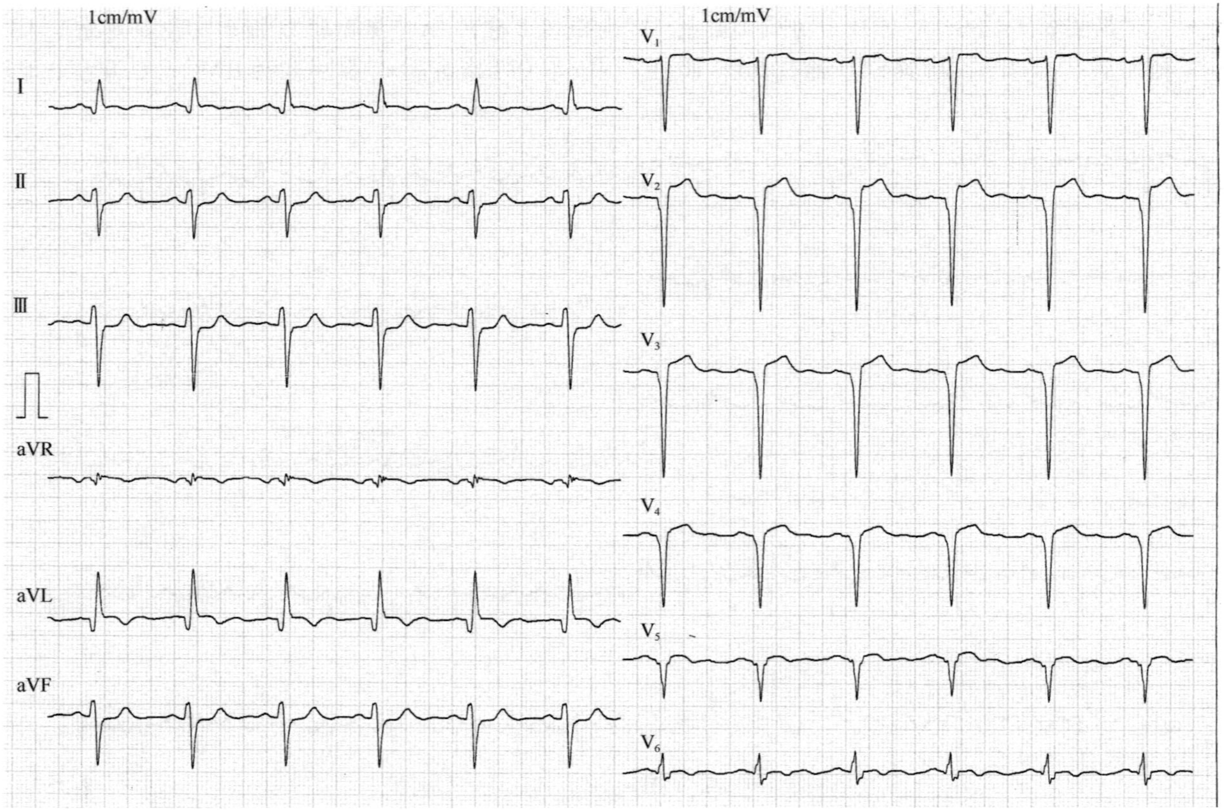

窦性心律,P 波在Ⅱ导联直立,aVR 导联倒置,P 波频率 75 次/分。Ⅰ、aVL 导联 QRS 波群呈 qR 型,q 波振幅大于同导联 R 波的 1/4。q 波时限 >0.04 秒。$V_2 \sim V_5$ 导联 QRS 波群呈 QS 型,ST 段基本恢复至等电位线,T 波直立;V_6 导联 T 波倒置。Ⅰ、aVL 导联 T 波倒置。心电轴 -77°。

心电图诊断:①窦性心律;②陈旧性广泛前壁、高侧壁心肌梗死;③心电轴左偏。

七、期前收缩

30. 室性期前收缩

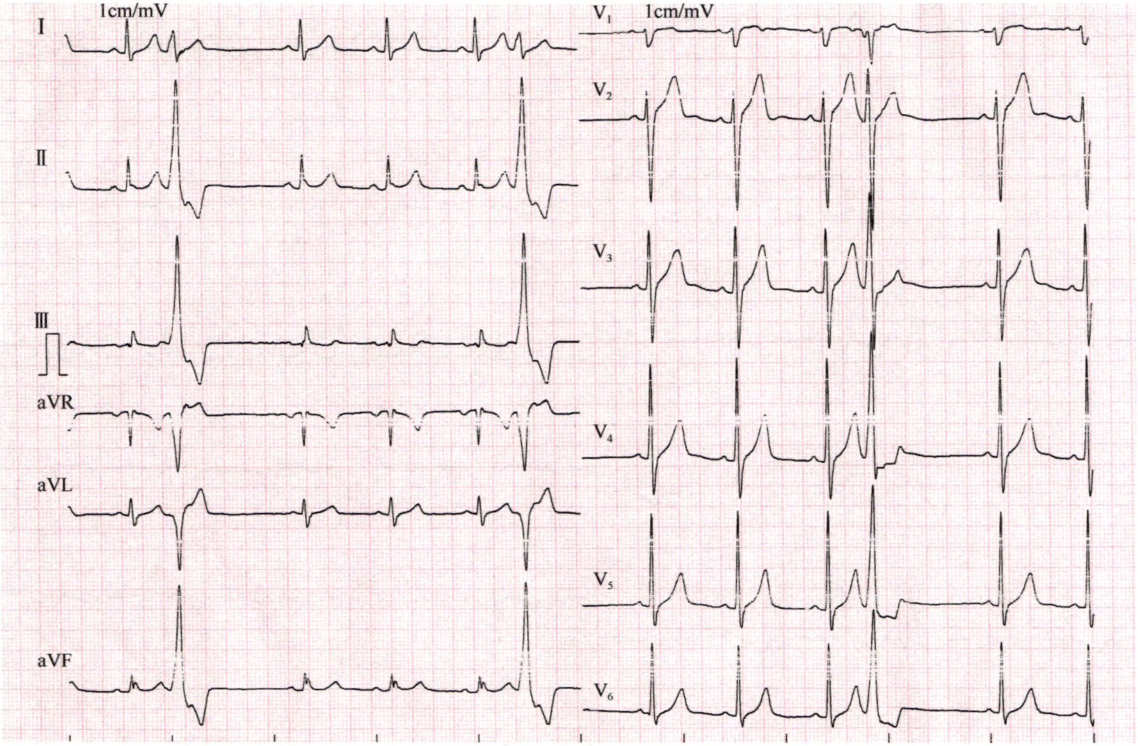

P 波形态正常，在Ⅰ、Ⅱ、aVF、V_4 ~ V_6 导联直立，aVR 导联倒置。QRS 波群形态正常，时限 0.10 秒，心室率 71 次/分。以Ⅱ导联为例：第 2 个与最后一个 QRS 波群为提前出现，宽大畸形，时限>0.12 秒，T 波方向与 QRS 主波方向相反，代偿间歇完全。ST 段未见偏移，T 波正常。

心电图诊断：①窦性心律；②室性期前收缩。

31. 室性期前收缩、左心室高电压

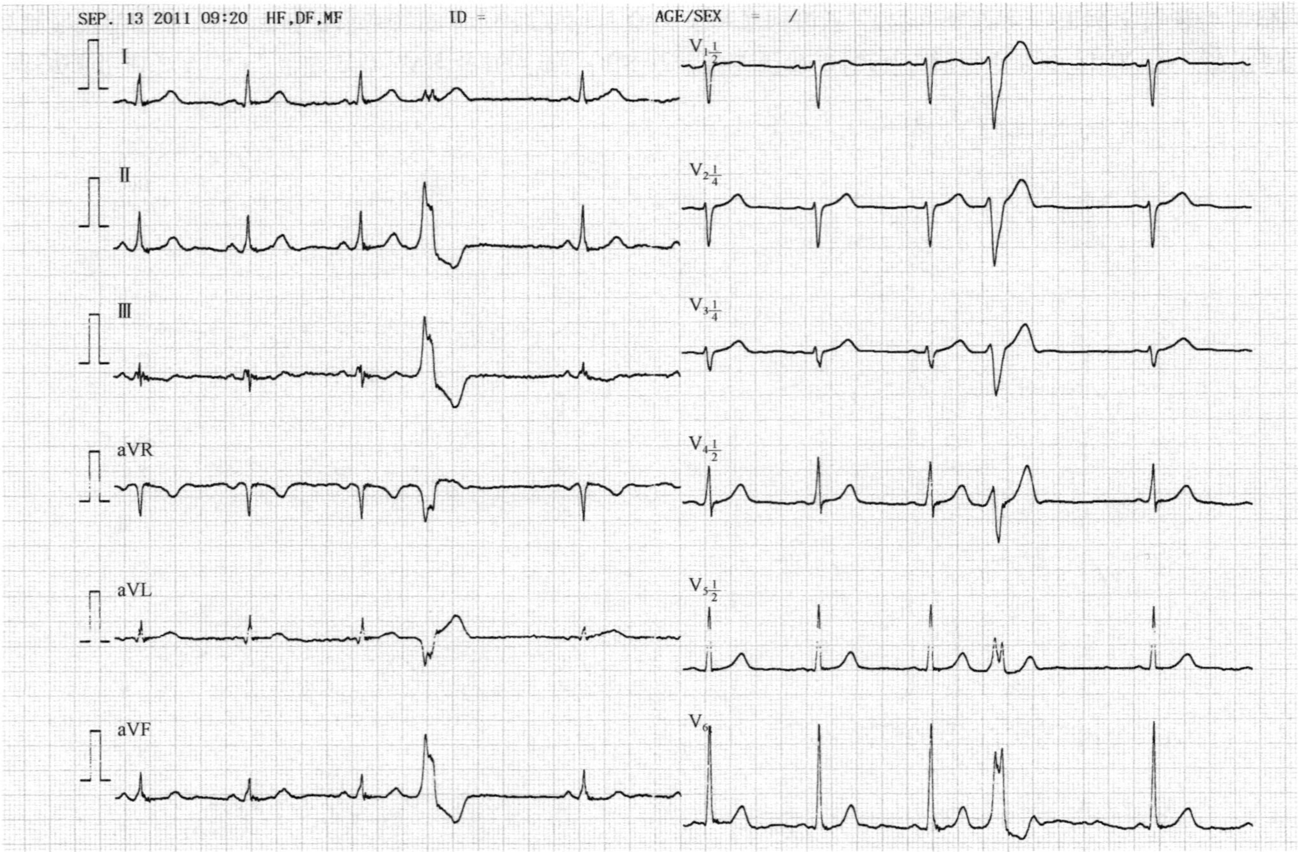

P 波形态正常，在Ⅰ、Ⅱ、aVF、$V_4 \sim V_6$ 导联直立，aVR 导联倒置。QRS 波群形态正常，时限 0.08 秒，心室率 68 次/分。以Ⅱ导联为例：第 4 个 QRS 波群提前出现，宽大畸形，时限>0.12 秒，T 波方向与 QRS 主波方向相反，代偿间歇完全，$R_{V_5}=2.6mV$。ST 段未见偏移，T 波正常。

心电图诊断：①窦性心律；②室性期前收缩；③左心室高电压。

32. 插入性室性期前收缩

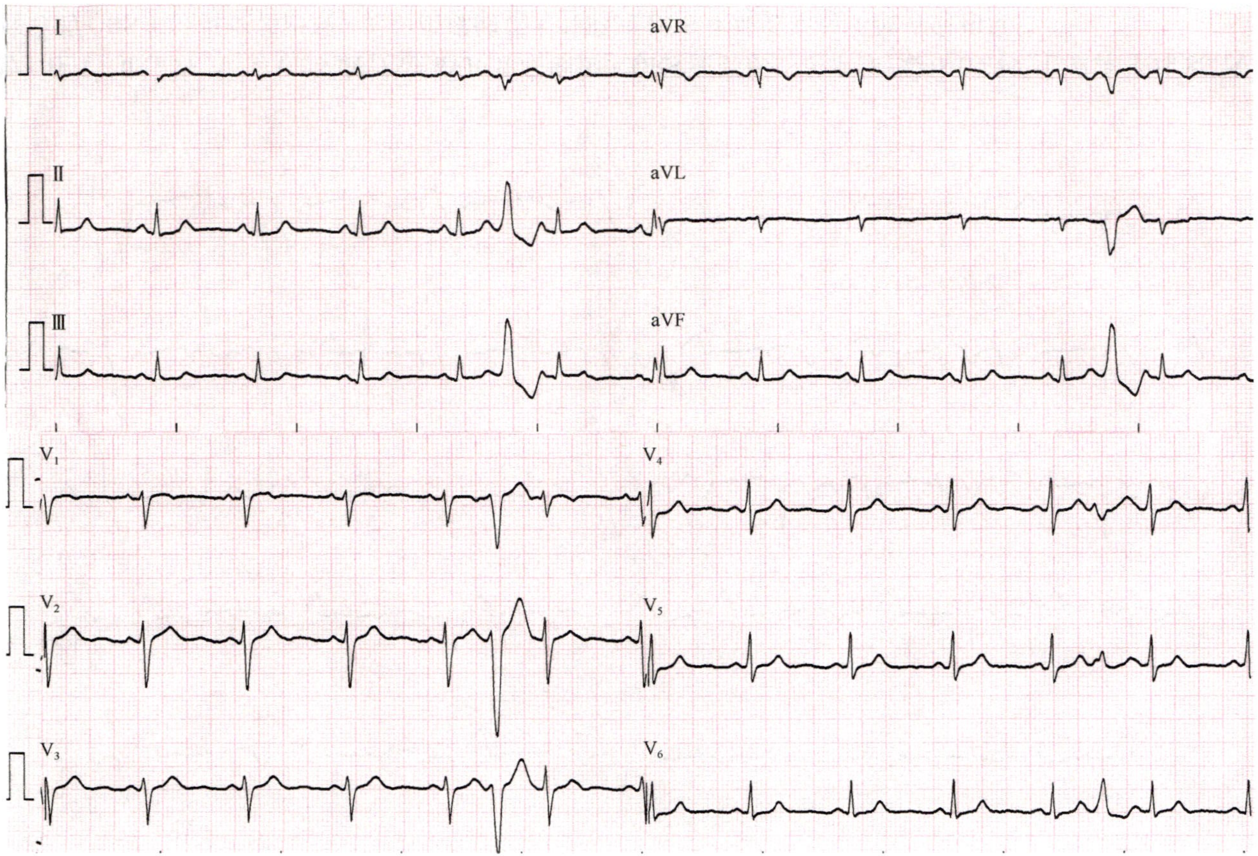

P 波形态正常，在Ⅰ、Ⅱ、aVF、V_4 ~ V_6 导联直立，aVR 导联倒置。QRS 波群形态正常，时限 0.10 秒，心室率 71 次/分。以Ⅱ导联为例：第 6 个 QRS 波群提前出现，宽大畸形，时限>0.12 秒，位于两个窦性搏动之间，T 波方向与 QRS 主波方向相反。ST 段、T 波正常。

心电图诊断：①窦性心律；②插入性室性期前收缩。

33. 室性期前收缩二联律

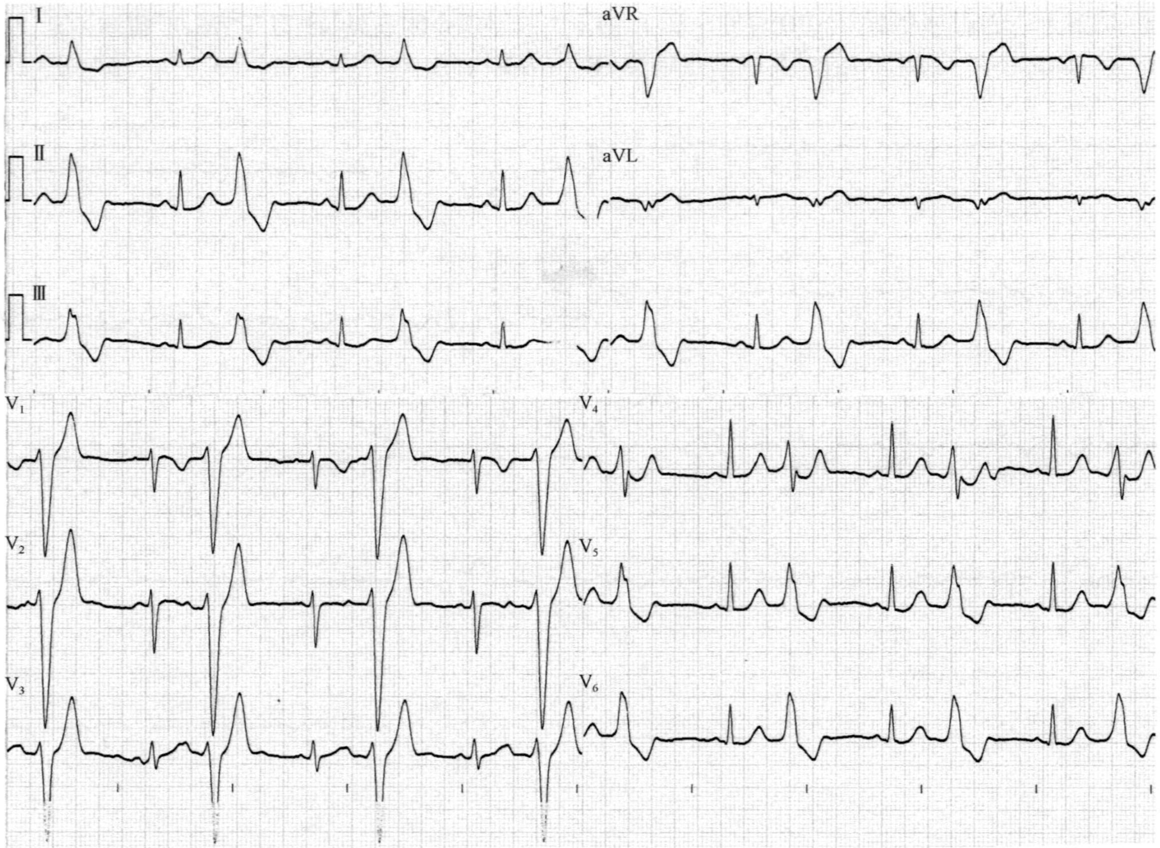

P 波形态正常，在Ⅰ、Ⅱ、aVF、V_4～V_6 导联直立，aVR 导联倒置。QRS 波群形态正常，时限 0.09 秒，心室率平均 86 次/分。窦性搏动与提前出现的宽大畸形的 QRS-T 波群交替出现。提前出现的宽大畸形的 QRS 主波方向与 T 波方向相反。

心电图诊断：①窦性心律；②室性期前收缩二联律。

34. 室性期前收缩成对出现

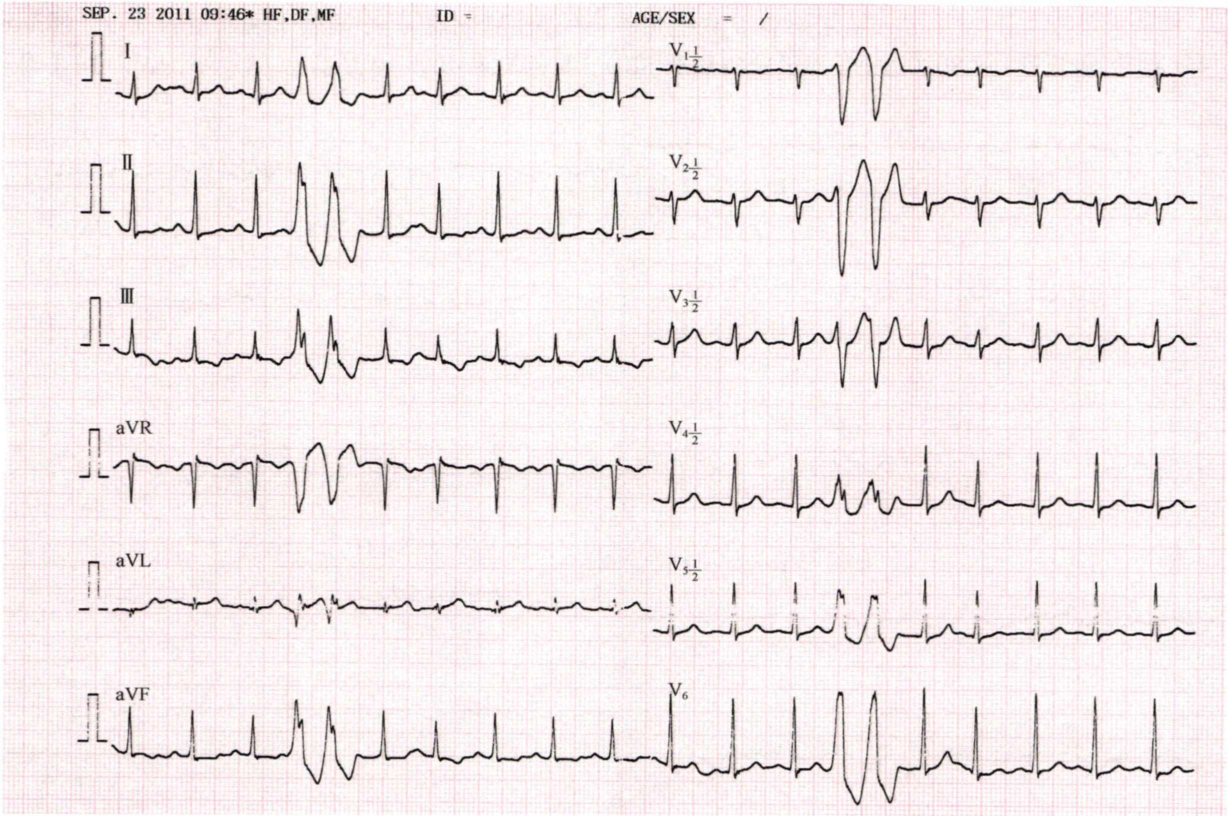

P 波形态正常，在Ⅰ、Ⅱ、aVF、V_4 ~ V_6 导联直立，aVR 导联倒置。QRS 波群形态正常，时限 0.08 秒，心室率 125 次/分。以Ⅱ导联为例：第 4、5 个 QRS-T 波群成对提前出现，宽大畸形，时限>0.12 秒，T 波方向与 QRS 主波方向相反。第 7 个 QRS 波群为提前出现，其前见 P′波，P′波与窦性 P 波形态不同，P′R =0.14 秒。ST 段无偏移，Ⅱ、V_4 ~ V_6 导联 T 波振幅小于同导联 R 波 1/10。aVF 导联 T 波负正双向。

心电图诊断：①窦性心动过速；②室性期前收缩（成对出现）；③房性期前收缩；④T 波异常。

35. 房性期前收缩(一)

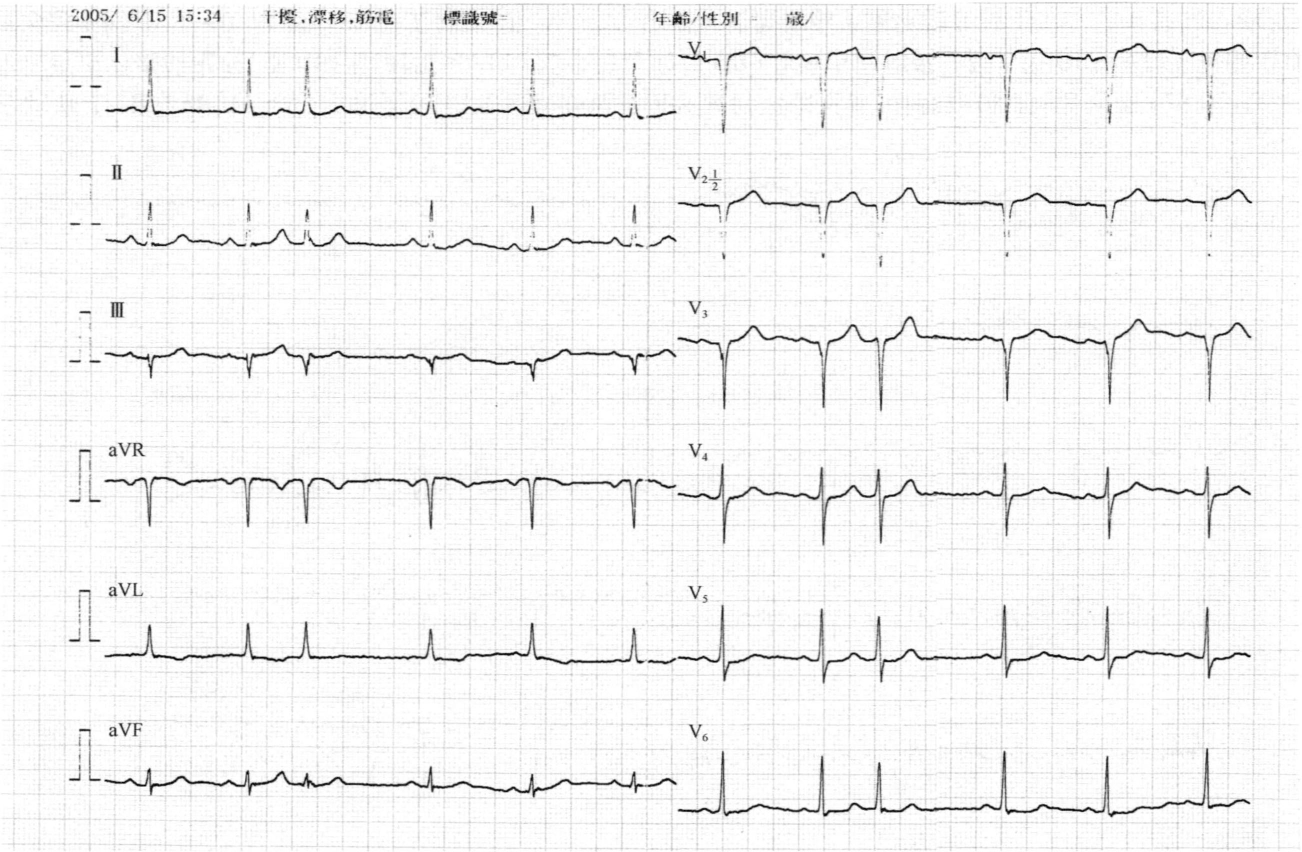

P 波形态正常,在Ⅰ、Ⅱ、aVF、V_4 ~ V_6 导联直立,aVR 导联倒置。QRS 波群形态正常,时限 0.08 秒,心室率 75 次/分。各导联第 3 个 P′波提前出现,P′波落在前一个心动周期的 T 波之中,代偿间歇不完全。aVL 导联 T 波浅倒。

心电图诊断:①窦性心律;②房性期前收缩。

36. 房性期前收缩(二)

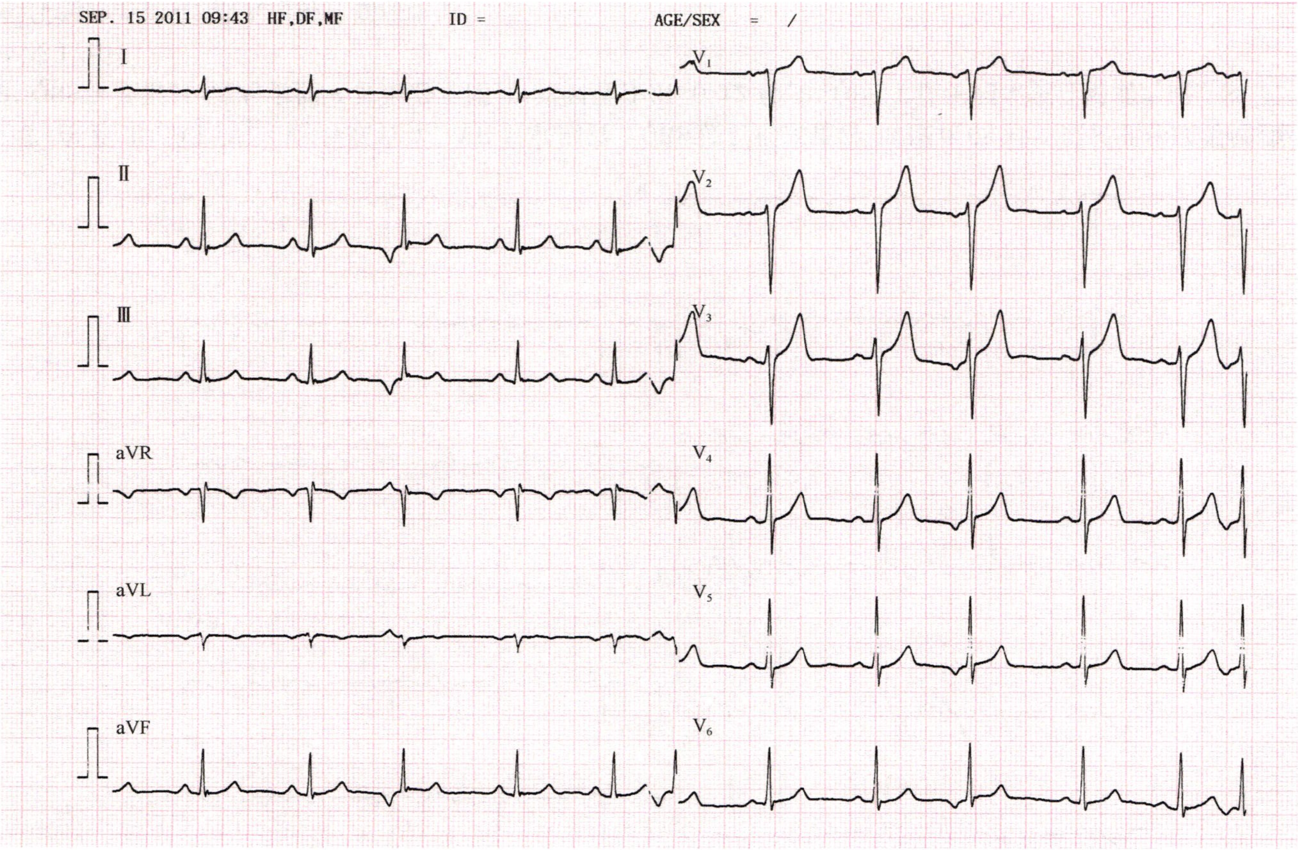

P 波形态正常,在Ⅰ、Ⅱ、aVF、V_4 ~ V_6 导联直立,aVR 导联倒置。QRS 波群形态正常,时限 0.08 秒。各导联第 3 个 P′波提前出现,P′波与窦性 P 波形态不同,P′波在Ⅱ导联倒置,P′R =0.14 秒。ST 段、T 波正常。

心电图诊断:①窦性心律;②房性期前收缩。

37. 插入性房性期前收缩

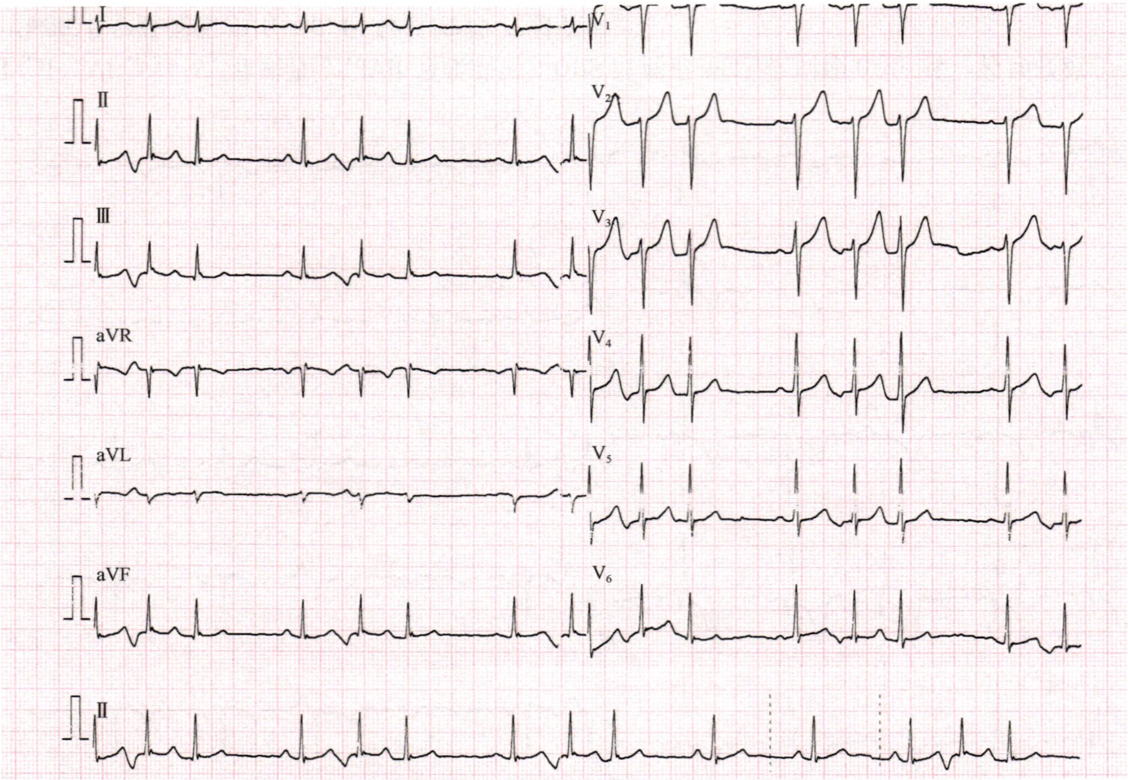

P 波形态正常，在Ⅰ、Ⅱ、aVF、V_4～V_6 导联直立，aVR 导联倒置。QRS 波群形态正常，时限 0.08 秒。以长Ⅱ导联为例：第 2、5、8、13 个波为提前出现的 P′-QRS-T 波群，P′波与窦性 P 波形态不同，P′波倒置，P′R>0.12 秒，P′-QRS-T 位于两个窦性搏动之间。ST 段无偏移。T 波振幅大于同导联 R 波 1/10。

心电图诊断：①窦性心律；②插入性房性期前收缩。

38. 房性期前收缩伴心室内差异性传导

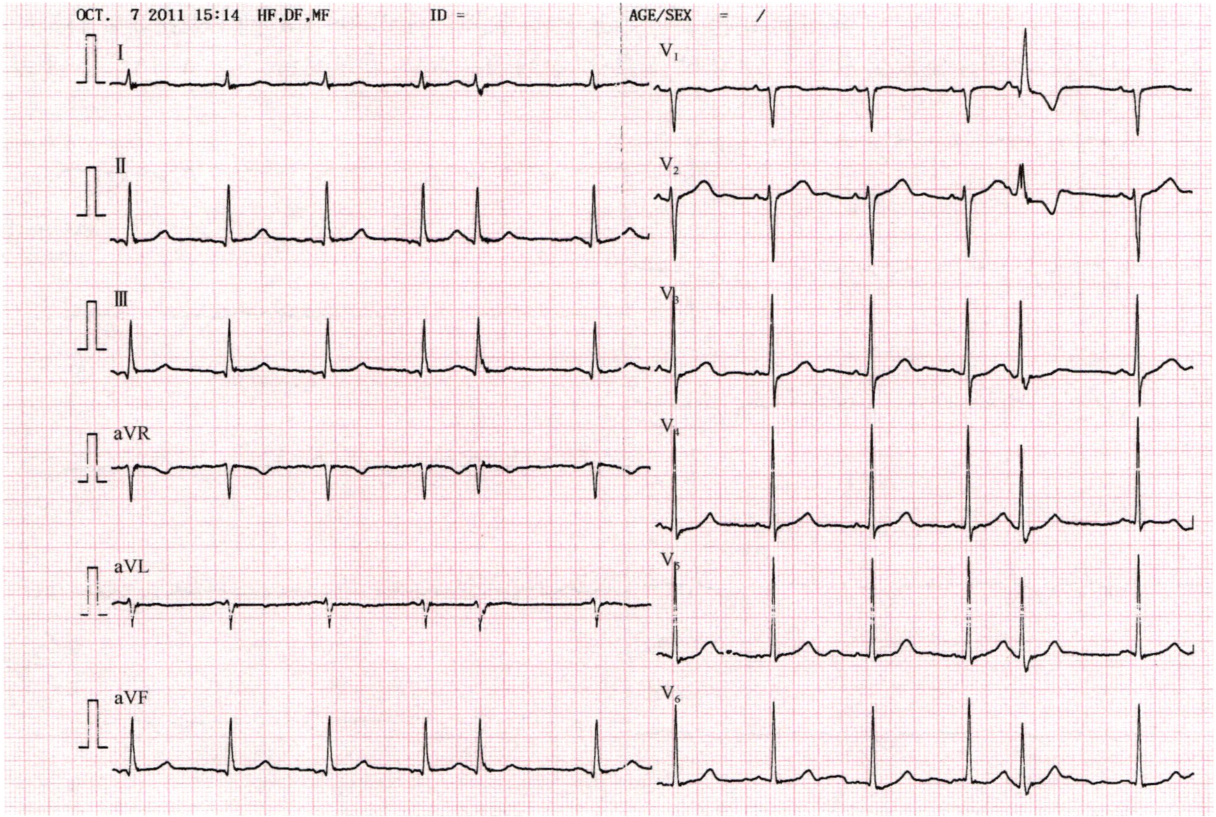

P 波形态正常，在Ⅰ、Ⅱ、aVF、V_4～V_6 导联直立，aVR 导联倒置。QRS 波群形态正常，时限 0.08 秒。各导联第 5 个 P′波提前出现，P′波与窦性 P 波形态不同，P′波落在前一个心动周期 T 波降支上，以 V_1 导联为例：P′波后跟随一个宽大畸形的 QRS-T 波群，呈右束支阻滞图形。ST 段、T 波正常。

心电图诊断：①窦性心律；②房性期前收缩伴心室内差异性传导。

39. 偶发房性期前收缩

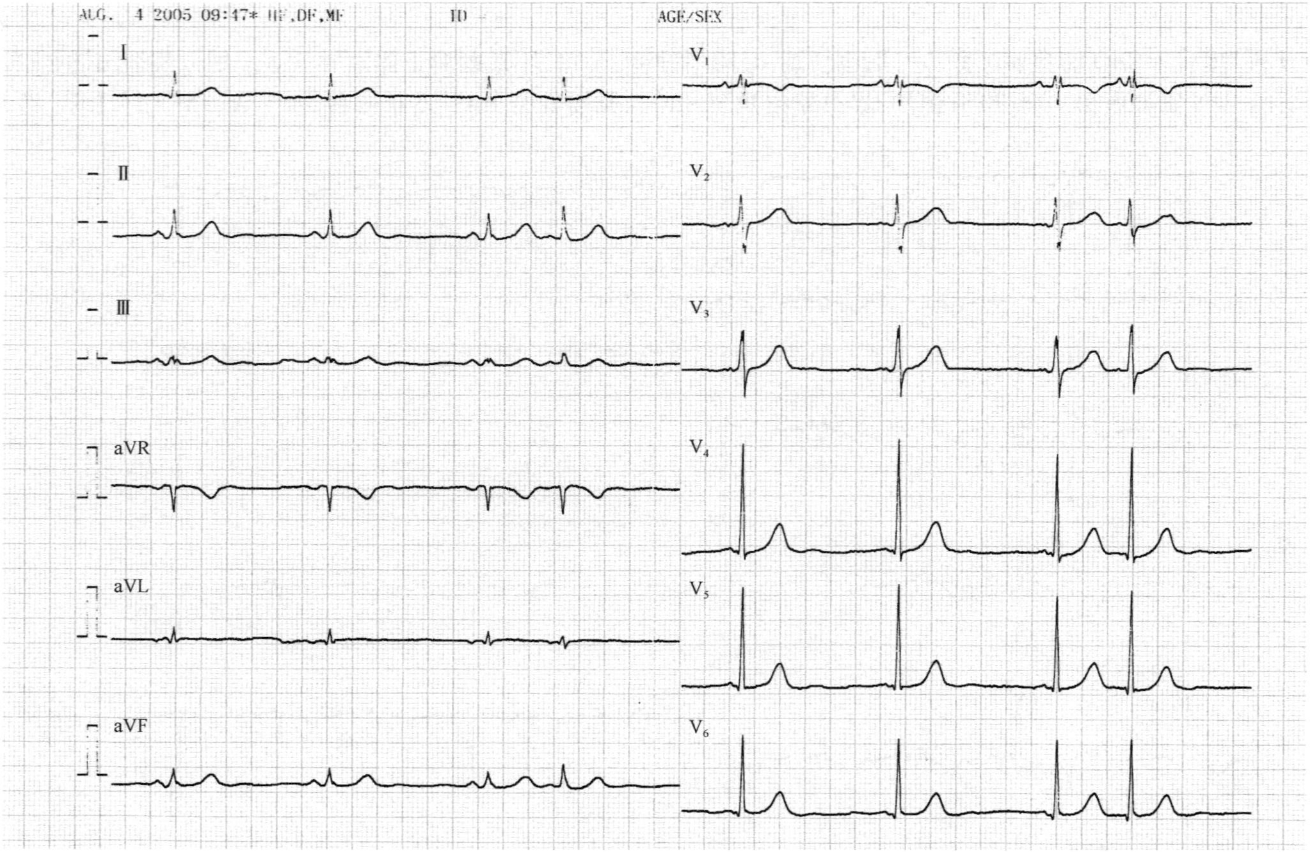

P 波形态正常,在Ⅰ、Ⅱ、aVF、V_4 ~ V_6 导联直立,aVR 导联倒置,心室率 49 次/分。QRS 波群形态正常,时限 0. 08 秒。各导联第 4 个 P′波见提前出现,P′波与窦性 P 波形态不同,P′R>0. 12 秒,代偿间歇不完全。ST 段、T 波正常。

心电图诊断:①窦性心动过缓;②偶发房性期前收缩。

40. 频发房性期前收缩(P′波负向)

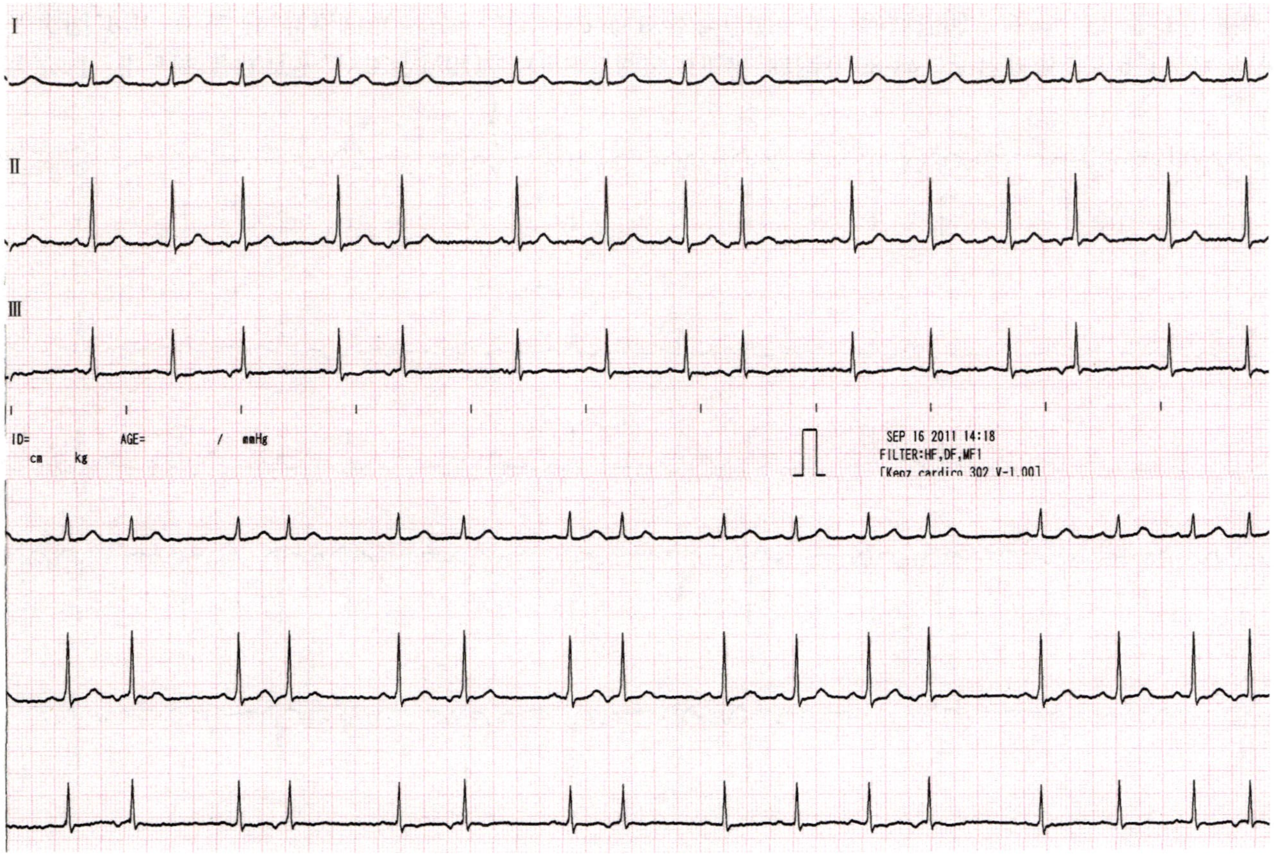

P 波形态正常,QRS 波群形态正常,时限 0.08 秒。以Ⅱ导联为例:第 3、5、9、13、17、19、21、23、27、31 个 P′波提前出现,P′波倒置,P′R>0.12 秒,联律间期不等。ST 段、T 波正常。

心电图诊断:①窦性心律;②频发房性期前收缩。

41. 频发房性期前收缩(P′波正向)

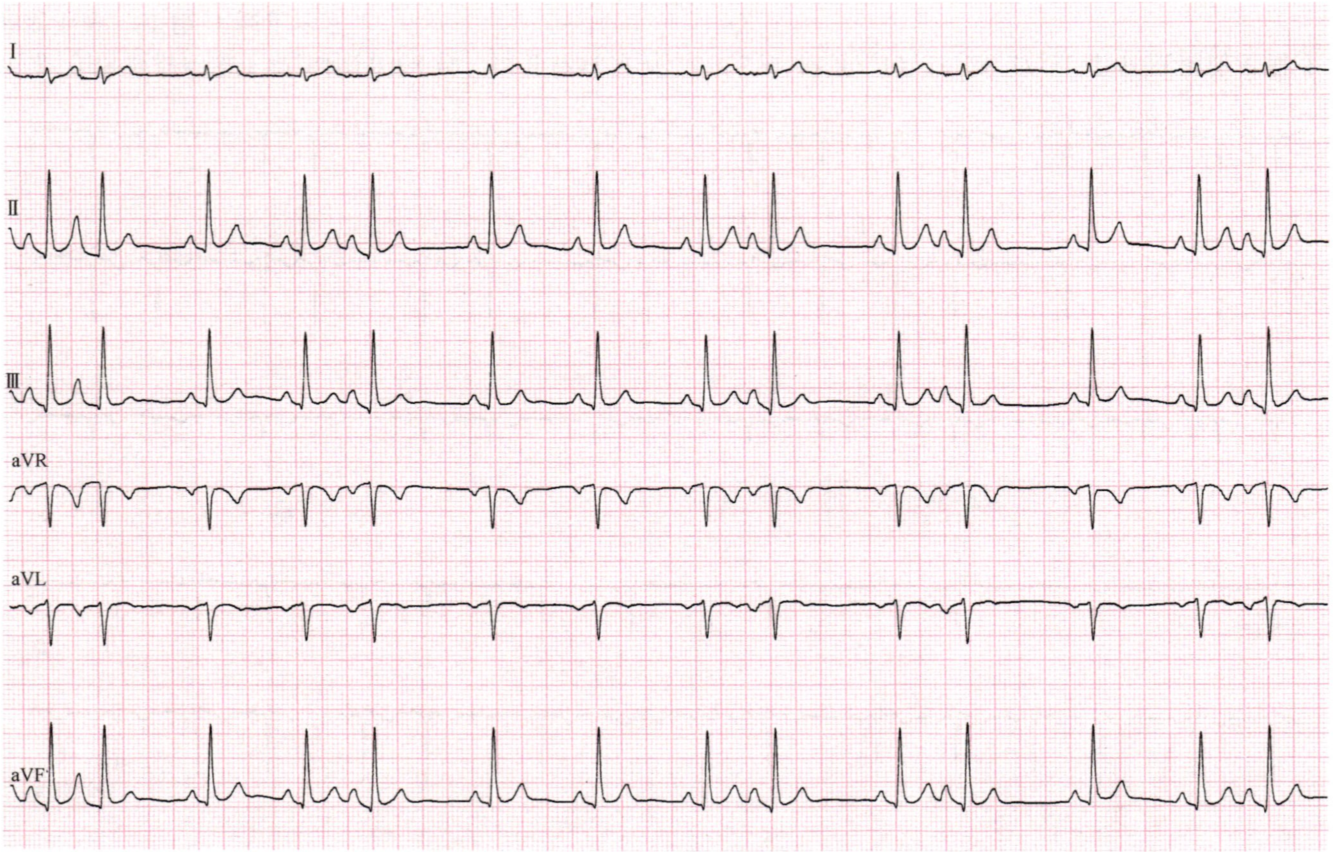

P 波形态正常,在Ⅰ、Ⅱ、aVF 导联直立,aVR 导联倒置。QRS 波群形态正常,时限 0.08 秒。各导联第 2、5、9、11、14 个 P′波提前出现,P′波与窦性 P 波形态不同,P′R >0.12 秒,代偿间歇不完全,其中第 2 个 P′波落在前一个心动周期的 T 波中。ST 段、T 波正常。

心电图诊断:①窦性心律;②频发房性期前收缩。

(叶　忠)

八、异位心动过速

42. 阵发性房性心动过速

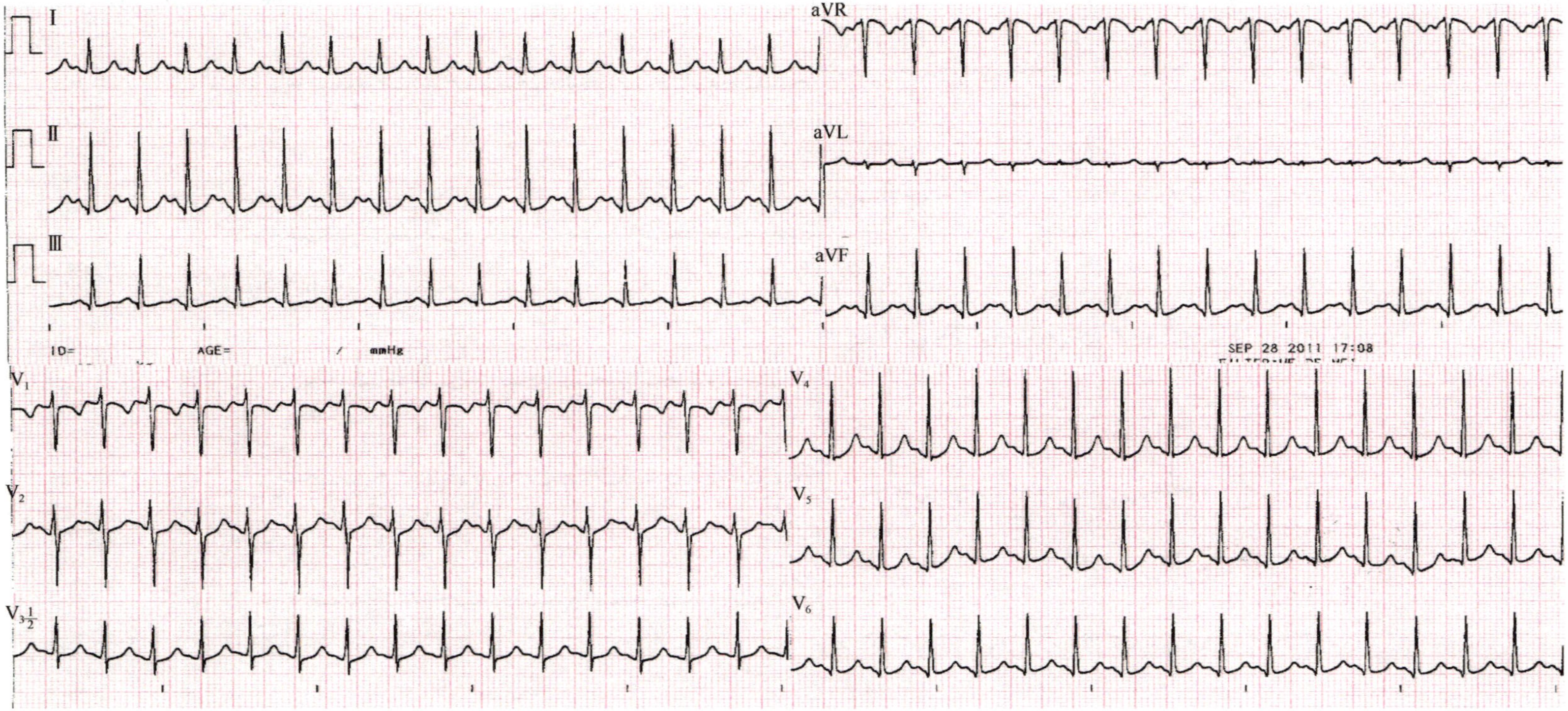

窦性 P 波消失，以 P′波代之，Ⅱ、Ⅲ、aVF 导联 P′波直立，aVR 导联 P′波倒置，P′R<0.12 秒。QRS 波群时限正常，RR 绝对匀齐。P′波频率 187 次/分。心电轴+101°。

心电图诊断：①异位心律——阵发性房性心动过速；②短 PR 间期。

43. 非阵发性房性心动过速

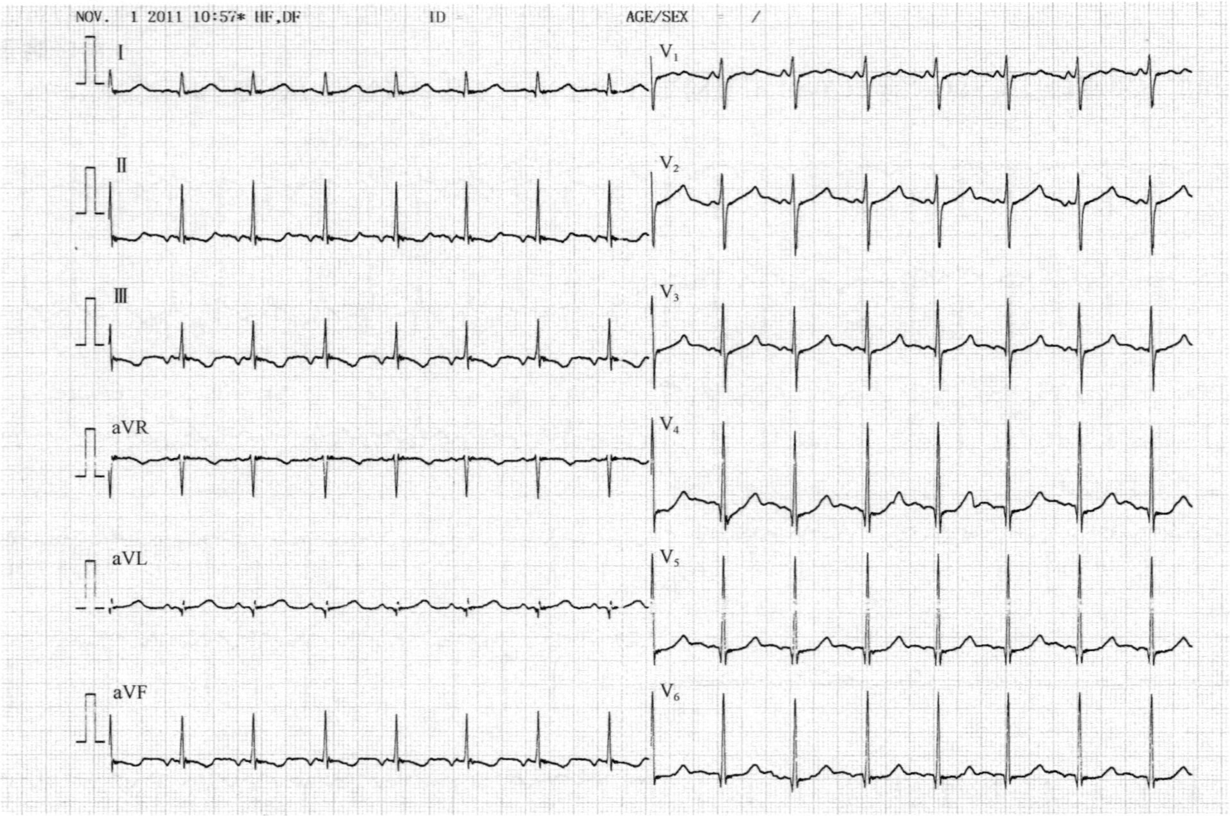

窦性 P 波消失，以 P′波代之。Ⅱ、Ⅲ、aVF 导联 P′波负正双向，aVR 导联直立，P′ R>0.12 秒。P′ P′频率 100 次/分。QRS 波群时限正常，RR 间期匀齐。Ⅱ导联 T 波负正双向，Ⅲ、aVF 导联 T 波倒置。QT 间期 0.38 秒，ST 段 0.16 秒。

心电图诊断：①异位心律——非阵发性房性心动过速；②T 波异常；③QT 间期延长（以 ST 段延长为主）。

44. 非阵发性交界性心动过速

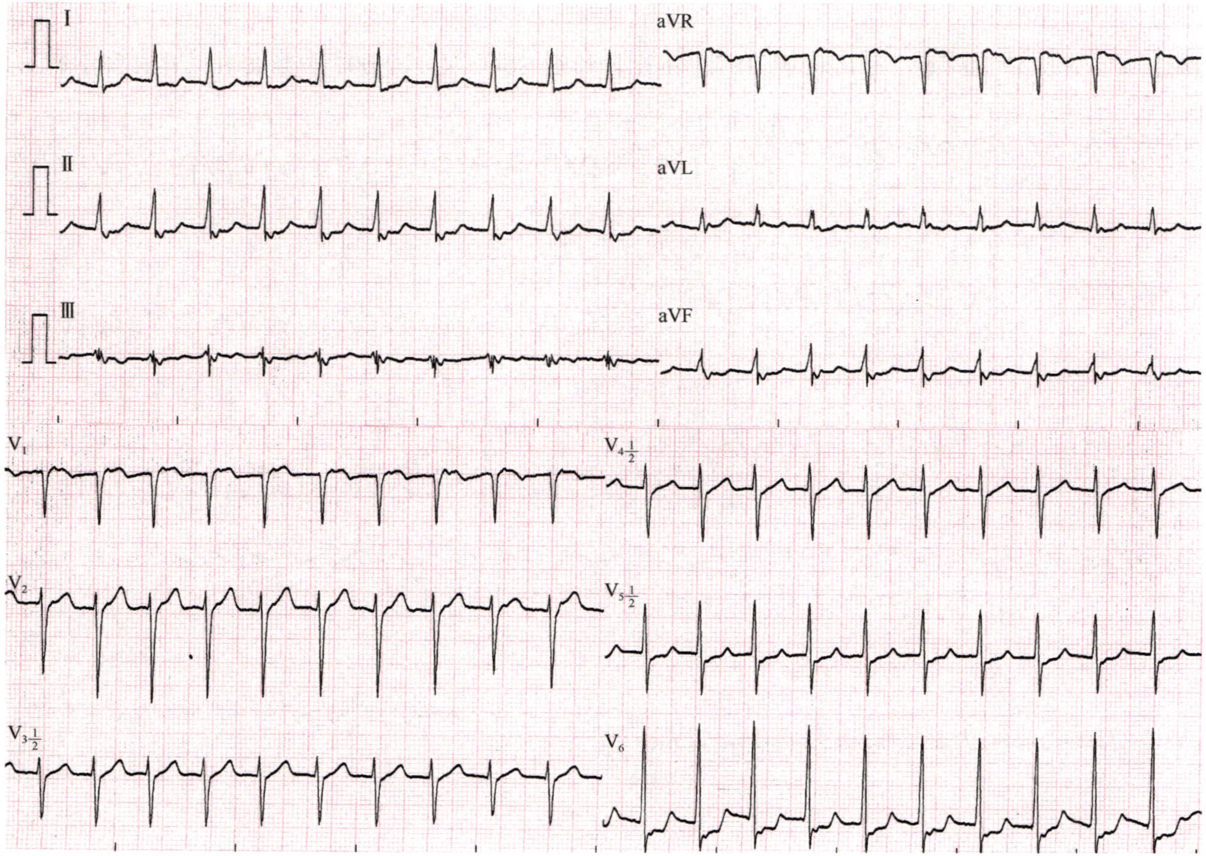

窦性 P 波消失，Ⅱ、Ⅲ、aVF 导联 QRS 波群之后见逆行 P 波，aVR 导联 QRS 波群之后见直立 P 波，$RP^- < 0.20$ 秒。P^-P^-频率 130 次/分。QRS 波群时限正常，RR 匀齐。Ⅰ、$V_4 \sim V_6$ 导联 ST 段压低 0.05～0.20mV。

心电图诊断：①异位心律——非阵发性交界性心动过速；②ST 段异常。

45. 阵发性室上性心动过速

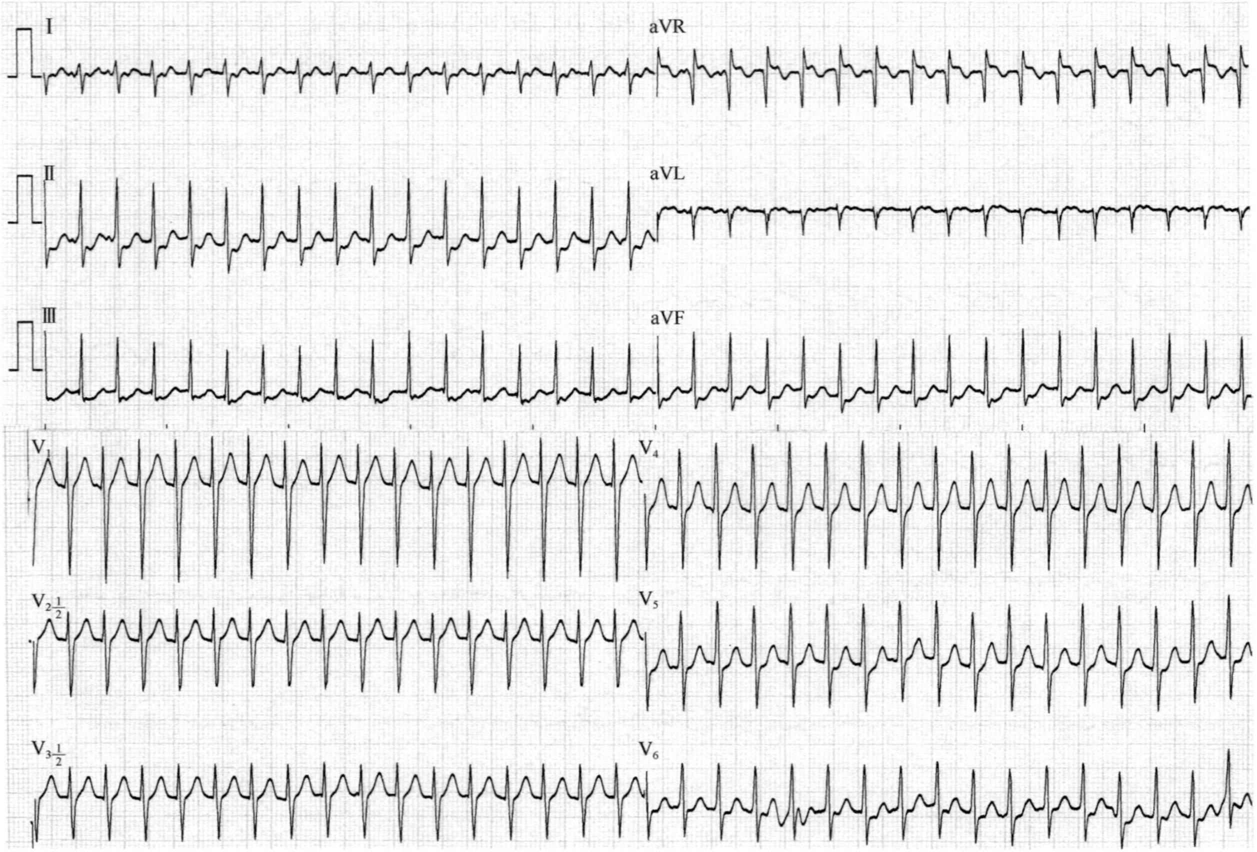

窦性 P 波消失，P′波不易辨认。R 波频率 200 次/分。QRS 波群时限正常，RR 绝对匀齐。Ⅱ、Ⅲ、aVF、V_4 ~ V_6导联 ST 段压低 0.10 ~ 0.15 mV。心电轴+101°。

心电图诊断：①异位心律——阵发性室上性心动过速；②心电轴+101°。

46. 阵发性室性心动过速

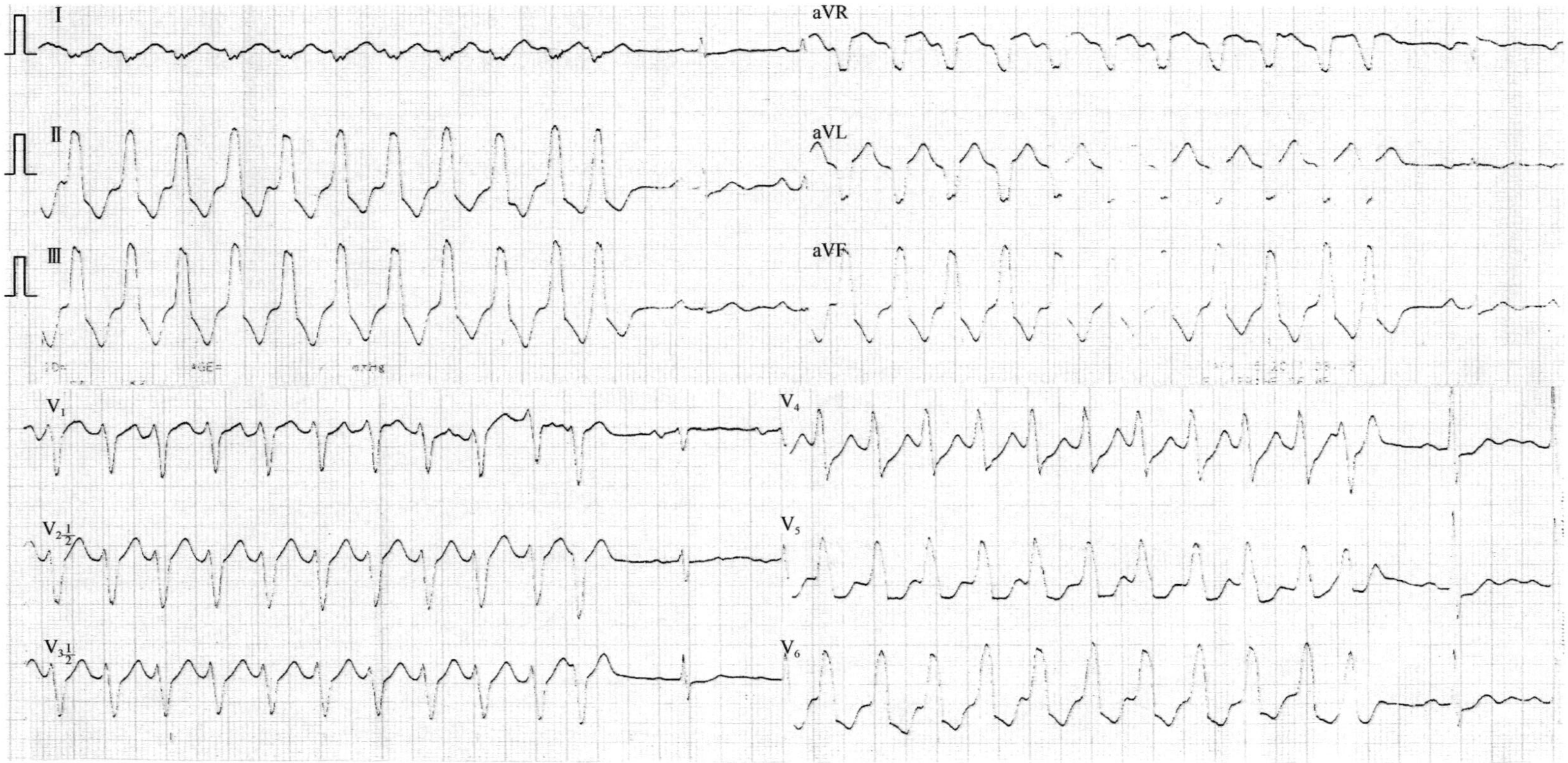

P 波Ⅱ导联直立，aVR 导联倒置。全导联同步见提前出现的宽大畸形的 QRS-T 波群。第 1～10 个 QRS 波群宽大畸形，QRS 时限>0.12 秒，RR 间期基本匀齐，频率 176 次/分。各导联最后两个波群为正常窦性下传。V_3～V_6导联 ST 段压低 0.10～0.15mV。

心电图诊断：①窦性心律；②阵发性室性心动过速；③ST 段异常。

九、心房扑动与颤动

47. 心房扑动(2:1 ~3:1)

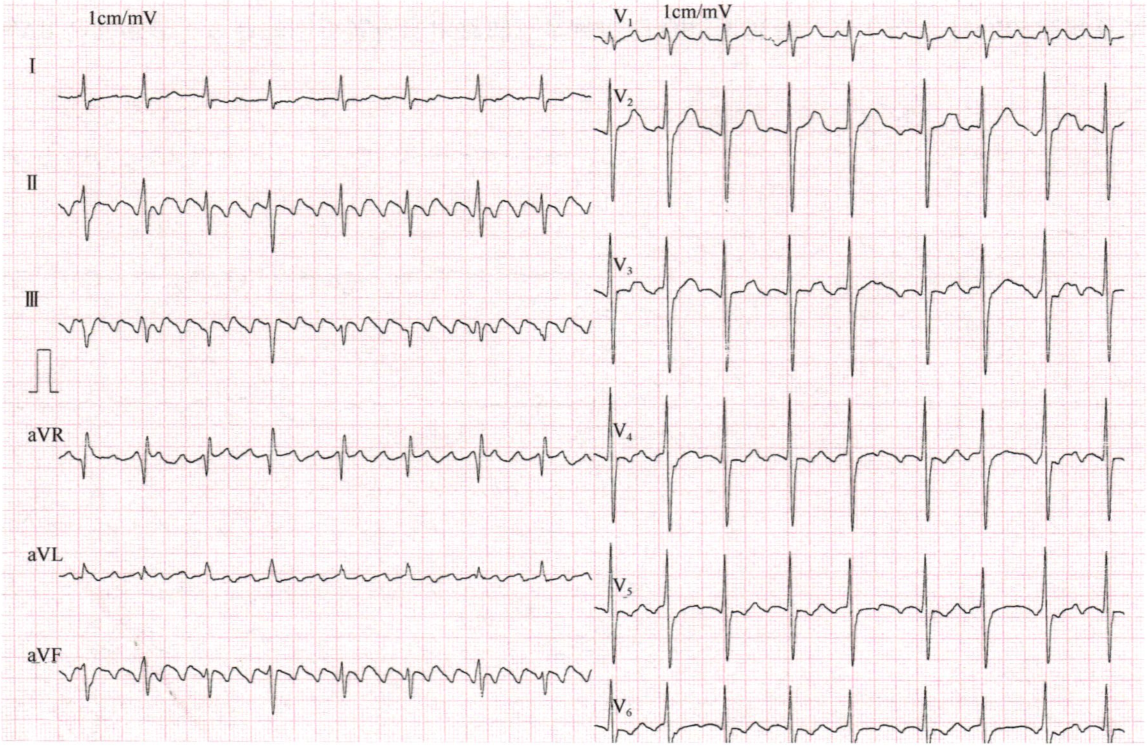

窦性 P 波消失,代之以大小、形态、间隔相等的锯齿状的“F”波,“F”波频率 333 次/分,Ⅱ、Ⅲ、aVF、V_1 导联较清楚。房室传导呈 2:1 ~3:1 下传,RR 间期不等。QRS 波群时限和形态正常。

心电图诊断:异位心律——心房扑动。

48. 心房扑动(3:1 ~5:1)

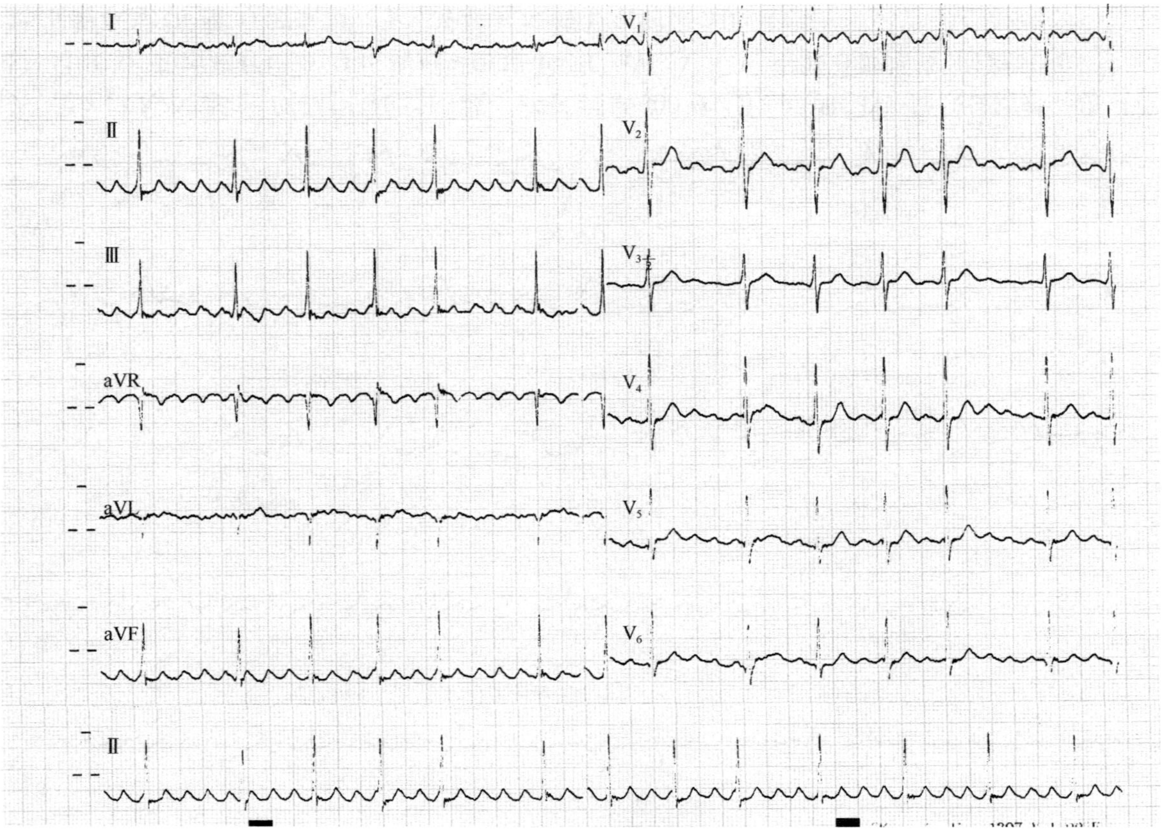

窦性 P 波消失,代之以大小、形态、间隔相等的锯齿状的"F"波,"F"波频率 333 次/分。Ⅱ、Ⅲ、aVF、V_1 导联最清楚。房室传导呈 3:1 ~5:1 下传,RR 间期不等。QRS 波群时限和形态正常。

心电图诊断:异位心律——心房扑动。

49. 心房扑动、亚急性下壁心肌梗死

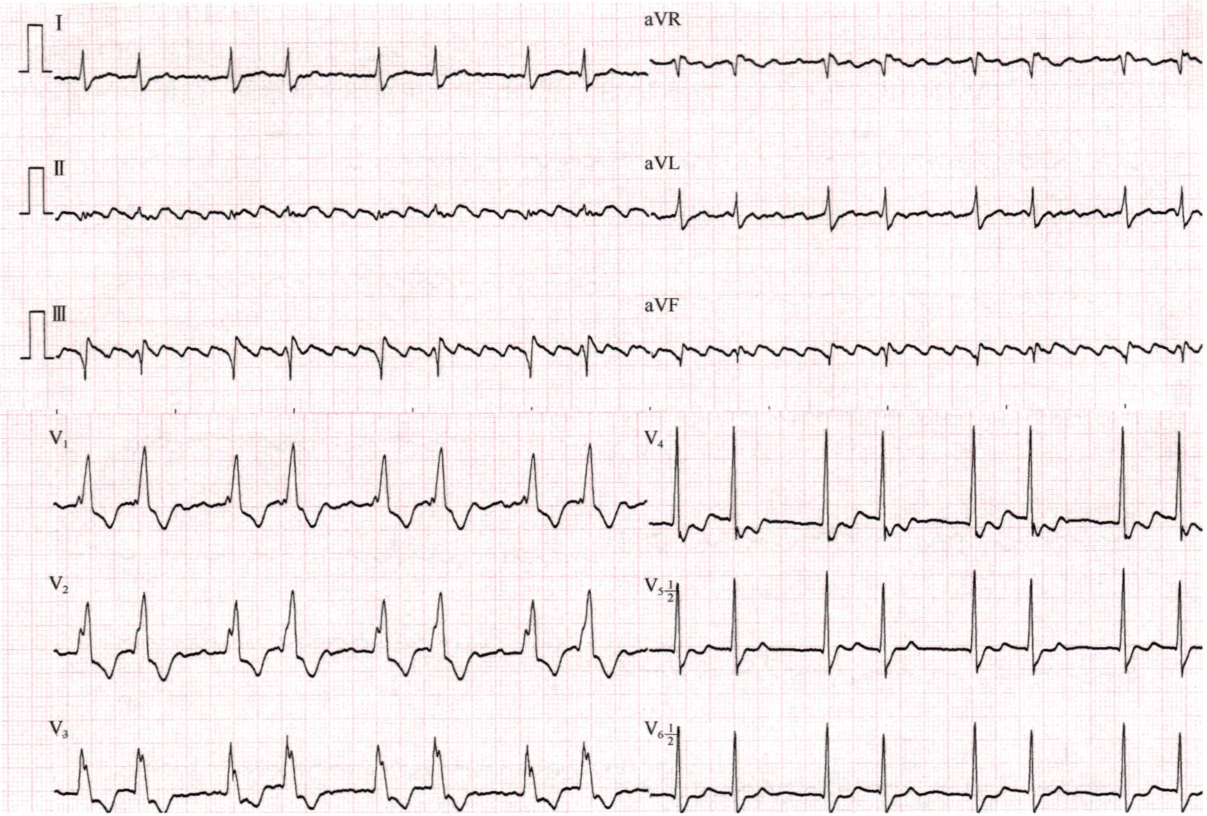

正常窦性 P 波消失，代之以大小、形态、间隔相等的“F”波，“F”波频率 300 次/分，Ⅱ、Ⅲ、aVF 导联最清楚。房室传导比例 2∶1 ~ 4∶1，RR 不齐。V_1 导联 QRS 波群呈 R 型，起始波有切迹，QRS 时限≥0.12 秒，Ⅰ、aVL、V_4 ~ V_6 导联 S 波增宽，时限>0.04 秒。R_{V_5} = 3.0mV。Ⅱ、aVF 导联 QRS 波群呈 qR 型，Ⅲ导联呈 Qr 型，Q 波振幅大于同导联 R 波的 1/4，时限≥0.04 秒。

心电图诊断：①异位心律——心房扑动；②完全性右束支阻滞；③左心室高电压；④亚急性下壁心肌梗死。

50. 心房颤动

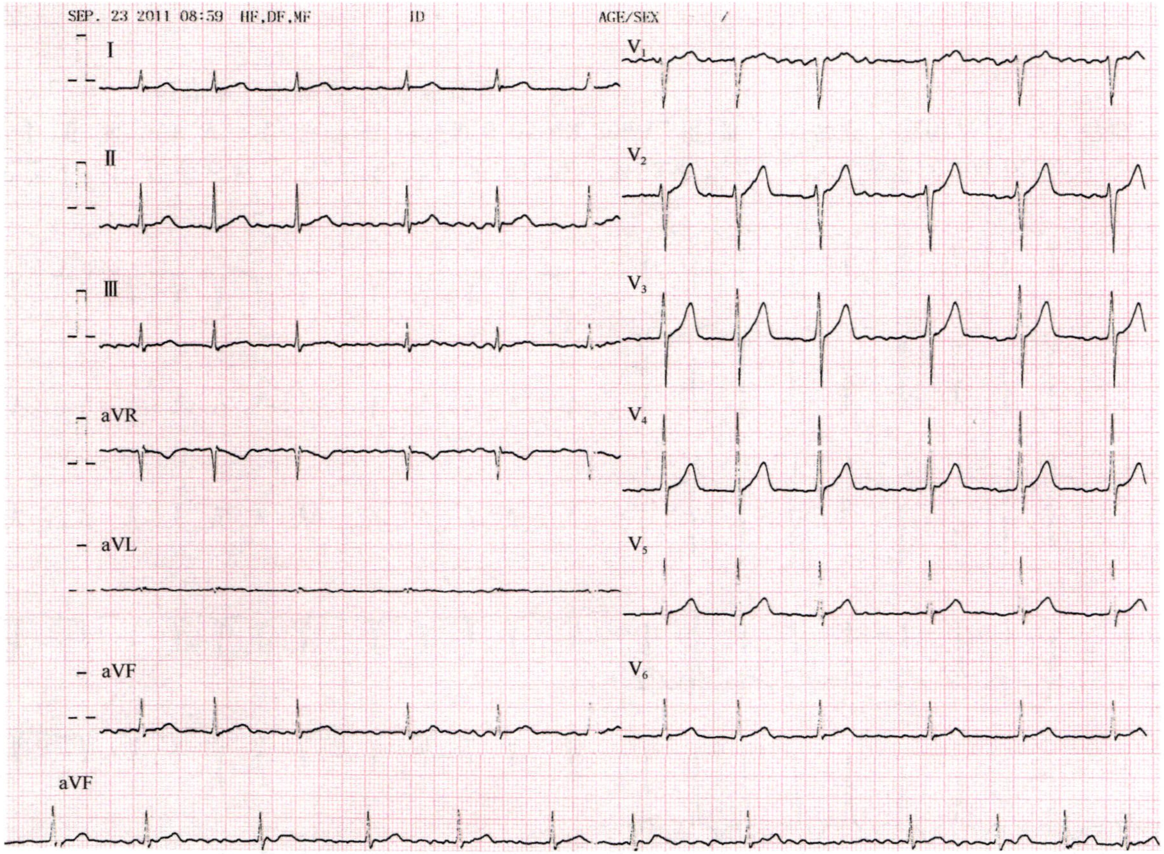

窦性 P 波消失,代之以大小、形态各异,间隔不规则的“f”波。“f”波频率 350～600 次/分,V_1 导联最清楚。QRS 波群形态、时限正常,RR 间期绝对不匀齐。

心电图诊断:异位心律——心房颤动。

51. 极快速心房颤动

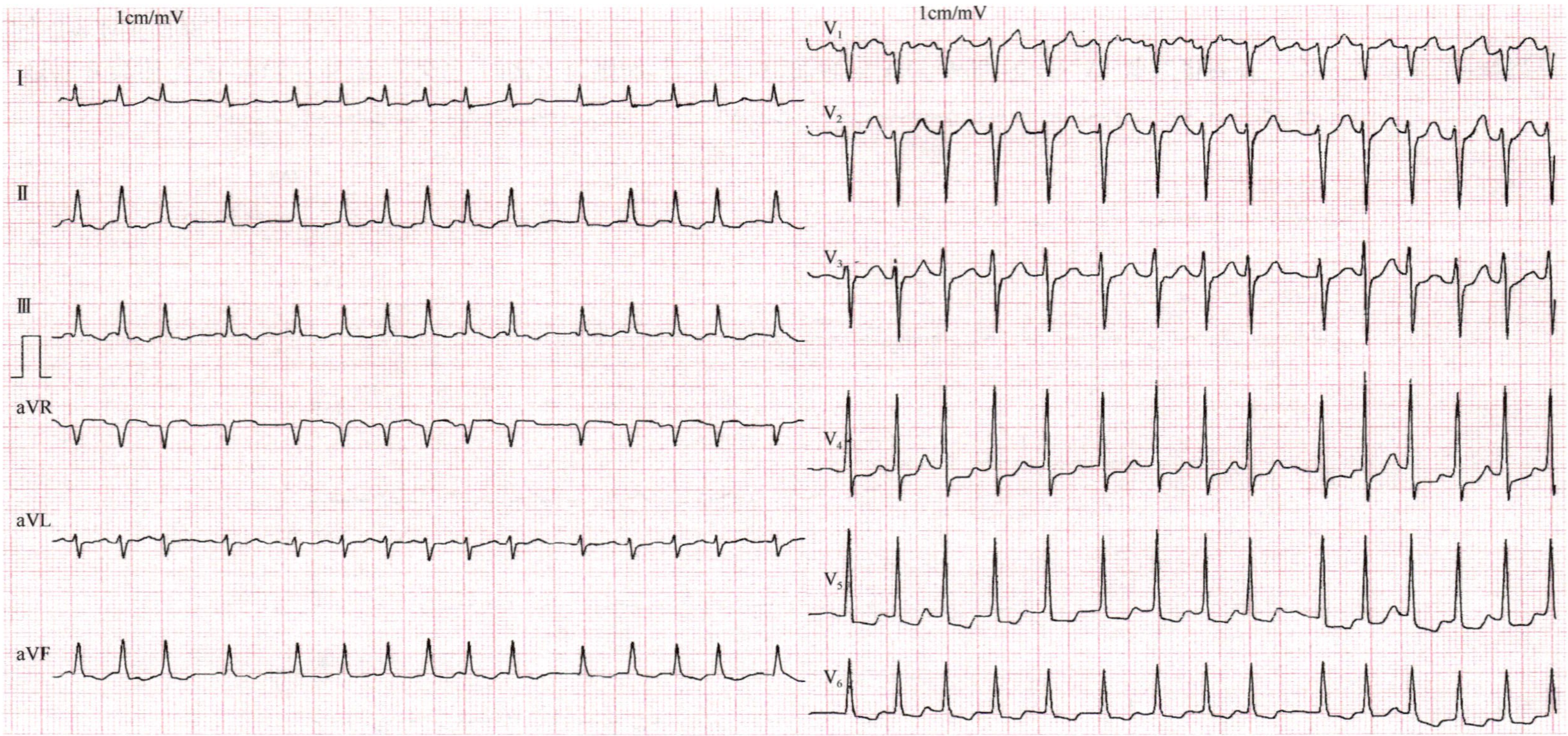

窦性 P 波消失，代之以大小、形态各异，间隔不等的“f”波，“f”波频率>350 次/分。心室率平均 200 次/分，QRS 波群形态、时限正常。RR 间期绝对不匀齐。Ⅰ、Ⅱ、Ⅲ、aVF、V_4 ~ V_6 导联 ST 段压低 0.05 ~0.20mV，Ⅱ、Ⅲ、aVF 导联 T 波倒置，V_5 ~ V_6 导联 T 波负正双向。

心电图诊断：①异位心律——极快速心房颤动；②心肌缺血。

十、临终前心电图

52. 紊乱性加速性室性节律

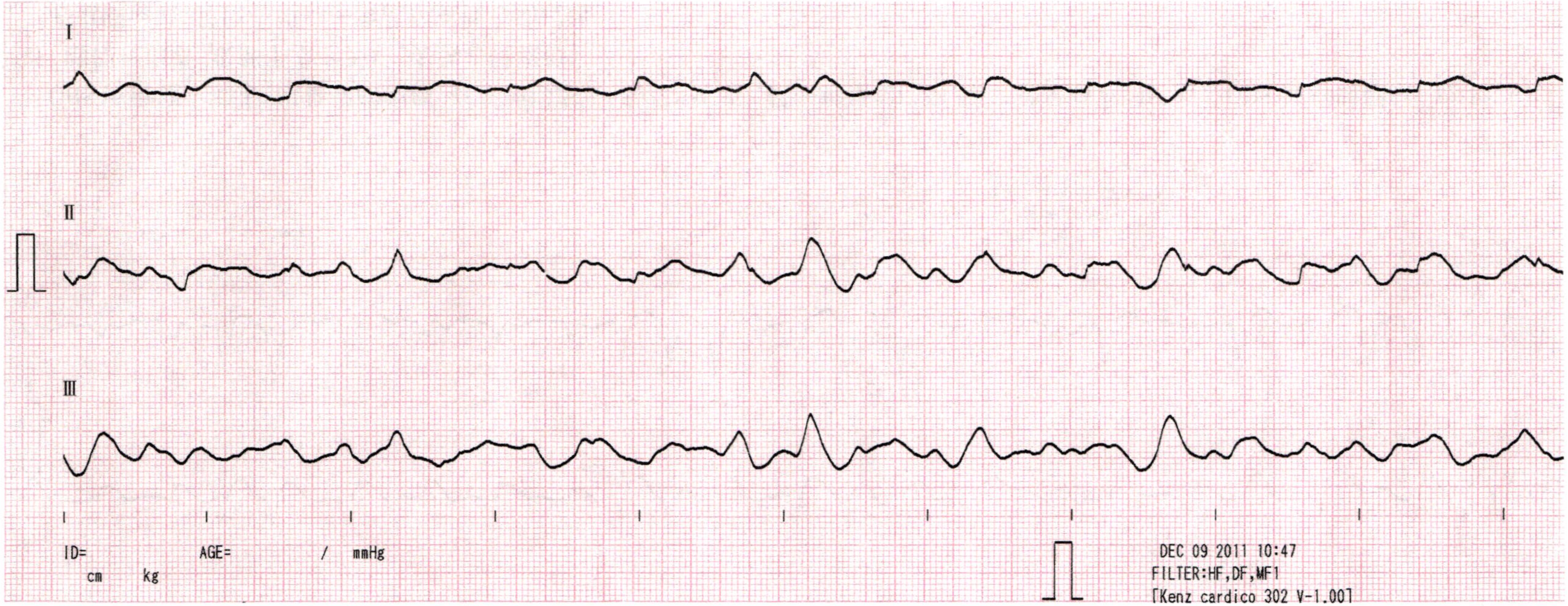

窦性 P 波消失,QRS 波群宽大畸形,形态不同、间距不等 。QRS 波群呈多种形态,无规则,频率不等,为紊乱性加速性室性节律。

心电图诊断:异位心律——紊乱性加速性室性节律。

53A. 紊乱性室性心动过速

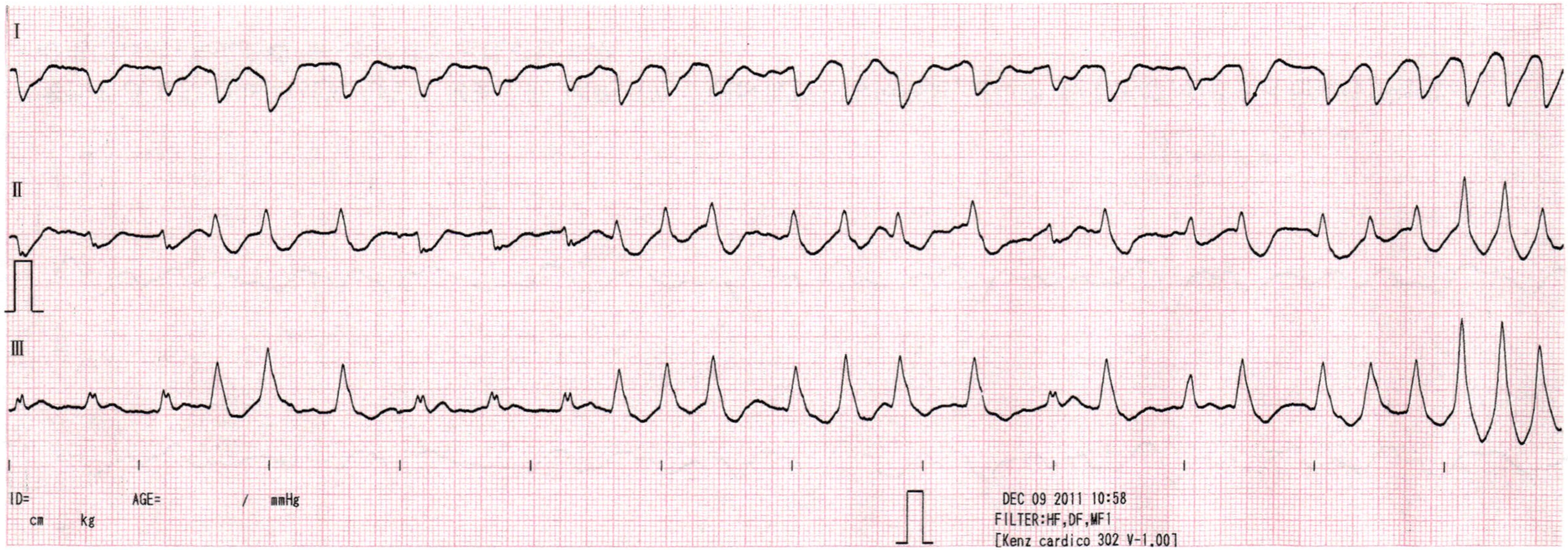

QRS 波群宽大畸形，以Ⅲ导联为例：有三种形态，一种呈“M”型，另一种呈“R”型，第三种呈高宽“R”型。QRS 波群时限>0.12 秒，RR 不匀齐（脑梗死患者，眼部手术七天后，突然心跳骤停）。

心电图诊断：异位心律——紊乱性室性心动过速。

（王　鹏）

53B. 非阵发性室性心动过速

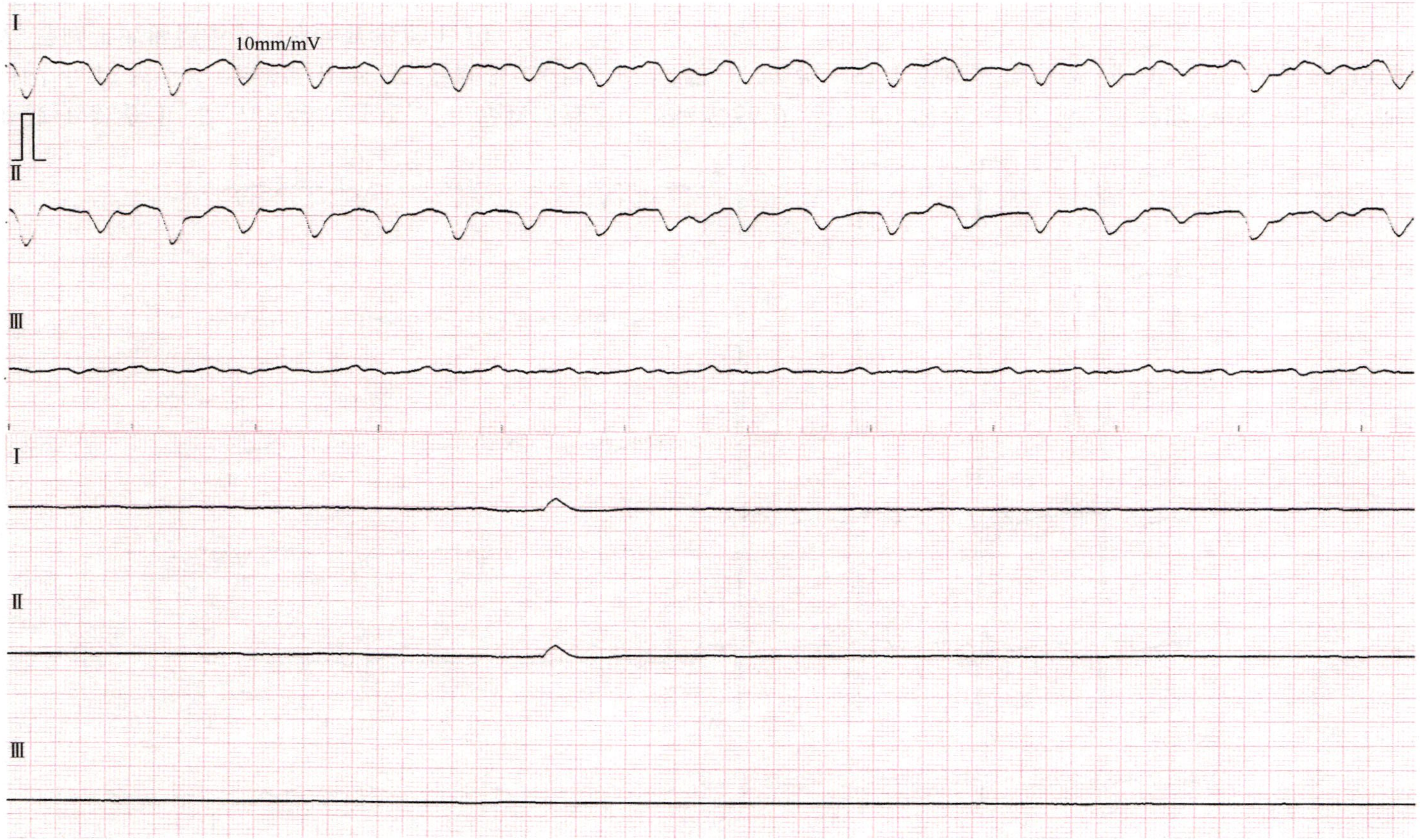

上图：Ⅰ、Ⅱ、Ⅲ导联见宽大畸形的 QRS 波群。QRS 时限≥0. 12 秒，RR 间期匀齐。频率 100 次/分。

下图：P-QRS-T 波群消失→直线（脑梗死患者，眼部手术七天后，突然心搏骤停）。

心电图诊断：①异位心律——非阵发性室性心动过速；②心脏停搏。

十一、预激综合征、传导异常

54. A 型预激综合征

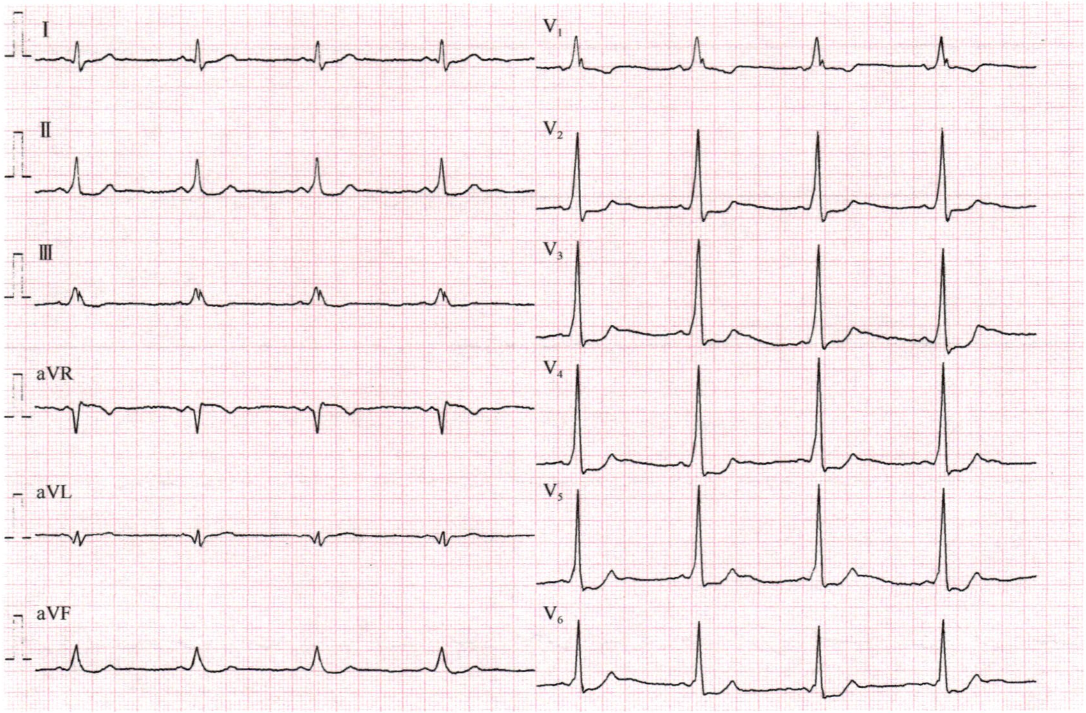

窦性 P 波：P 波在Ⅰ、Ⅱ、aVF 导联直立，aVR 导联倒置。P 波频率 56 次/分。PR 间期<0.12 秒。各导联 QRS 波群起始部有“Δ”波。QRS 波群时限>0.12 秒。V_1 导联呈 R 型，V_5 导联呈 Rs 型。PJ 间期<0.27 秒。ST-T 呈继发性改变，Ⅱ、V_2～V_6 导联 ST 段压低 0.05～0.15mV，V_4 导联 T 波振幅小于同导联 R 波的 1/10。

心电图诊断：①窦性心动过缓；②A 型预激综合征。

55. B 型预激综合征

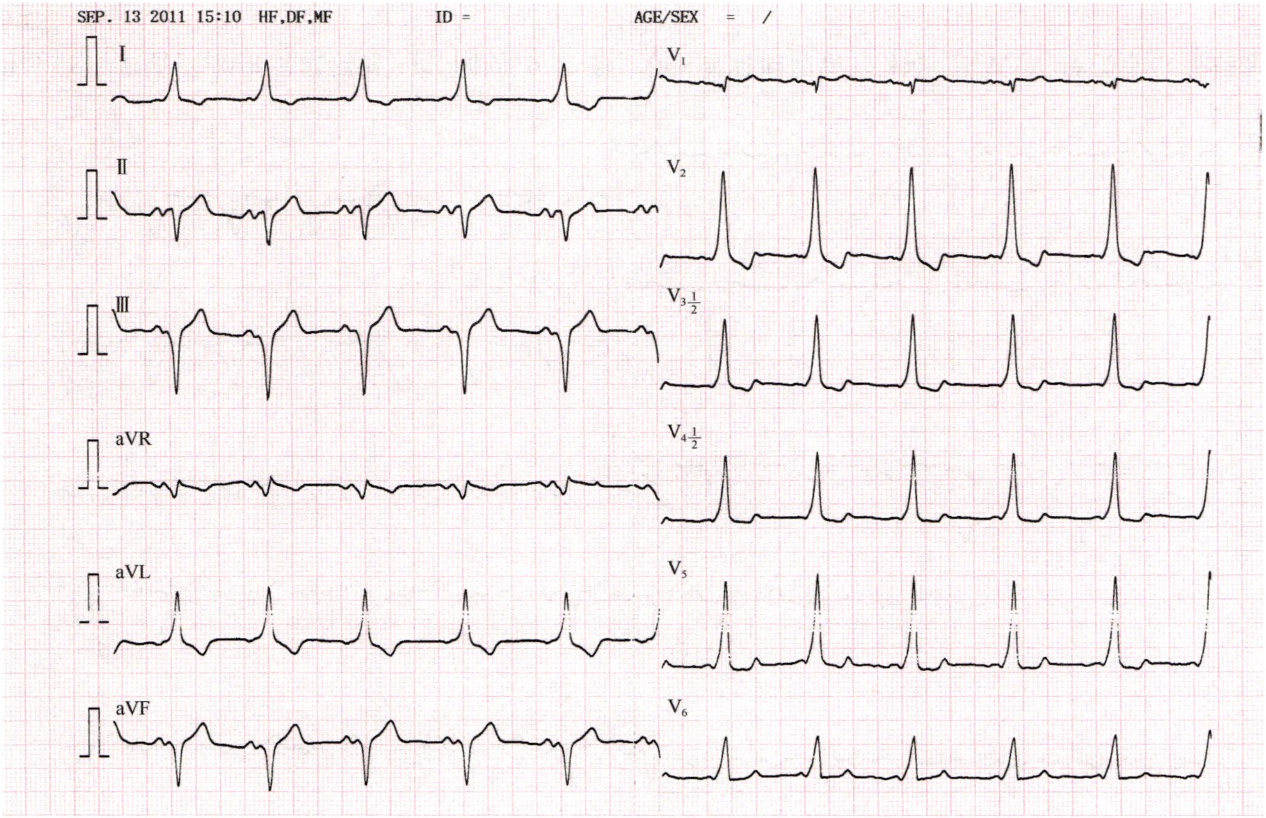

P 波：在Ⅰ、Ⅱ、aVF 导联直立，aVR 导联倒置。PR 间期<0.12 秒。各导联 QRS 波群起始部见“Δ”波。QRS 时限>0.12 秒。

V_1 导联呈 rS 型，V_5 导联呈 R 型。PJ 间期<0.27 秒。继发性 ST-T 改变（Ⅰ、aVL 导联 ST 段压低 0.10mV，V_3 ~ V_5 导联 ST 段压低>0.05mV；Ⅰ、aVL 导联 T 波倒置）。

心电图诊断：①窦性心律；②B 型预激综合征。

56. 变异型预激综合征(Mahaim 纤维)

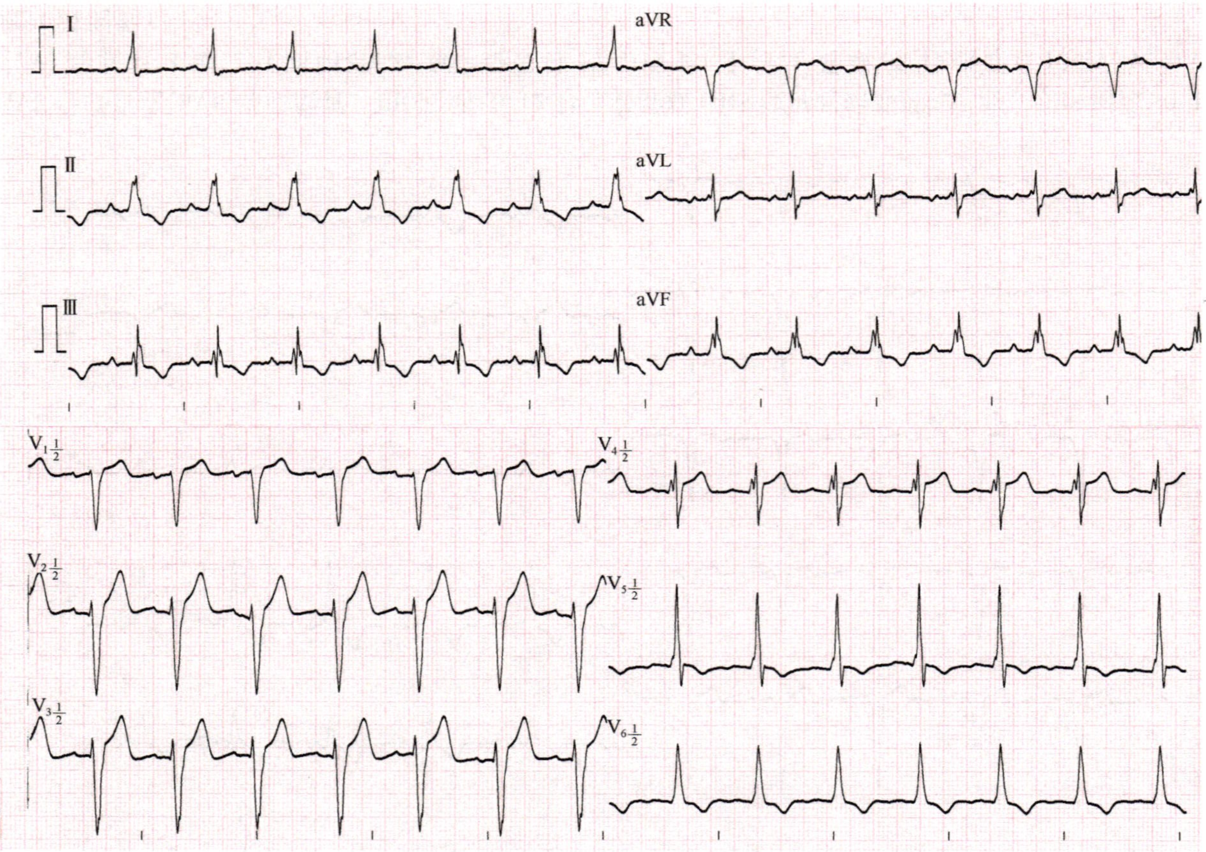

P 波:在Ⅰ、Ⅱ、aVF 导联直立,aVR 导联倒置。PR 间期>0. 12 秒。QRS 波群时限 0. 12 秒。Ⅰ、V_5、V_6导联 QRS 波群起始部见明显“Δ”波。继发性 ST-T 改变。

心电图诊断:①窦性心律;②变异型预激综合征(Mahaim 纤维)。

57. 变异型预激综合征(James 束)

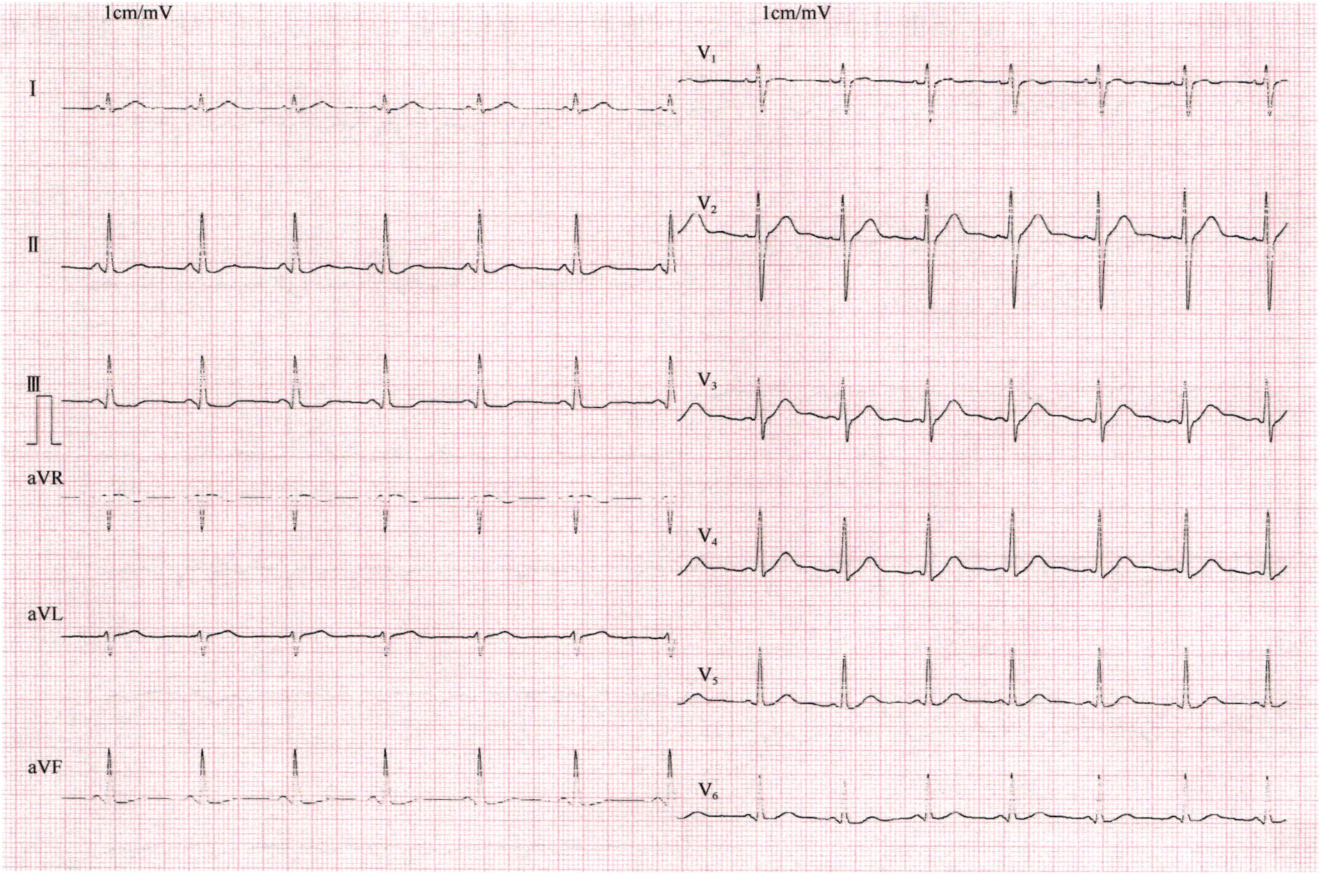

窦性 P 波在Ⅱ导联直立,aVR 导联倒置。PR 间期<0. 12 秒。QRS 时限、形态正常。aVF 导联 T 波低平。

心电图诊断:①窦性心律;②变异型预激综合征(James 束)。

58. 一度房室传导阻滞

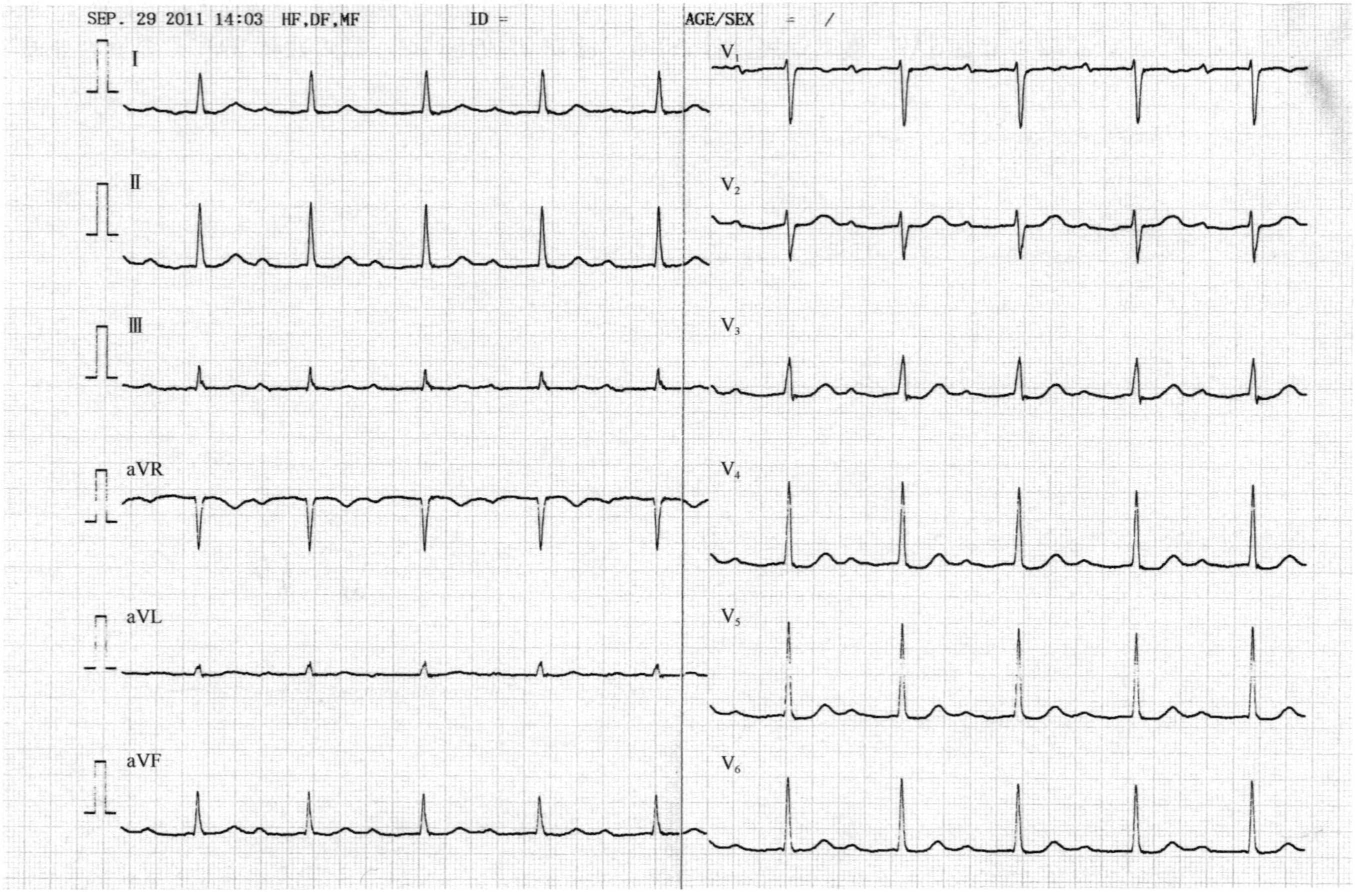

窦性 P 波：P 波在 Ⅰ、Ⅱ、aVF 导联直立，aVR 导联倒置。PR 间期=0.38 秒。QRS 时限正常。$V_3 \sim V_5$ 导联 ST 段压低 0.05mV。

心电图诊断：①窦性心律；②一度房室传导阻滞；③ST 段异常。

59. 二度 I 型房室传导阻滞(呈 3:2~5:4 下传)

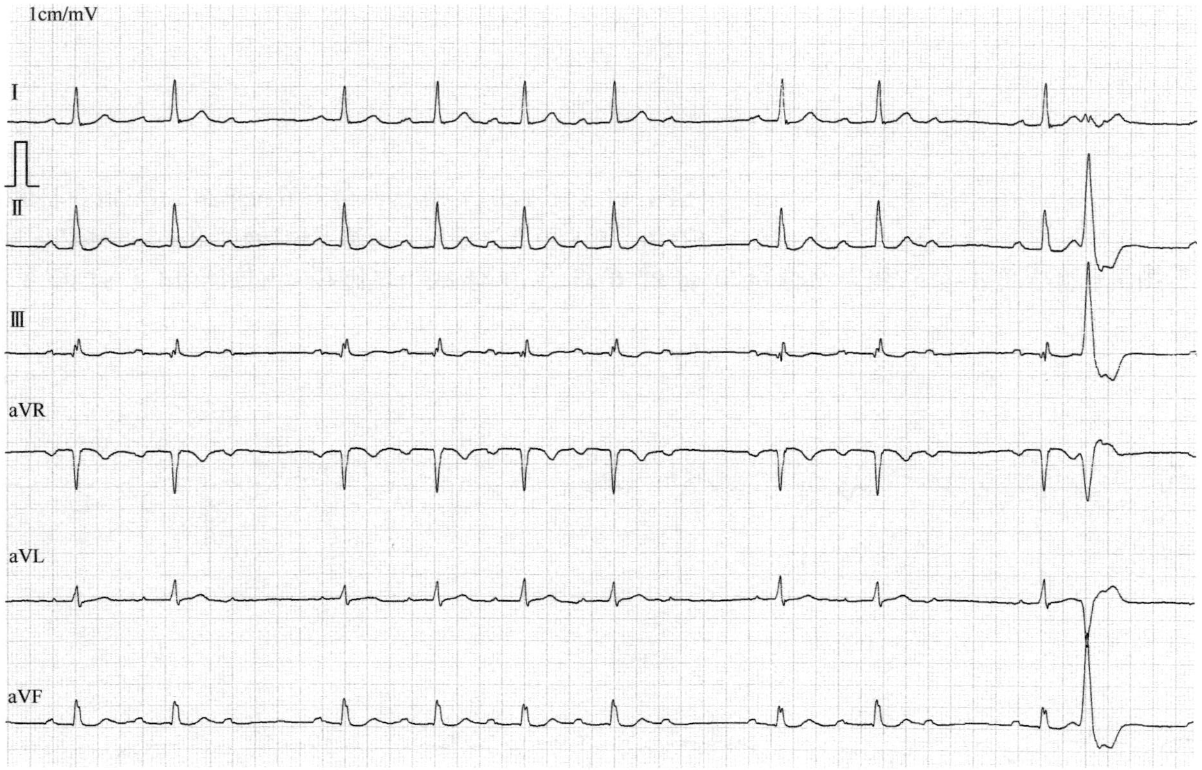

PP 规律出现。PR 间期逐渐延长。以Ⅱ导联为例,第 4 个 PR 间期开始分别为 0.24 秒、0.28 秒、0.30 秒、0.32 秒以至 P 波后发生 QRS 波群脱落,然后 PR 间期恢复到文氏周期的第一个 PR 间期,周而复始。房室传导呈 3:2~5:4 下传。第 10 个 QRS 波群提前出现,宽大畸形,时限>0.12 秒,代偿完全。Ⅱ、Ⅲ导联 ST 段压低 0.05mV。

心电图诊断:①窦性心律;②二度 I 型房室传导阻滞;③室性期前收缩;④ST 段异常。

60. 二度Ⅰ型房室传导阻滞(呈3∶2～14∶13下传)

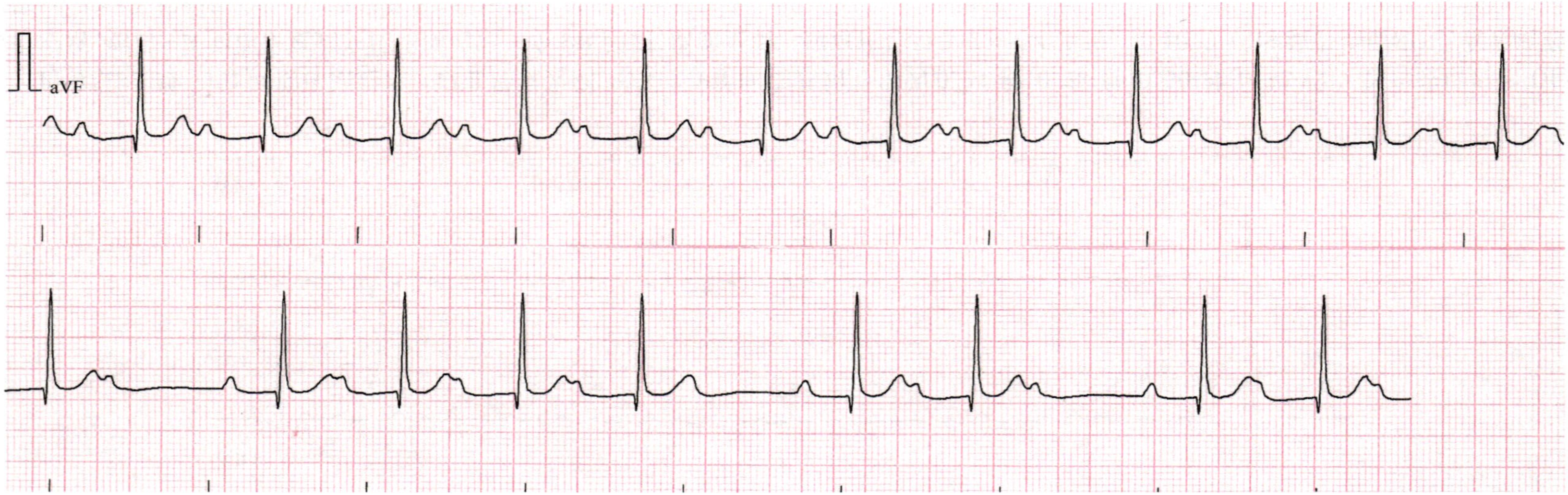

PR间期逐渐延长，第15个PR间期开始分别为0.32秒、0.37秒、0.38秒、0.40秒以至第19个P波后发生QRS波群脱落，脱落后PR间期又恢复到文氏周期的第一个PR间期，周而复始。房室传导呈3∶2～14∶13下传。

心电图诊断：①窦性心律；②二度Ⅰ型房室传导阻滞(呈3∶2～14∶13下传)。

61. 二度房室传导阻滞(一)

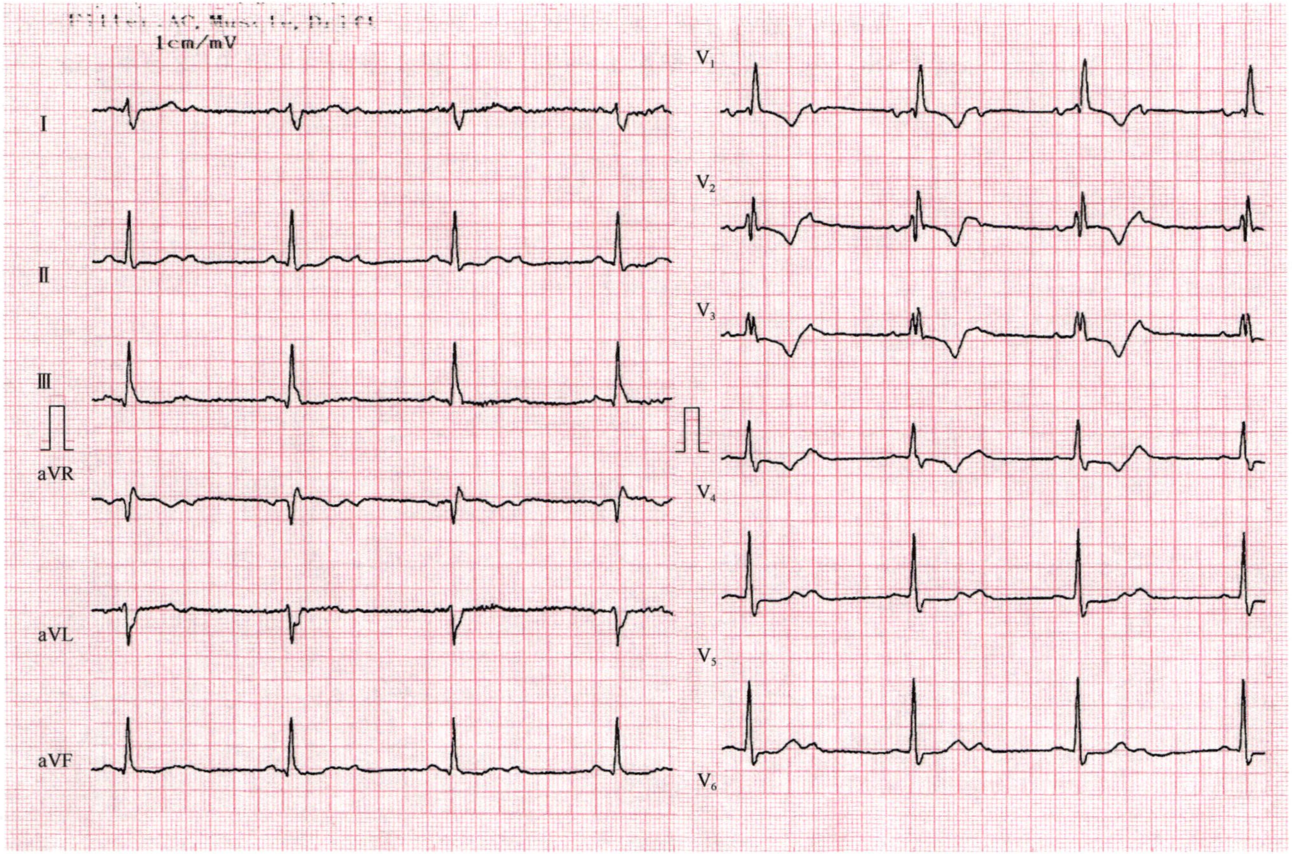

PP 规律出现。各导联第2、4、6个P波后发生QRS脱落,房室传导呈2:1下传。P波下传的PR间期正常。V_1 导联QRS波群呈rsR′型,Ⅰ、aVL、V_4 ~ V_6 导联S波增宽,时限>0.04秒,QRS时限>0.12秒。Ⅱ、V_4 ~ V_6 导联ST段压低≤0.05mV。

心电图诊断:①窦性心律;②二度房室传导阻滞(2:1);③完全性右束支阻滞;④ST段异常。

62. 二度房室传导阻滞(二)

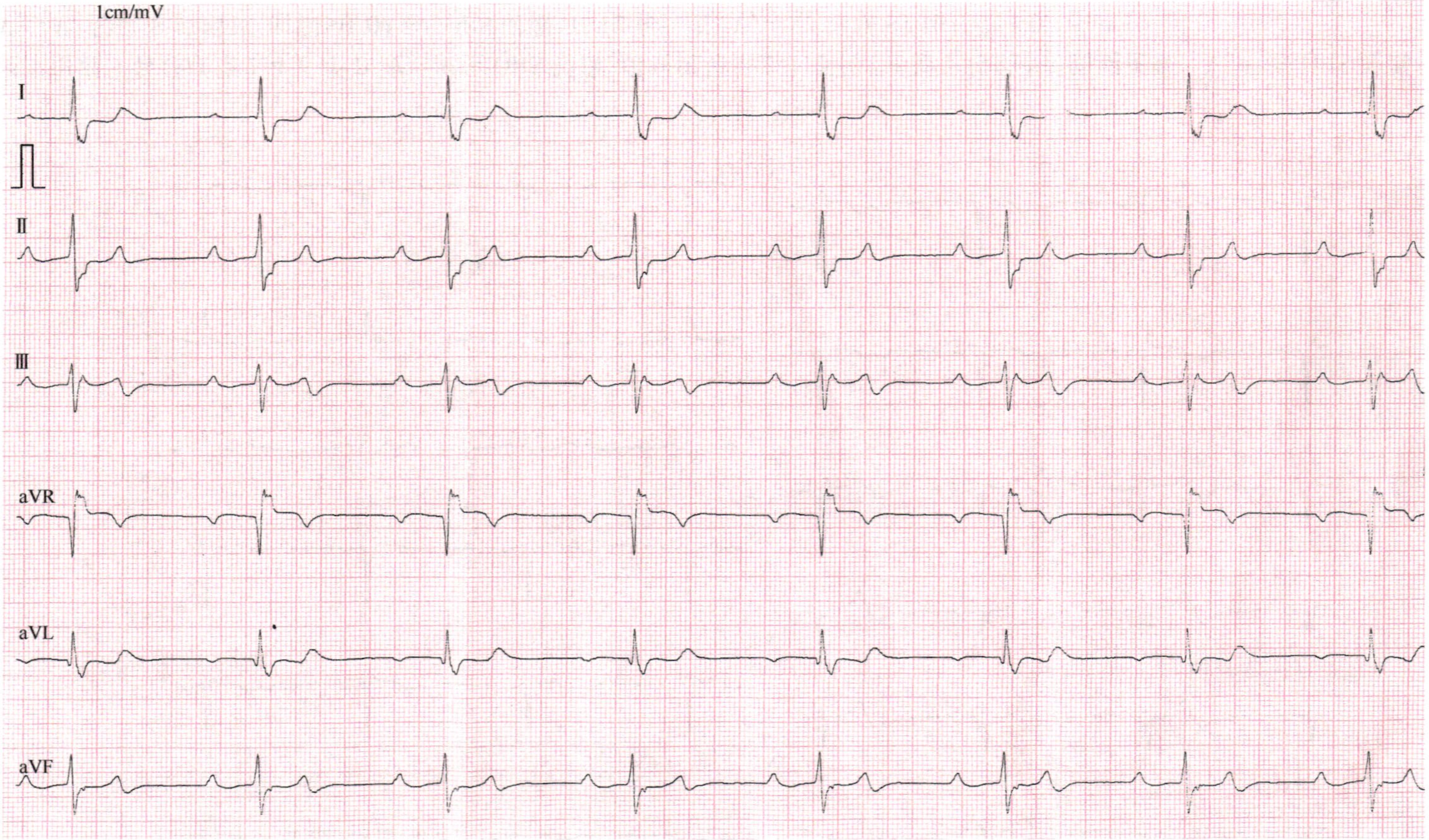

PP 规律出现。第 2、4、6、8、10、12、14、16 个 P 波(P 波在前一 T 波内)后脱落一个 QRS-T 波群,房室传导呈 2∶1 下传。下传的 PR 间期 0. 40 秒。QRS 时限>0. 12 秒,Ⅰ、Ⅱ、aVL 导联 S 波增宽,时限>0. 04 秒。aVR 导联 r 波增宽。

心电图诊断:①窦性心律;②二度房室传导阻滞;③完全性右束支阻滞。

63. 三度房室传导阻滞

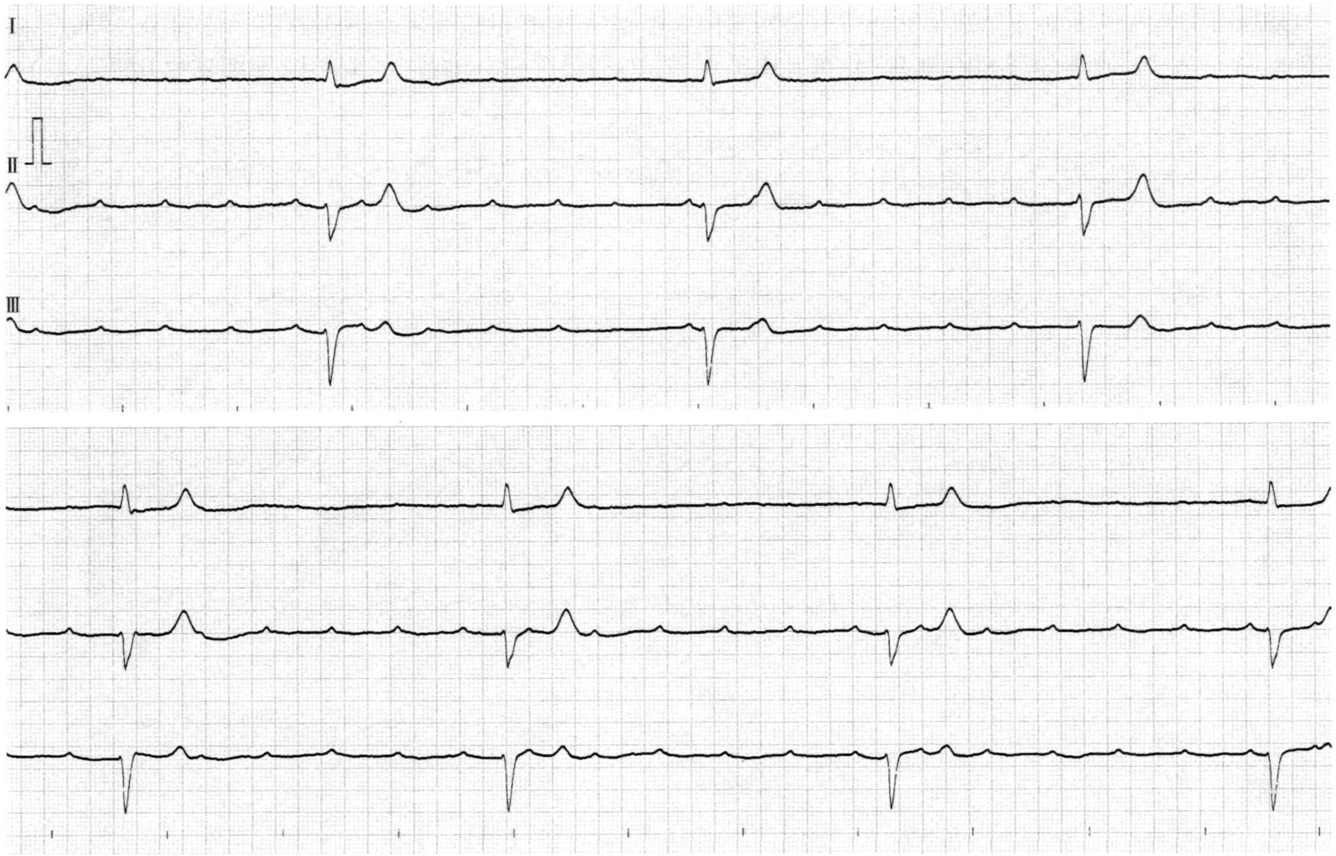

P 波规律出现，频率 103 次/分。P 波与 QRS 波群无固定关系，各自为政。以Ⅱ导联为例，第 5 个 P 波在 QRS 波之前，第 6 个在 QRS 波之后，第 17 个在 QRS 波之中。心房率>心室率。RR 间期有规律，慢而匀齐，频率<20 次/分，QRS 波群宽大畸形，时限>0.12 秒。

心电图诊断：①窦性心动过速；②三度房室传导阻滞；③室性逸搏心律。

64. 完全性左束支阻滞

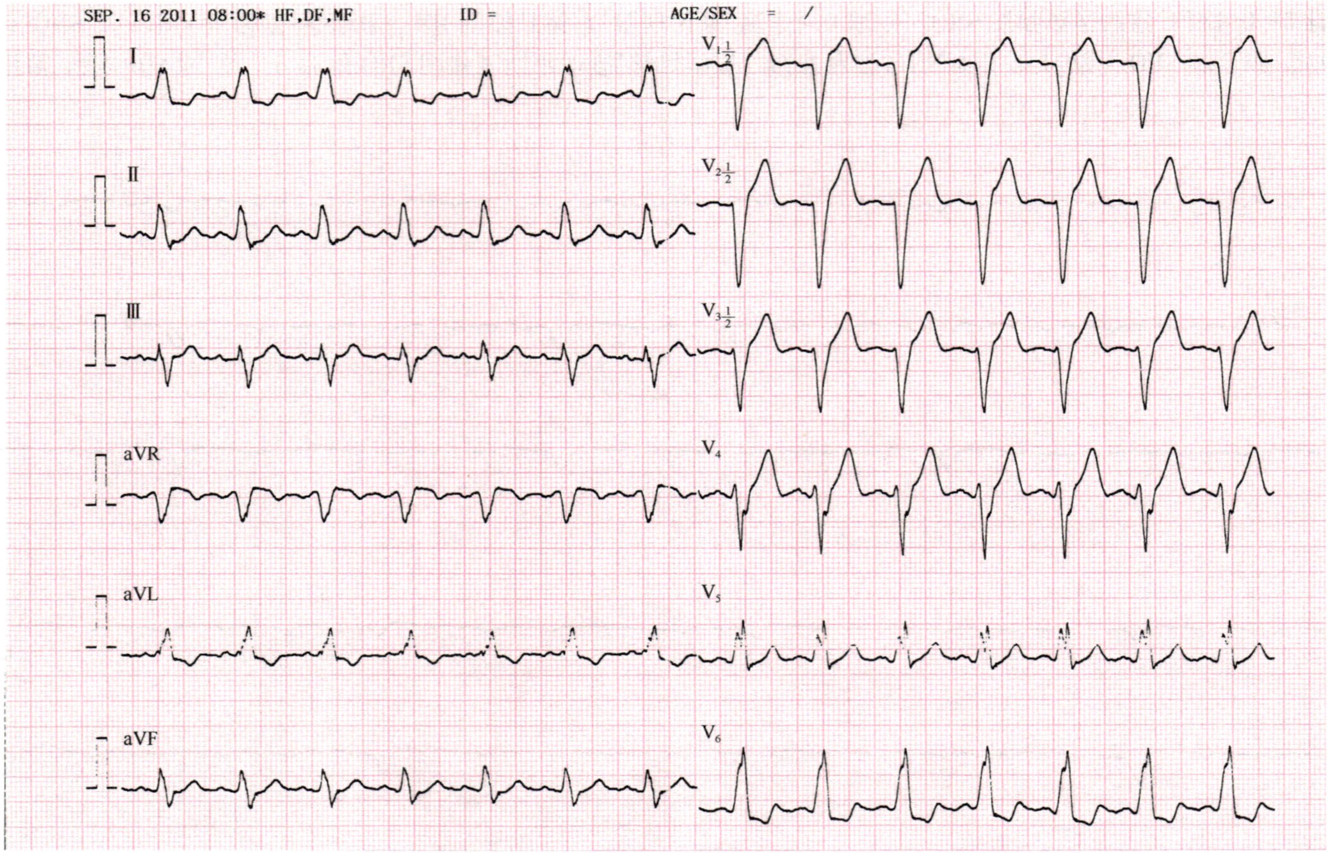

P 波在Ⅱ导联直立，aVR 导联倒置。Ⅰ、aVL、V_6 导联 QRS 波群呈“R”型，R 波有切迹，V_1 导联 QRS 波群呈 QS 型，V_2 ~ V_4 导联 QRS 波群呈 rS 型。QRS 波群增宽，时限>0.12 秒。继发性 ST-T 改变(Ⅰ、Ⅱ、aVL、V_6 导联 ST 段压低，Ⅰ、V_6 导联 T 波负正双向，aVL 导联 T 波倒置)。

心电图诊断：①窦性心律；②完全性左束支阻滞。

65. 完全性右束支阻滞

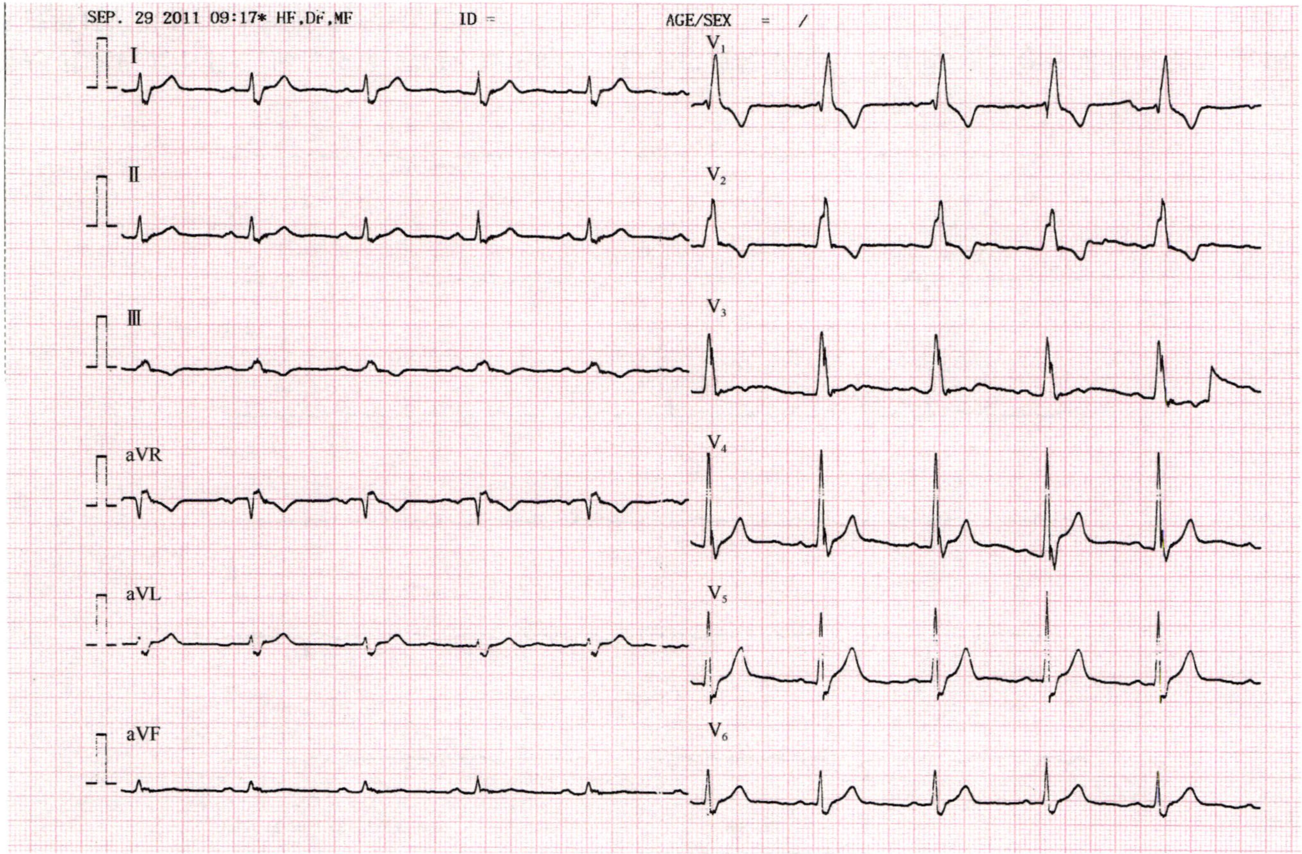

P 波在Ⅱ导联直立，aVR 导联倒置。QRS 波群时限 0.13 秒。aVR 导联 r 波增宽，V_1 导联呈 rsR′型，R 波增宽。Ⅰ、aVL、V_4～V_6 导联 S 波增宽，时限>0.04 秒。

心电图诊断：①窦性心律；②完全性右束支阻滞。

十二、逸搏及逸搏心律

66. 室性逸搏

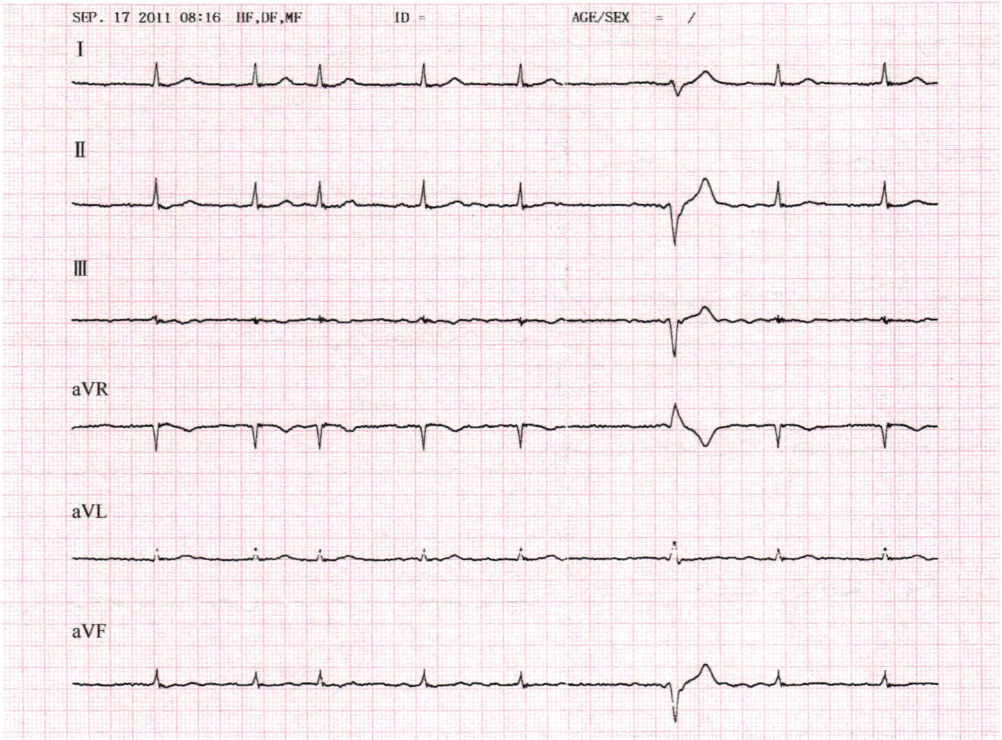

窦性 P 波消失,代之以大小不一,形态各异,间隔不规则的“f”波。“f”波频率 350～600 次/分。QRS 波群时限正常,RR 间期绝对不匀齐。第 6 个 QRS 波群延迟出现,宽大畸形,时限>0. 12 秒。

心电图诊断:①异位心律——心房颤动;②室性逸搏。

67. 室性逸搏心律

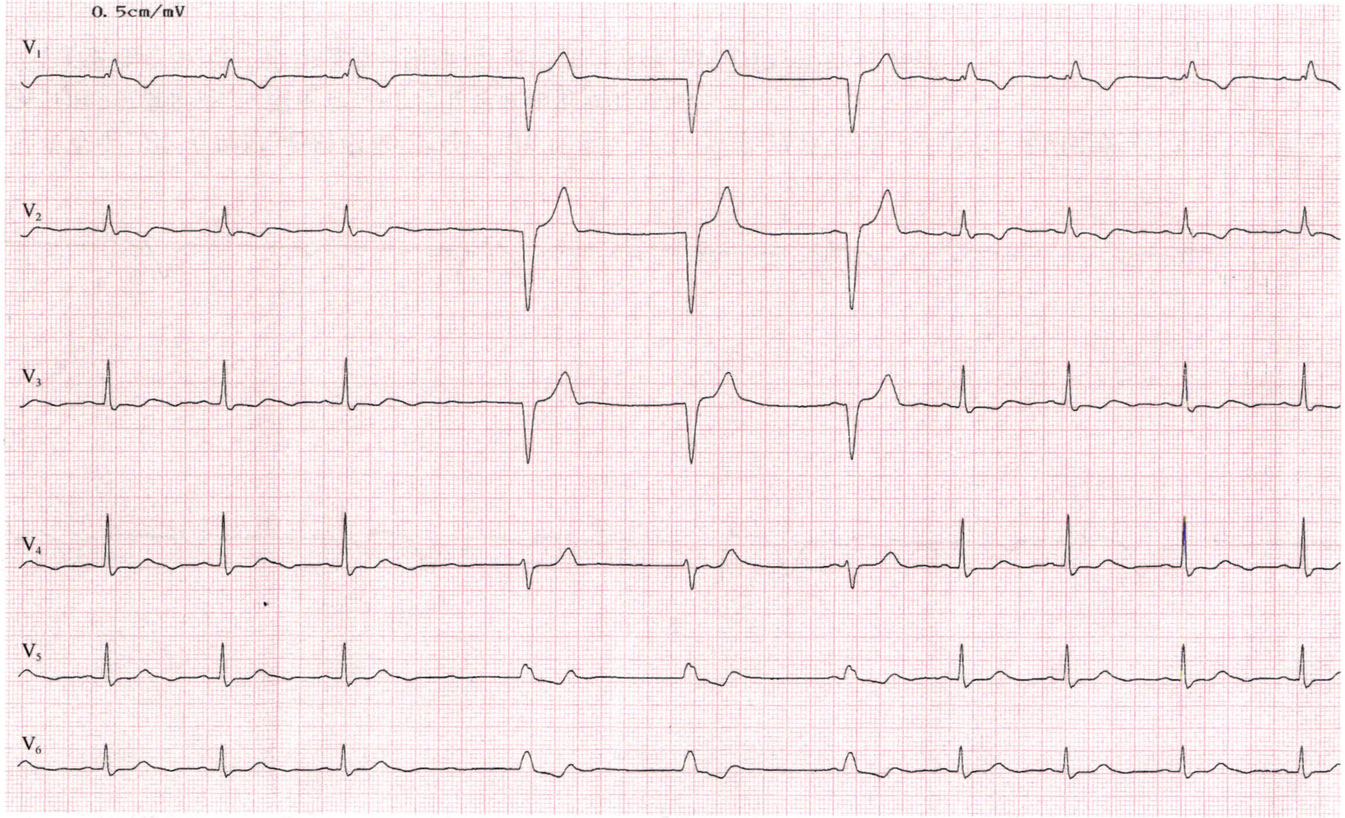

PP 规律出现,PP 互差>0. 12 秒,第 4、5、6、7 个 P 波后 QRS 波群脱落。见延迟出现的宽大畸形的 QRS 波群(第 4 ~ 6 个 QRS 波群),时限>0. 12 秒,频率 43 次/分,其前无相关 P 波。P 波下传的 PR 间期正常且固定。V_1 导联呈 R 型,起始部有切迹, V_4 ~ V_6 导联 S 波增宽,时限>0. 04 秒,QRS 波时限>0. 12 秒,V_1 导联 T 波倒置。

心电图诊断:①窦性心律不齐;②完全性右束支阻滞;③高度房室传导阻滞;④室性逸搏心律。

68. 交界性逸搏心律

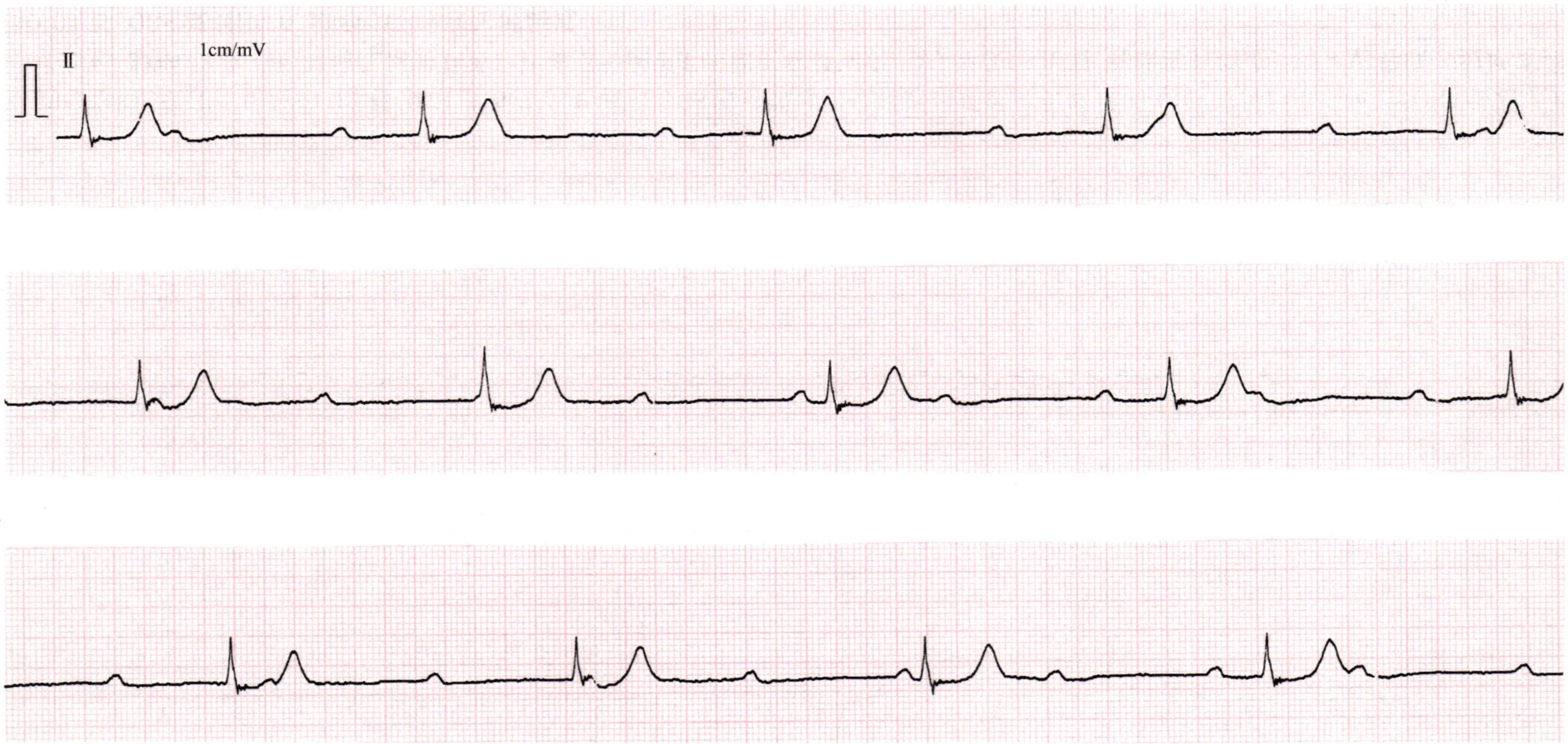

P 波在Ⅱ导联直立，PP 有规律，心房率 60 次/分。RR 间期匀齐，心室率 27 次/分。P 与 QRS 无固定关系，各自为政，心房率>心室率。心室率慢而匀齐，QRS 波群形态，时限正常。ST 段Ⅱ导联压低≤0.05mV。

心电图诊断：①窦性心律；②三度房室传导阻滞；③缓慢性交界性逸搏心律；④ST 段异常。

69. 逸搏夺获二联律

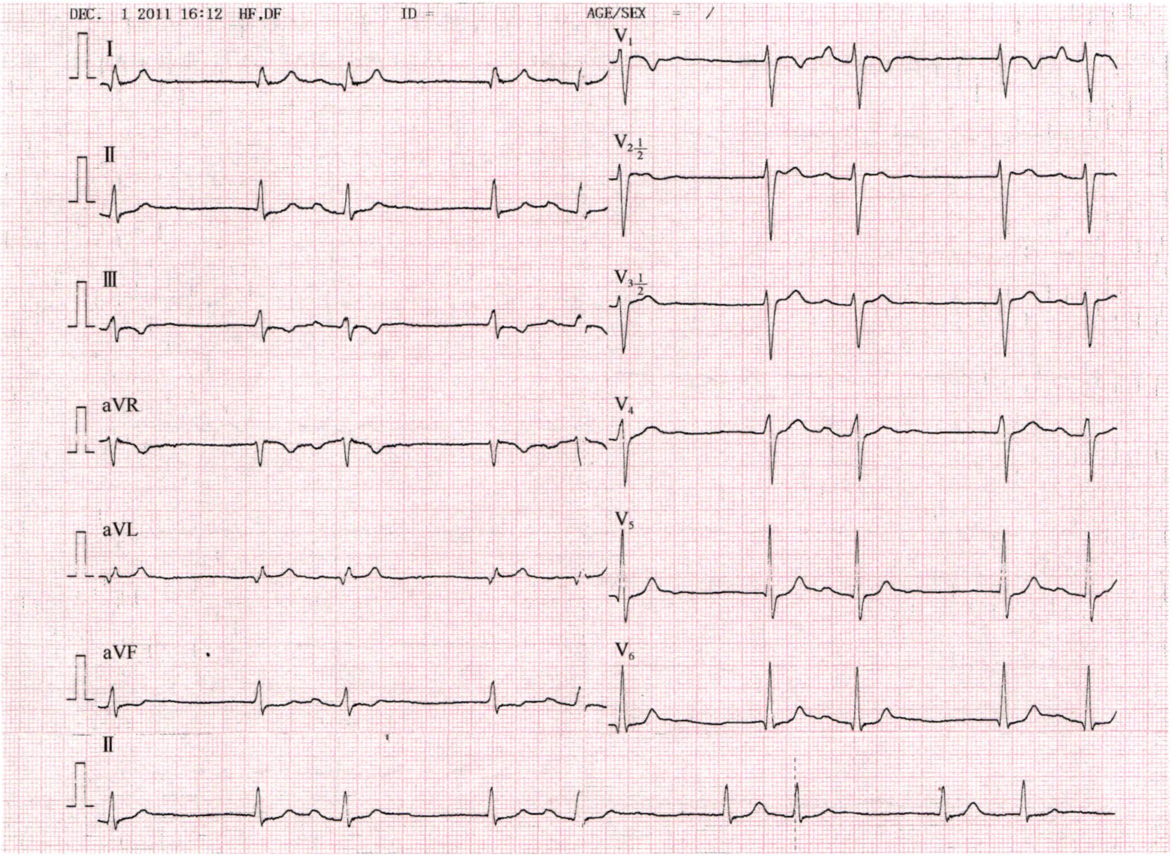

窦性 P 波：P 波在 Ⅰ、Ⅱ、aVF 导联直立，aVR 导联倒置。以长 Ⅱ 导联为例，第 2、4、6、8 个 QRS 波群延迟出现，QRS 波群时限<0.12 秒。延迟出现的 QRS-T 波群与窦性 P-QRS-T 波群交替出现。

心电图诊断：①窦性心律；②频发窦性停搏；③逸搏夺获二联律。

（王无锡）

十三、电解质紊乱和药物影响

70. 低血钾

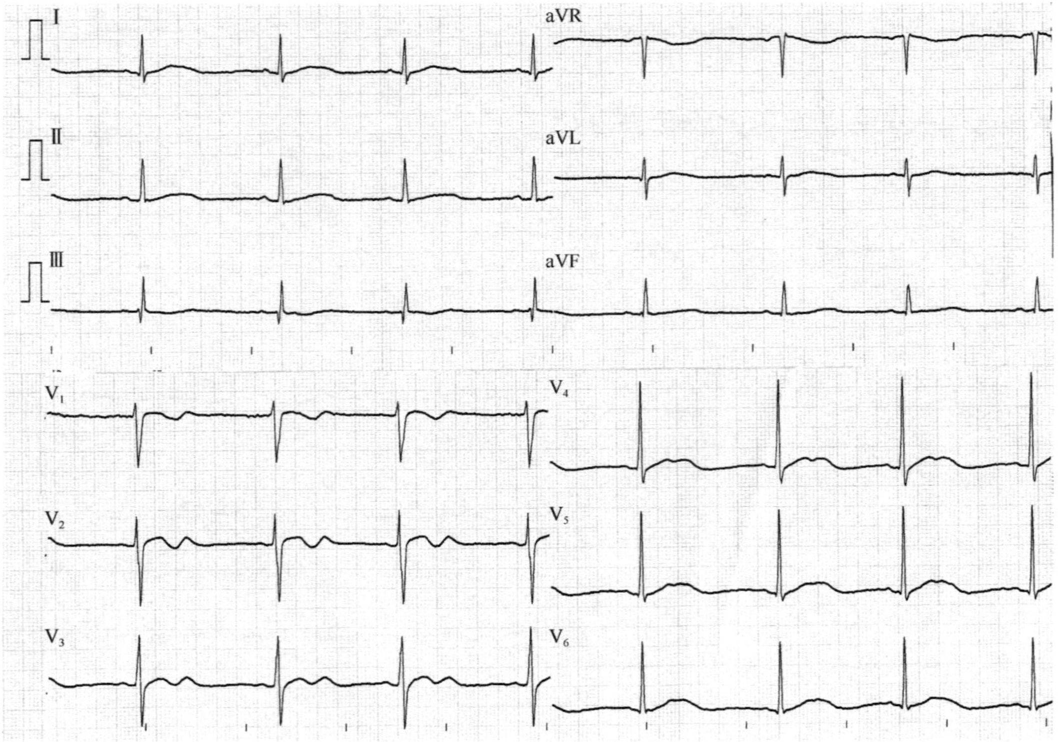

窦性 P 波：P 波在Ⅰ、Ⅱ、aVF 导联直立，aVR 导联倒置。P 波频率 48 次/分。QRS 波群时限正常。全导联 T-U 融合，其中 V_2、V_3、V_4 导联见明显 U 波，TU 等高，V_5、V_6 导联 TU 融合在一起，Q-U 延长为 0.62 秒。

心电图诊断：①显著窦性心动过缓（HR 48 次/分）；②低血钾。

71. 高血钾(一)

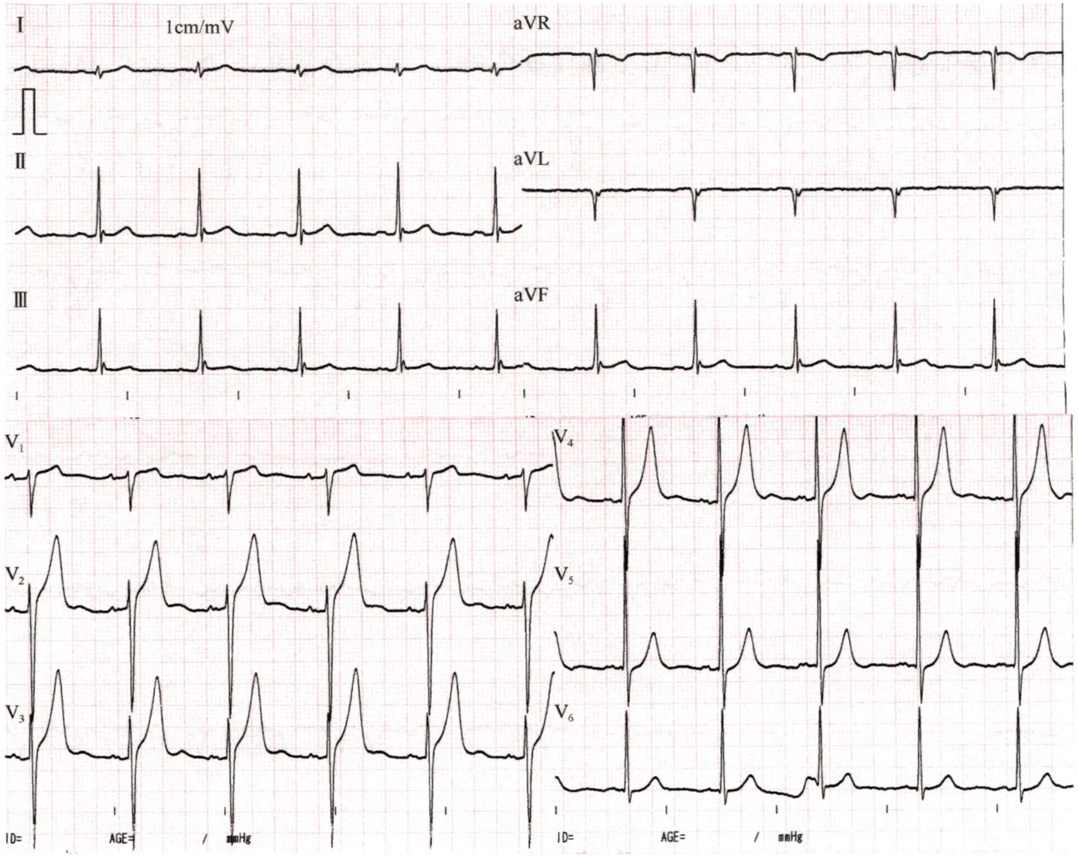

窦性 P 波:P 波在Ⅰ、Ⅱ、aVF 导联直立,aVR 导联倒置。QRS 波群时限正常。$R_{V_5}=3.0mV$。$V_2\sim V_4$ 导联 T 波高尖,升支与降支对称。$T_{V_3}=1.9mV$, $T_{V_4}=1.6mV$。

心电图诊断:①窦性心律;②高血钾;③左心室高电压。

72. 高血钾(二)

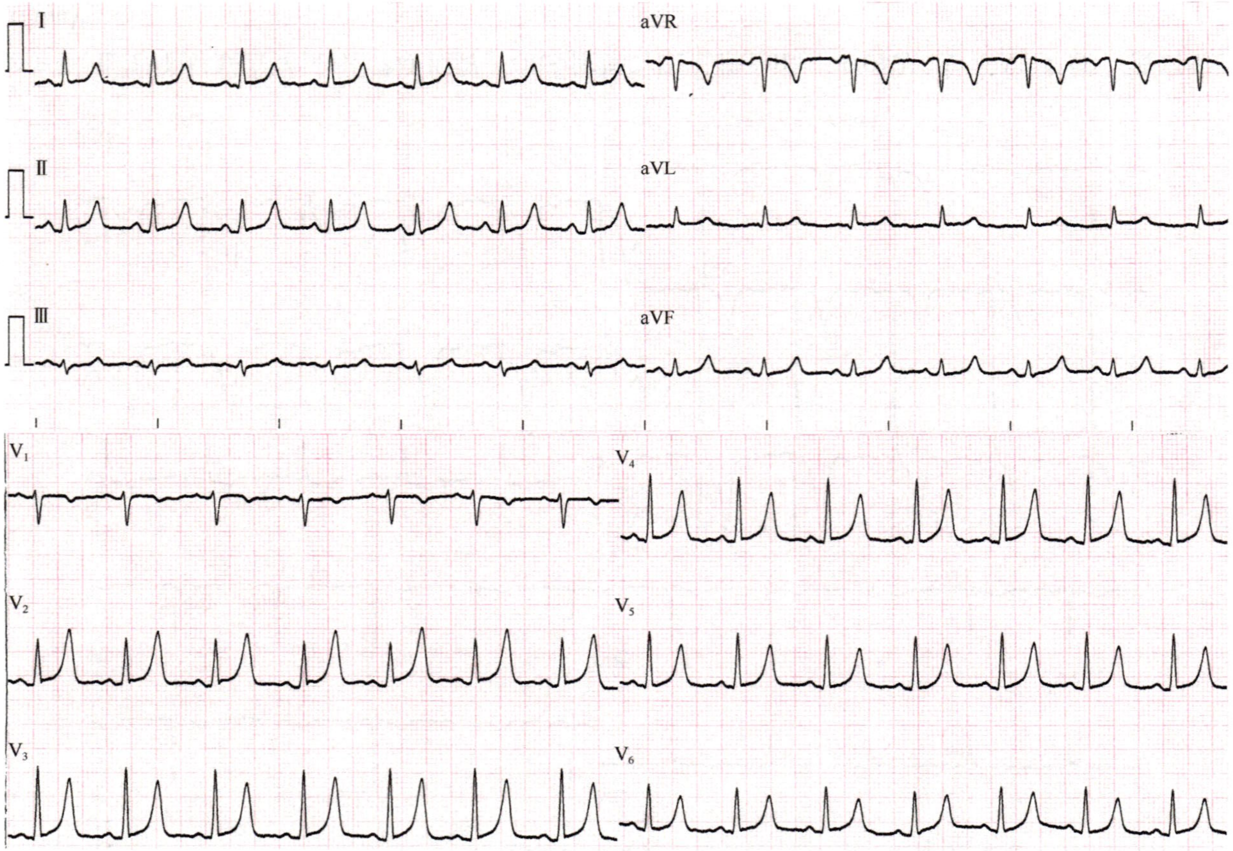

窦性 P 波:P 波在Ⅰ、Ⅱ、aVF 导联直立,aVR 导联倒置。QRS 波群时限正常。Ⅰ、Ⅱ、V_2 ~ V_6 导联 T 波高尖,升支与降支对称(两肢对称),似帐篷样改变。

心电图诊断:①窦性心律;②高血钾。

73. 心房颤动合并三度房室传导阻滞(洋地黄中毒)

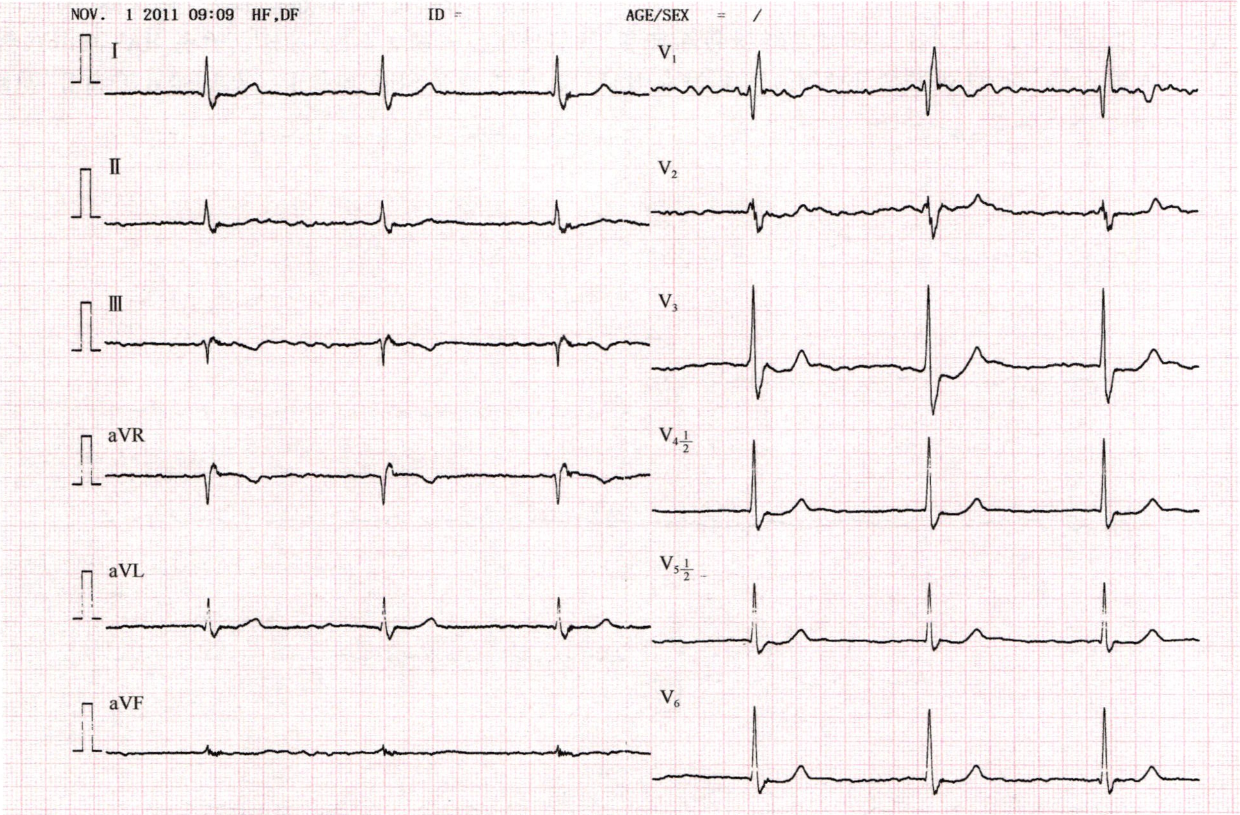

窦性 P 波消失,代之以大小不一、形态各异,间隔不规则的“f”波。“f”波频率>350 次/分。RR 间期慢而匀齐,频率 40 次/分。QRS 波时限 0.12 秒。V_1 导联 QRS 波群呈 rsR′型,Ⅰ、aVL、V_4 ~ V_6 导联 S 波增宽,时限>0.04 秒。(患者服洋地黄两周)

心电图诊断:①异位心律——心房颤动;②三度房室传导阻滞;③交界性逸搏心律伴完全性右束支阻滞。

十四、导联错误连接

74. 左右手导联错误连接

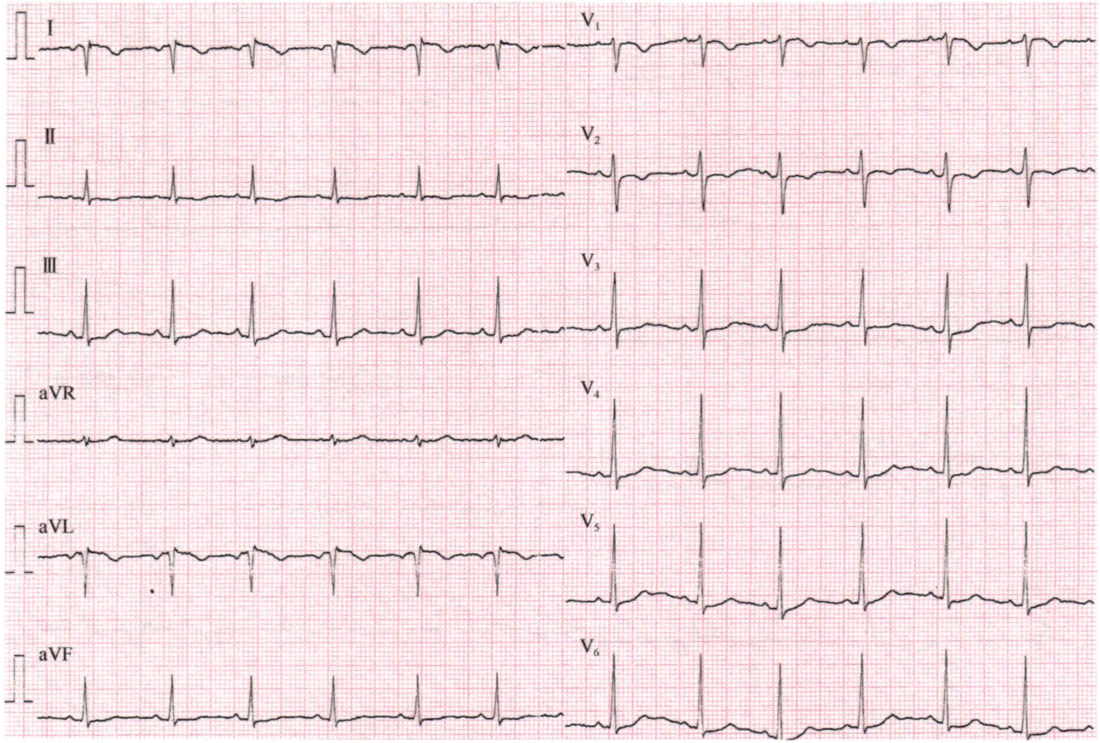

Ⅰ导联 P 波倒置，Ⅱ导联 P 波直立。Ⅰ导联 QRS 波群呈 Qr 型，aVR 导联呈 rsr′型，aVL 导联呈 Qr 型，胸导联 V_1 ~ V_6 R 波递增（当Ⅰ导联 P 波倒置，aVL 导联出现 aVR 导联的图形，则要考虑是否为右位心，此时要分析胸导联的图形，右位心时胸导联 V_1 ~ V_6 R 波递减。如果胸导联 V_1 ~ V_6 R 波递增，则考虑左右手导联接反，是操作错误）。

心电图诊断：①窦性心律；②左右手导联接反。

75. 左右手导联正常连接

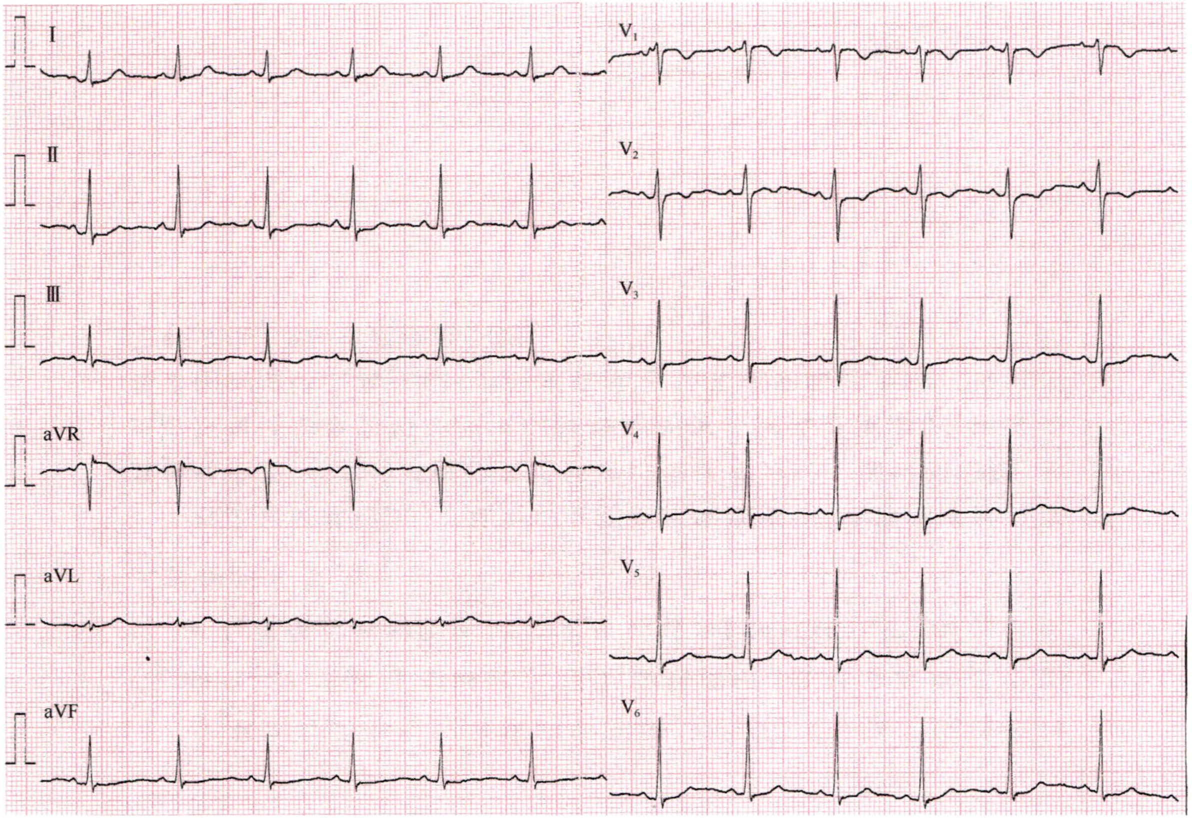

Ⅰ导联 P 波直立，Ⅱ导联 P 波直立，aVR 导联倒置。aVR 导联 QRS 波群呈 Qr 型，aVL 导联呈 rsr′型，胸导联 $V_1 \sim V_6$ R 波递增。

分析：74 图左右手导联错误连接中图为左右手接反的图形，在此基础上重新将导联正确连接后，Ⅰ导联 P 波由倒置变为直立，aVR 导联由 rsr′型变为 Qr 型。因此在分析图形时候要注意是否有不正确的导联连接。

心电图诊断：窦性心律（导联正常连接）。

（徐利华　王无锡）

上篇内容为心电图诊断实验图谱，与全国高等医学院校教材《诊断学》章节内容相匹配。囿于篇幅所限，教材仅选取典型图例，而上篇是对教材图例的扩充与详解，增加感性认识，有利于学生自学与复习。

在上篇的基础上，下篇为心电图临床实践图谱，选取临床常见疾病的心电图，对其特征性改变进行详细描述与分析。因时间所限，学生在短暂的临床实习期间难以接触到所有异常心电图病例，下篇将异常图例归纳汇集，有利于学生在实习和实践期间结合临床资料学习和分析，增加对疾病的认识。

下篇　临床实践图谱

一、房性心律失常合并其他异常心电图

1. 阵发性房性心动过速伴不等比例传导

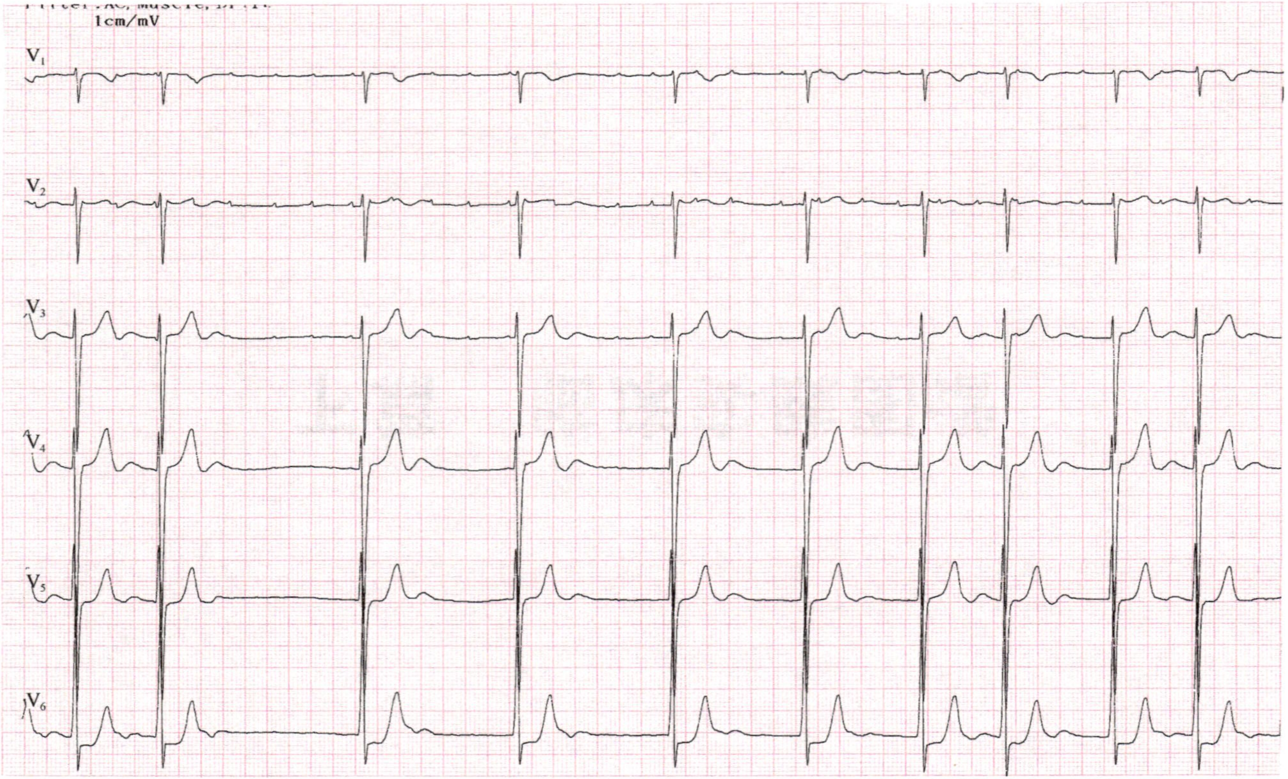

心电图示：

窦性 P 波消失，各导联均见 P′波，P′P′间期规则，P′波频率为 167 次/分。QRS 波群形态正常，心室率平均 55 次/分，房室传导比例为 2∶1～5∶1。V_1～V_5 导联 QRS 波群呈 rS 型。V_6 导联 ST 段压低 0.2mV。

临床资料：

男，68 岁，咳喘 20 余年。

分析：

本例患者 P′波频率超过窦性心动过速的频率，为 167 次/分，起搏点来自于心房。由于心房频率较快，其周期短于房室结生理性不应期，房室结干扰了部分 P′波下传，这是由一种生理性的房室结干扰所致。如果 P′波连续 4 个或 4 个以上未能下传则要考虑房室传导有障碍。心电图表现为部分 P′波未下传，其后无 QRS 波群。

诊断：

①异位心律——阵发性房性心动过速伴不等比例传导；②极度顺钟向转位；③ST 段异常。

2. 阵发性房性心动过速、完全性右束支阻滞

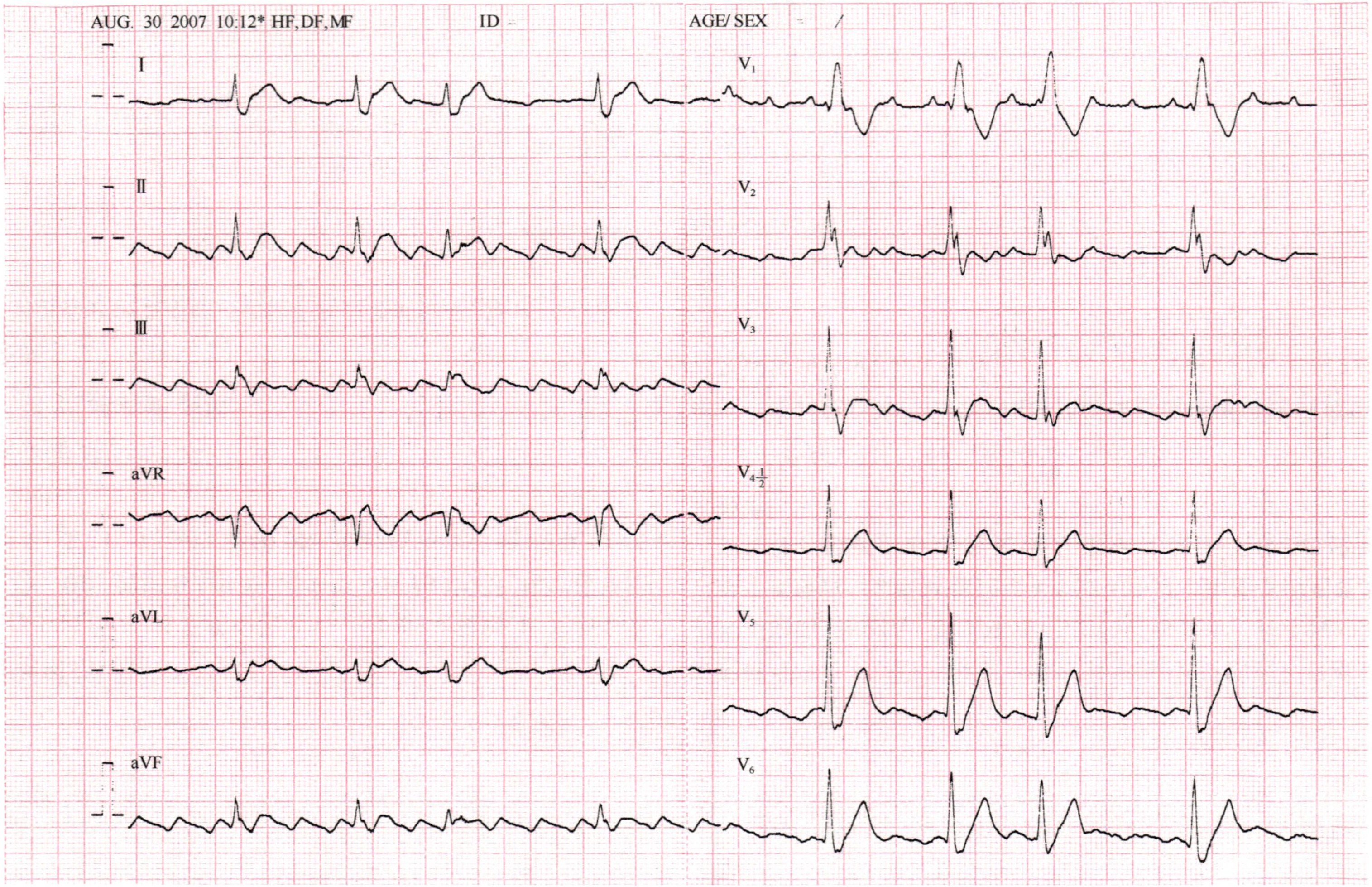

心电图示：

窦性P波消失，以P′波代之，V_1导联较为清楚，P′波频率为187次/分，QRS波群增宽达0.13秒，V_1导联QRS波群呈rsR′型，Ⅰ、Ⅱ、V_4～V_6导联S波增宽，RR间期不匀齐。

临床资料：

男，55岁，心慌、胸闷1周。

分析：

窦性P波消失，Ⅱ、Ⅲ、aVF导联似见“F”波，其频率小于扑动波的频率，为房性心动过速。P′波频率明显大于窦性心动过速频率，P′波在V_1导联较清楚。当P′P′间期大于房室结不应期的1/3或1/4（但超过房室结不应期半数及1/3以上）时，则房室传导比例为3∶1～4∶1，RR间期不规则。该患者除了心房的频率增快以外，心室的传导系统也有障碍，V_1导联QRS波群呈rsR′型，相应导联S波增宽，为右束支阻滞图形。

诊断：

①异位心律——阵发性房性心动过速伴不等比例传导；②完全性右束支阻滞。

3. 非阵发性房性心动过速、右心室肥大

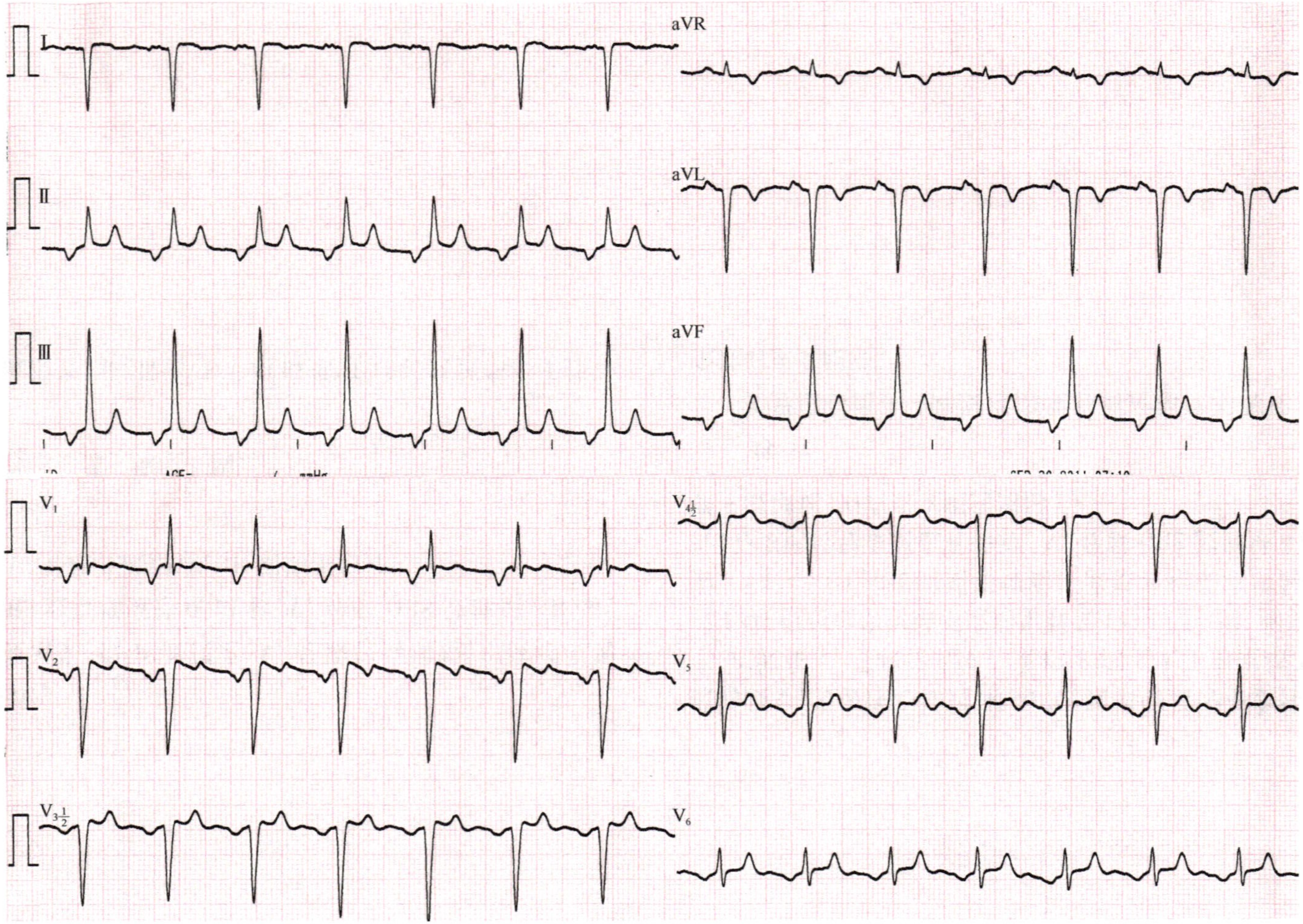

心电图示:

P′波在Ⅱ导联倒置,aVR 导联直立,V_5、V_6 导联倒置,V_1 导联呈正负双向。P′波频率 88 次/分。Ⅰ导联 QRS 波群主波方向向下,Ⅲ导联 QRS 波群主波方向向上,aVR 导联 QRS 波群主波方向向上,V_1 导联 QRS 波群呈 qRs 型,V_5 导联呈 RS 型,R/S=1,心电轴+120°。

临床资料:

男,14 岁,法洛四联症,主动脉骑跨 55%,室间隔缺损(漏斗部),主动脉导管未闭,肺动脉闭锁。

分析:

法洛四联症(tetralogy of Fallot)是先天性心脏血管畸形。本病包括室间隔缺损、肺动脉口狭窄、主动脉右位(骑跨于缺损的心室间隔上)和右心室肥大。由于肺动脉口狭窄,血液进入肺循环受阻,引起右心室压力增高,右心室代偿性肥厚。心电图检查示右心室肥大和劳损,右侧心前区各导联的 R 波明显增高,T 波倒置。部分患者肢体导联和右侧心前区导联中 P 波高而尖,示右心房肥大。心电轴右偏。

诊断:

①异位心律——非阵发性房性心动过速;②右心室肥大。

4. 非阵发性房性心动过速、左心房及双心室肥大

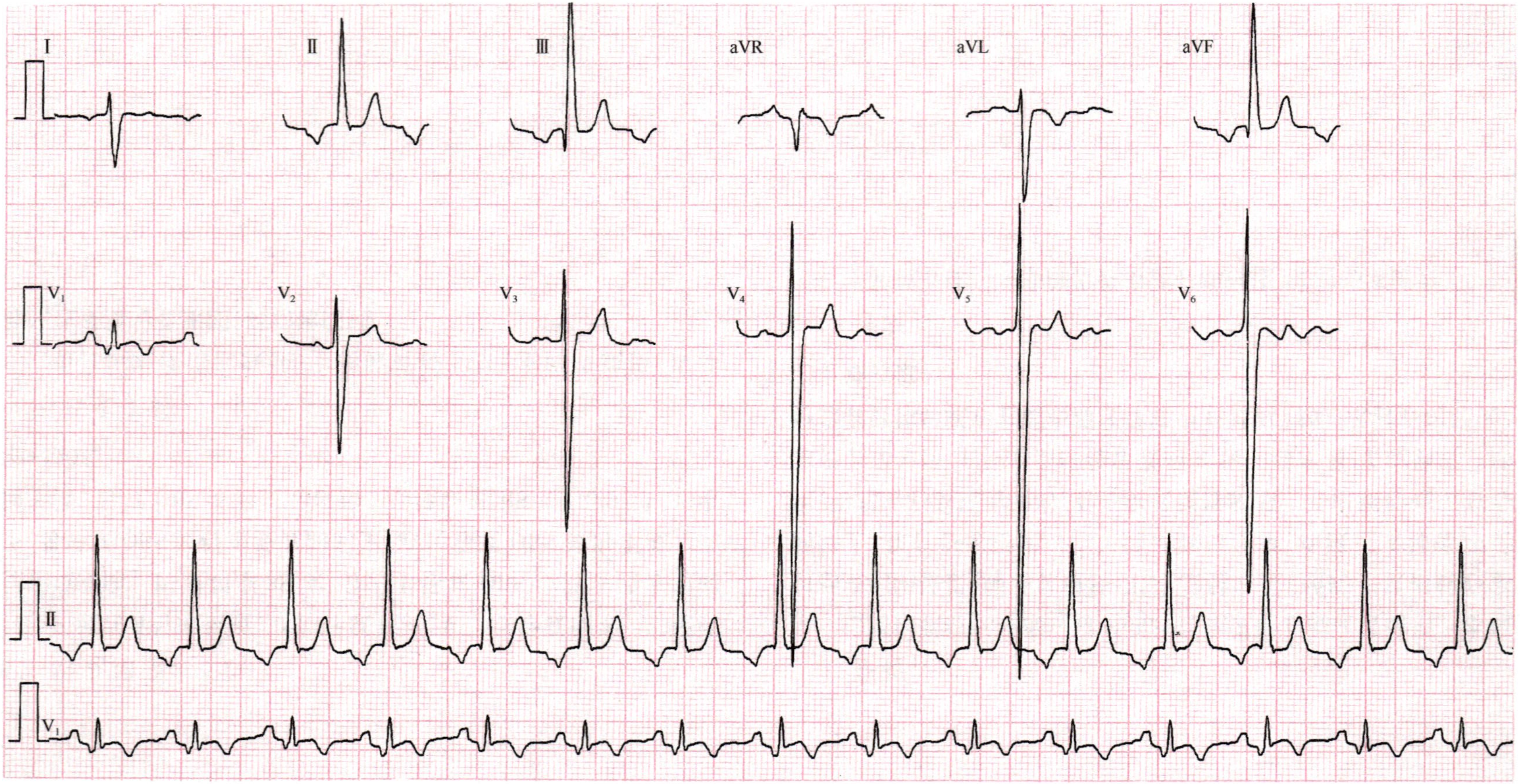

心电图示：

P′波在Ⅱ导联倒置，aVR导联直立，P′波频率91次/分，$P'_{Ⅱ}$=0.13秒，P′R=0.20秒。V_1导联QRS波群呈qRs型，V_5导联QRS波群呈RS型，$R_{Ⅲ、aVF}$=2.3 mV，R_{V_5}=2.2mV。

临床资料：

男，78岁，冠心病，心脏超声显示左右心室大，左心房大。

分析：

Ⅰ导联P′波倒置，Ⅱ、Ⅲ、aVF导联P′波倒置，P电轴为91°～180°，提示左心房节律。P′波在Ⅱ、aVF、V_3～V_6导联时限为0.13秒，aVL导联P′波有切迹，呈双峰，说明除了激动起源于左心房外，还存在心房肥大。

诊断：

①异位心律——非阵发性房性心动过速；②左心房肥大；③双心室肥大（以右心室肥大为主）。

5. 心房颤动，偶见室内差异性传导

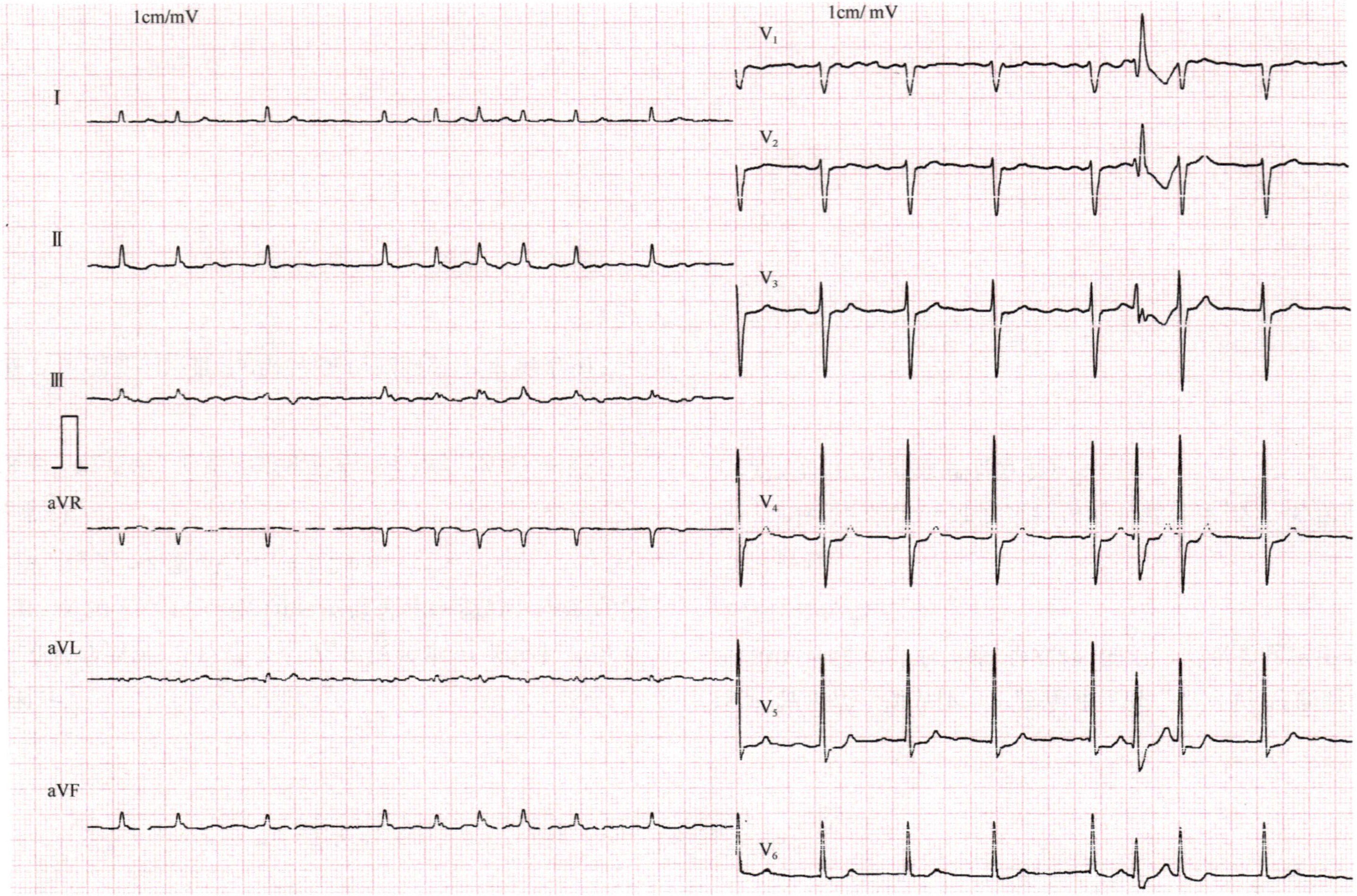

心电图示：

窦性 P 波消失，以“f”波代之，RR 间隔绝对不规则，肢导联 R+S(绝对值)≤0.5 mV，胸导联见一宽大畸形的 QRS 波群，$V_4 \sim V_6$ 导联 ST 段压低≤0.075 mV。

临床资料：

女，66 岁，高血压、糖尿病 6 年。

分析：

心房颤动是临床上很常见的心律失常。心房颤动可以是阵发性或持续性。多与心房扩大、心肌受损等因素有关。发生心房颤动的机制比较复杂，目前认为多个小折返激动所致是重要因素之一。当一个或多个异位节律点过早的发出激动时，由于心房肌各部分的复极不同，因而激动的传导错综复杂，在心房内出现多个局部微小折返激动。由于这些折返径路能快速的传导激动，所以折返激动可以持久的维持下去，直到心肌的不应期延长，从而中断折返为止。心房颤动的心电图表现是：窦性 P 波消失，代之以一系列连续、快速、不规则的心房激动波——“f”波。“f”波频率在 350～600 次/分。“f”波在 V_1 导联较为清楚，RR 间期绝对不规则，QRS 波群形态时限正常。

诊断：

①异位心律——心房颤动；②偶见心室内差异性传导；③ST 段异常；④低电压。

6. 房性期前收缩、插入性室性期前收缩

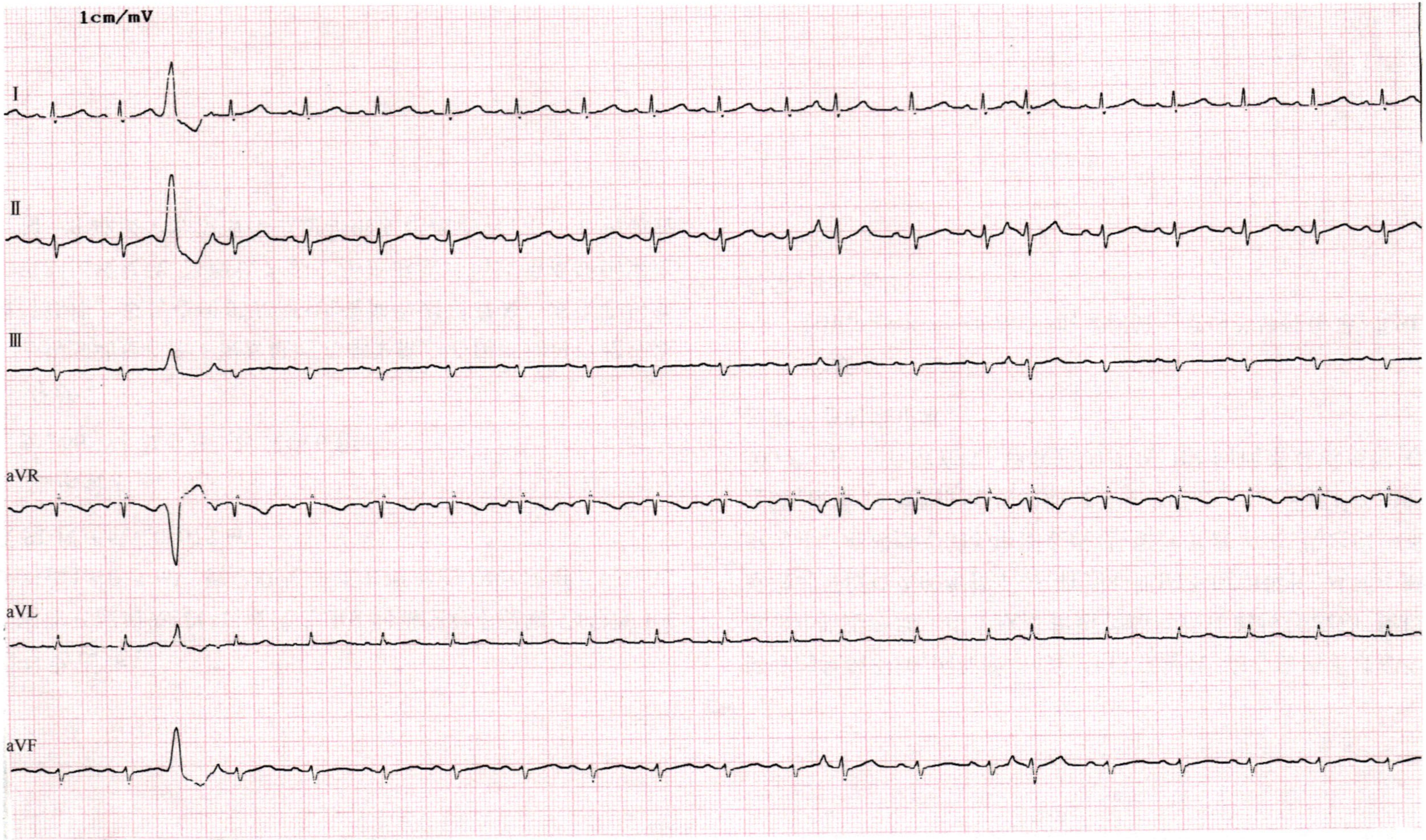

心电图示：

P 波在Ⅱ导联直立，aVR 导联倒置。PR 间期 0.16 秒，P 波频率 103 次/分。第 3 个波群为一提早出现的宽大畸形的 QRS 波群，插入于两个窦性搏动之间。第 12、15 个 P′波提前出现，形态略尖，代偿间歇不完全。肢导联 R+S（绝对值）≤0.5mV。

临床资料：

男，70 岁，胸外科术前检查患者。

分析：

插入于两个基本心动周期之间，而不取代一次窦性搏动的室性期前收缩称为插入性室性期前收缩。插入性室性期前收缩的基本条件是基本心律的频率较慢，有足够长的心动周期和窗口被室性期前收缩插入，以及室性期前收缩出现的时间适时。舒张中、早期发生的室性期前收缩较易成为插入性。

诊断：

①窦性心动过速；②室性期前收缩；③房性期前收缩；④低电压。

7. 阵发性房性心动过速

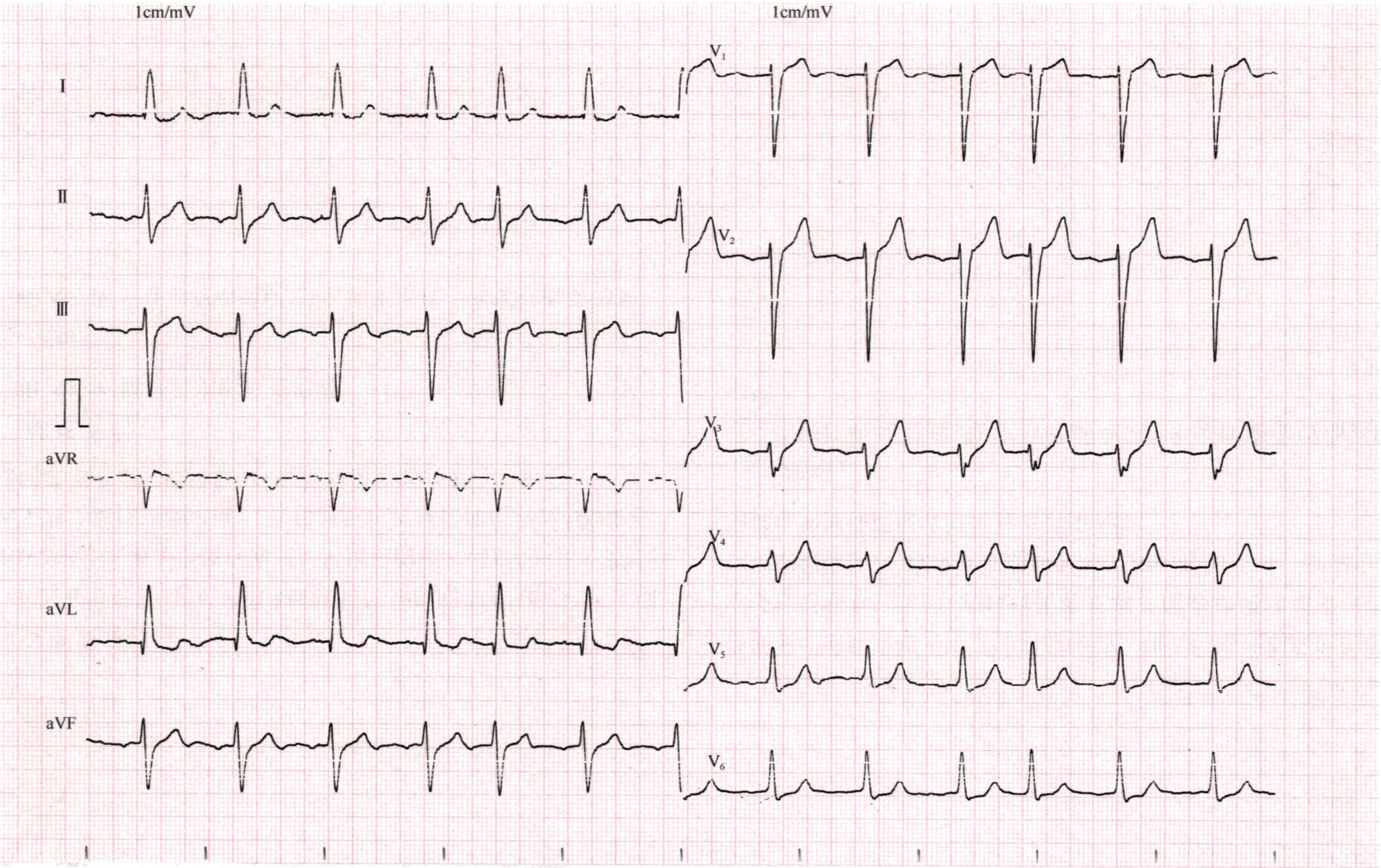

心电图示：

P′波在Ⅱ导联倒置,aVR 导联直立，P′波频率 214 次/分,房室传导比例为 3∶1,除第 4～5 个 QRS 波群之间为 2∶1。QRS 波群时限>0.12 秒。Ⅰ、V_5、V_6 导联 ST 段压低≤0.1mV,aVL 导联 T 波负正双向。

临床资料：

女，69 岁，冠心病 10 余年。

分析：

异位激动可来自于心房或心室的某一个点。Ⅱ、Ⅲ、aVF 导联上可清楚看到倒置的 P′波，Ⅰ、aVL、aVR 导联 P′波直立,P′R 大于 0.12 秒,提示节律点为右心房下壁起源。RR 间期是否匀齐,视房室传导比例,房室传导比例相同,RR 间期可规则,房室传导比例不相同,RR 间期可不规则。

诊断：

①异位心律——阵发性房性心动过速;②心室内阻滞。

8. 频发房性期前收缩构成阵发性房性心动过速

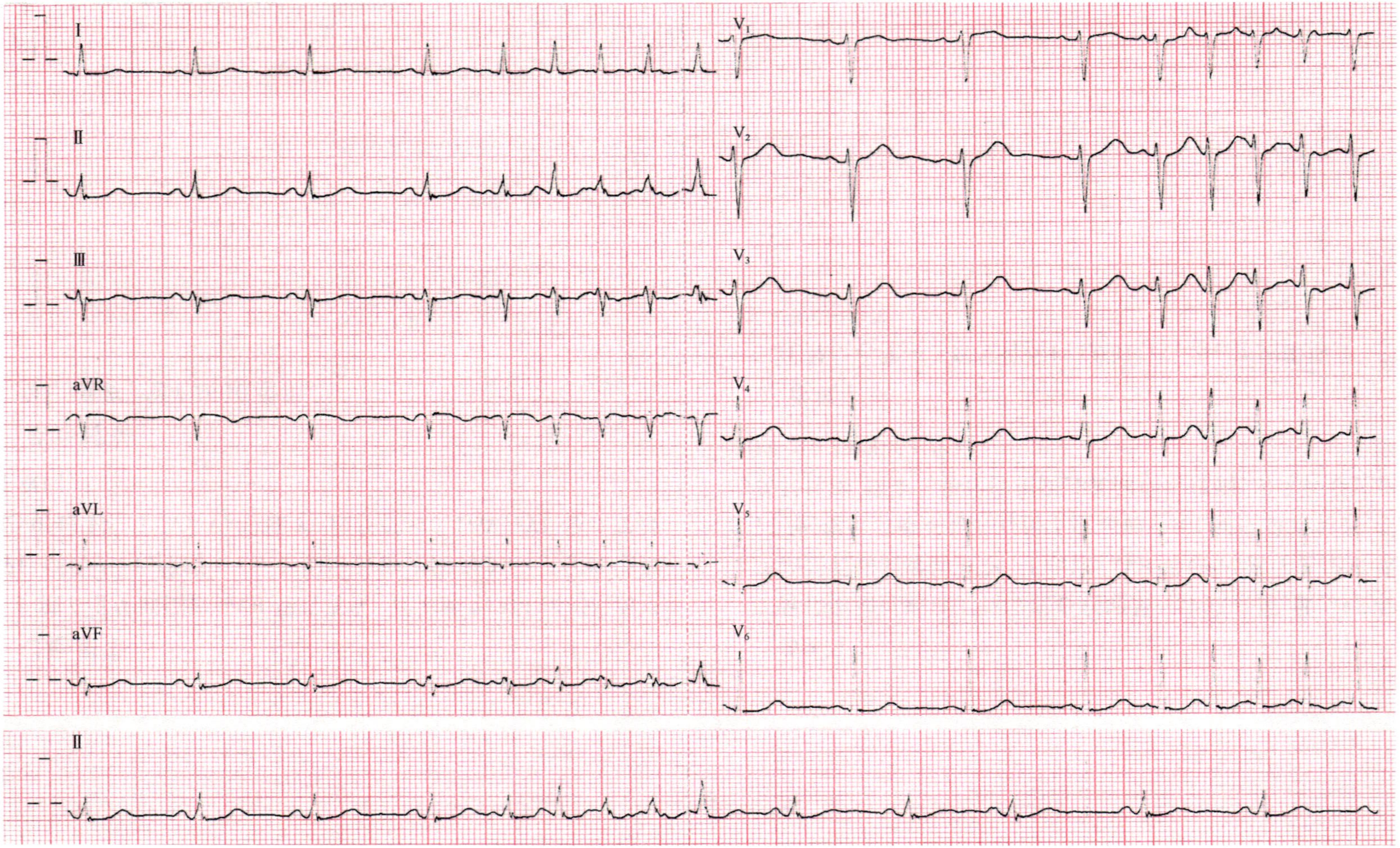

心电图示：

P 波规则出现，在Ⅱ导联直立，aVR 导联倒置，第 5 ~ 9 个 P′ P′波间期短于其前窦性 PP 周期，为提前出现。P′波形态与窦性 P 波不同。P′波连续 3 个以上出现。

临床资料：

男，81 岁，消化科入院常规检查。

分析：

当期前收缩 3 个或 3 个以上连续发生则为心动过速。阵发性心动过速的频率在 160 ~ 250 次/分。根据发生的部位不同又分为阵发性房性心动过速、阵发性交界性心动过速和阵发性室性心动过速。同步各导联最后 5 个心动周期是由提前出现的 P′波连续发生而构成的阵发性房性心动过速。

诊断：

①窦性心律；②频发房性期前收缩构成阵发性房性心动过速。

9. 窦房结至心房游走节律

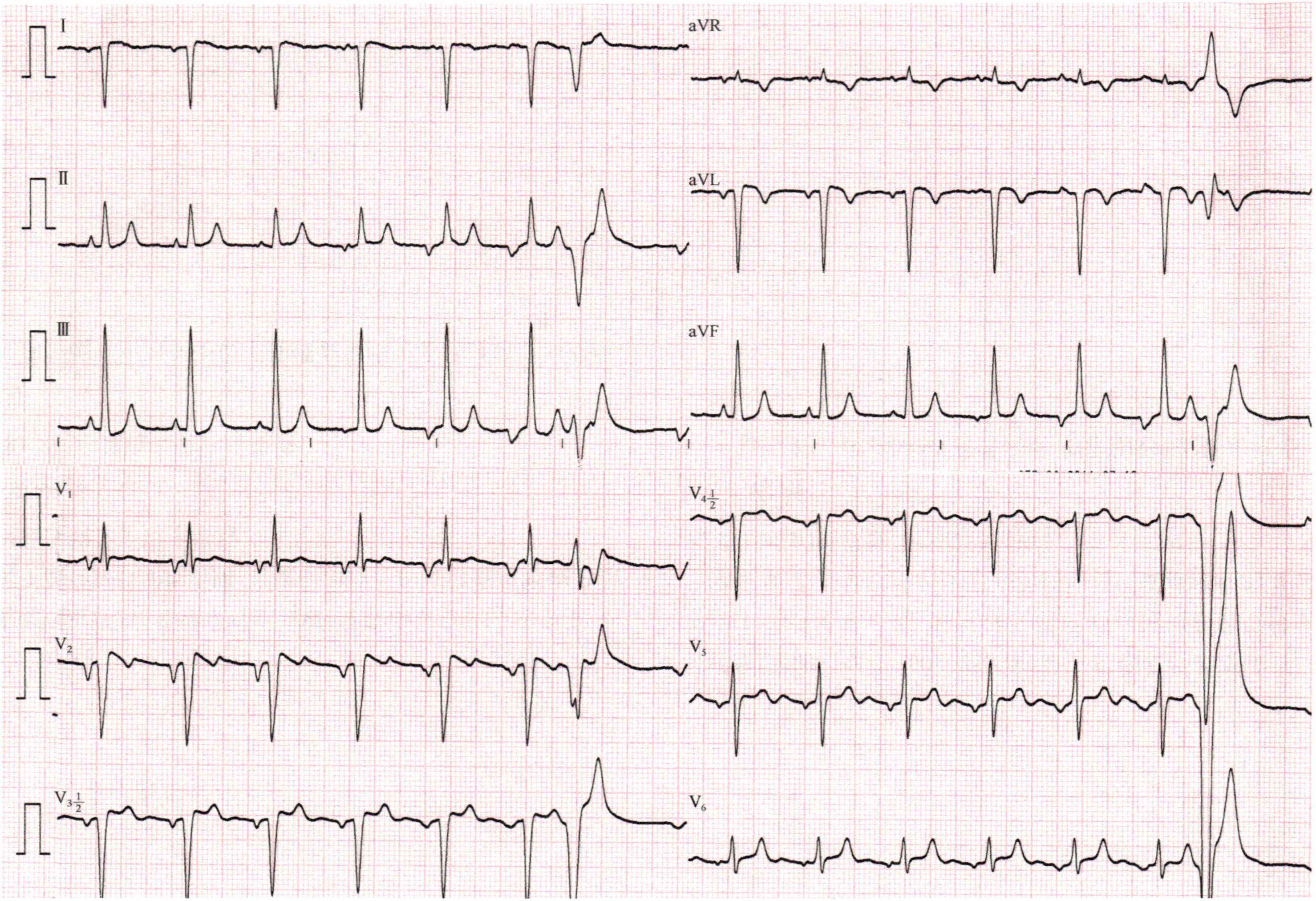

心电图示：

P 波在Ⅱ导联形态有所不同，从直立到负正双向到负向。第 7 个 QRS 波群提前出现，宽大畸形。aVR 导联 QRS 波群呈 qr 型，q/r<1，V_1 导联 QRS 波群呈 qRs 型，V_5 导联 QRS 波群呈 RS 型，心电轴右偏。

临床资料：

男，76 岁，咳嗽、发热 3 天入院。

分析：

窦性激动的起搏点一般固定在窦房结，当心脏起搏点从窦房结逐渐移行到心房，而后又逐渐移回至窦房结，这便是窦房结至心房内的游走节律。游走节律的产生与窦房结自律性降低或房性起搏点自律性轻度增高，促使多个房性起搏点轮流发生激动有关。常见于健康人，也可以见于器质性心脏病患者。在心电图上 P 波的形态则会从直立→正负双向→负向→直立，其 PR>0.12 秒。

诊断：

①游走节律——窦房结至心房游走节律；②室性期前收缩；③右心室肥大。

10. 阵发性房性心动过速、心室内阻滞

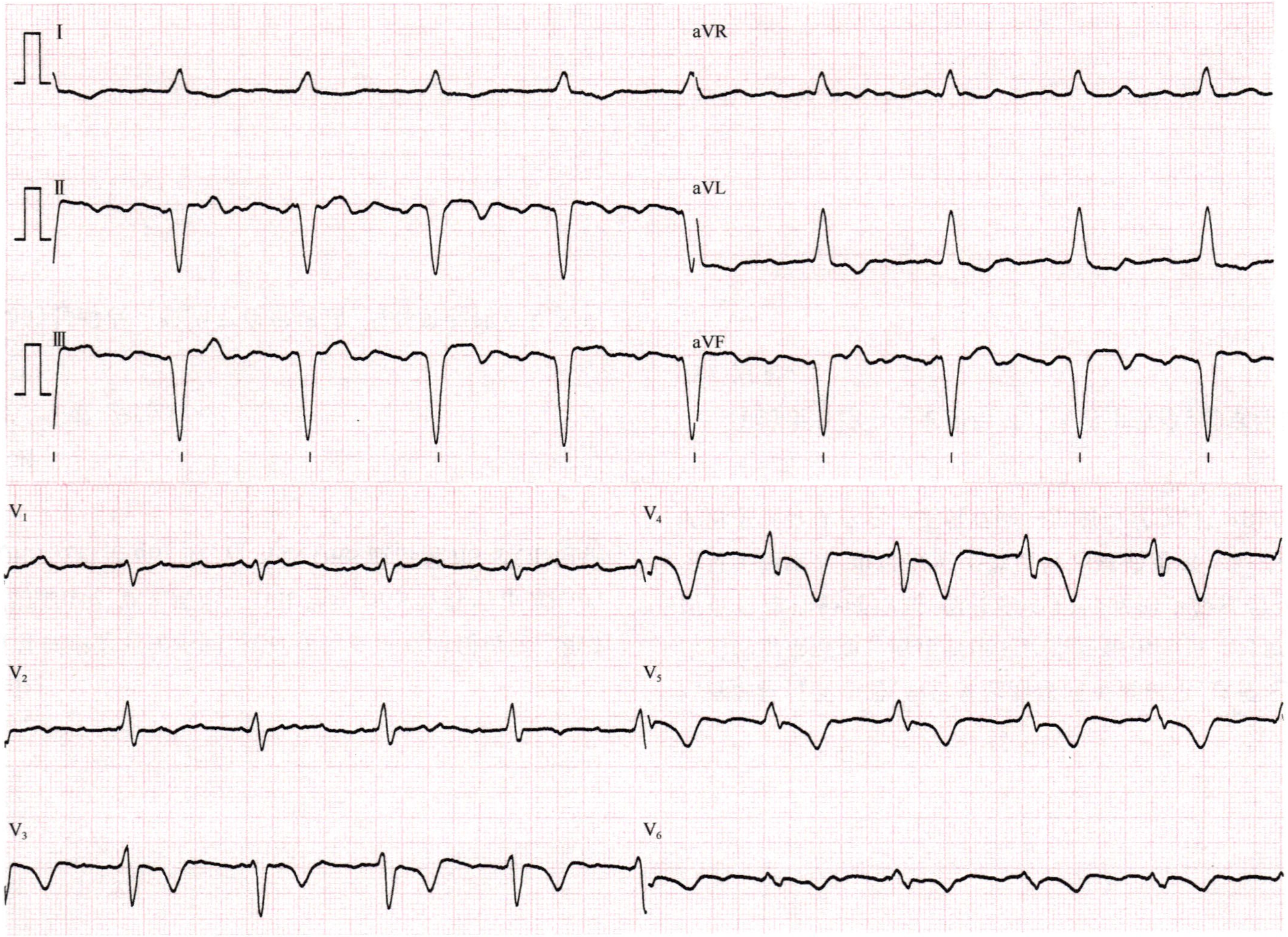

心电图示：

窦性 P 波消失，以 P′波代之，V_1 导联较为清楚。P′波频率 200 次/分。QRS 波群时限=0.14 秒，aVR 导联 QRS 波群呈 R 型，V_5 导联 QRS 波群呈 Rs 型，V_6 导联 QRS 波群呈 rs 型，Ⅰ、aVL、V_3 ~ V_6 导联 T 波倒置。

临床资料：

女，81 岁，胸闷、心悸。

分析：

正常窦性 P 向量是从右上向左下，和肢体导联Ⅱ导联的导联轴最相平行，因此一般情况下 P 波在肢体导联Ⅱ导联上较为清楚。有时候因为向量的原因 P 波在 V_1 导联较为明显。所以不能单凭Ⅱ导联 P 波看不清楚就加以否定，此时要仔细查看 V_1 导联进行综合分析。该图 V_1 导联的 P′波很清楚，P′波频率为 200 次/分，房室传导比例为 3：1。

诊断：

①异位心律——阵发性房性心动过速；②心室内阻滞；③提示右心室肥大。

11. 心房扑动、右心室肥大

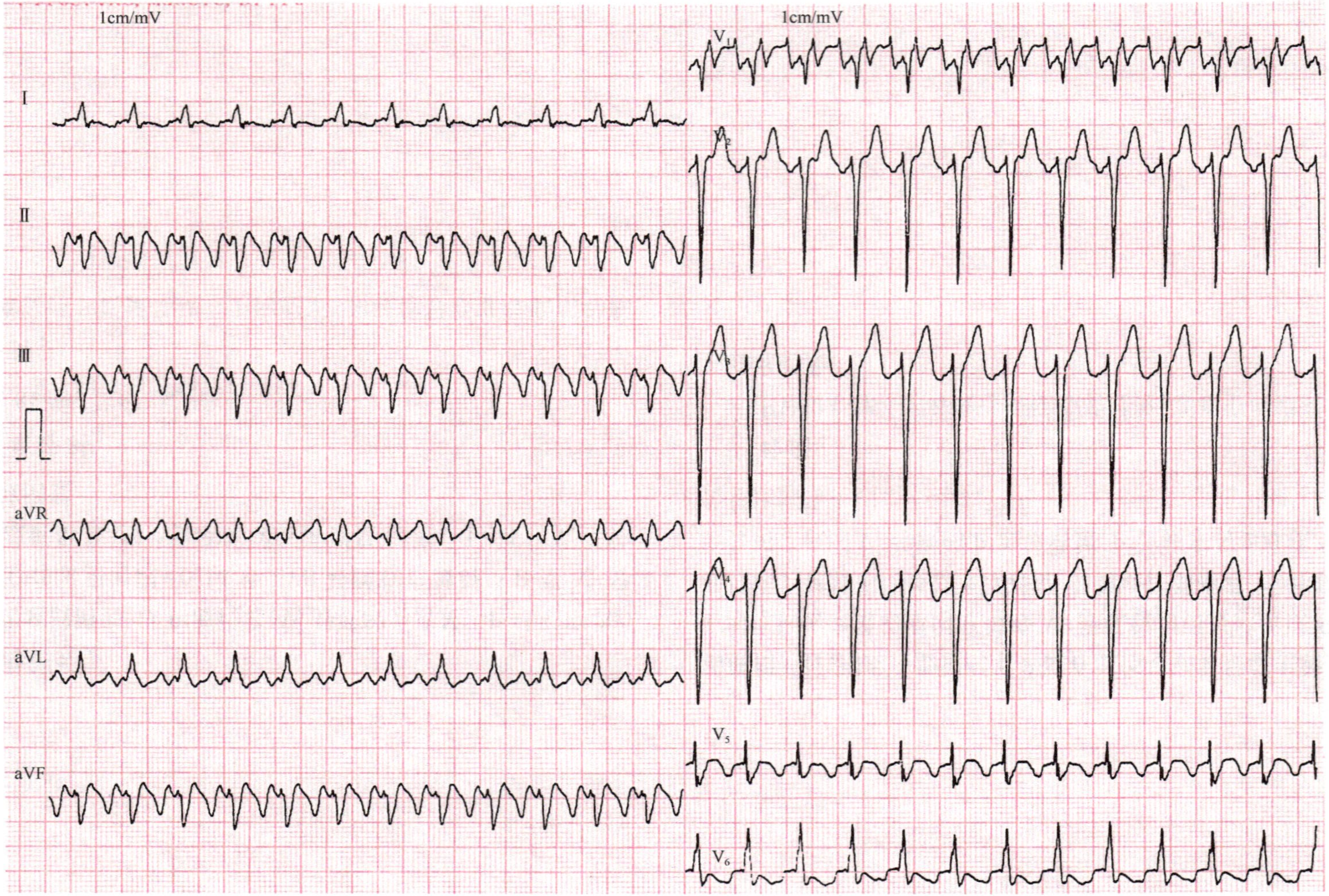

心电图示：

窦性 P 波消失，以“F”波代之，“F”波频率为 300 次/分，心室率为 150 次/分，RR 间期相等，V_1 导联 QRS 波群呈 rs 型，aVR 导联 QRS 波群呈 qR 型，V_4 导联 QRS 波群呈 rS 型，Ⅱ、Ⅲ、aVF、V_5、V_6 导联 T 波倒置，心电轴-65°。

临床资料：

女，67 岁，风湿性心脏病，二尖瓣狭窄。

分析：

各导联无窦性 P 波，心房激动以形态、方向、间隔完全相同的，近似锯齿或波浪样的扑动波——“F”波所代之。频率在 250 ~ 350 次/分。心房扑动与房性心动过速之间的频率可能有一重叠现象，房性心动过速的心房率可高达 250 次/分，而心房扑动的心房率可低至 240 次/分。这两种情况有的时候很难根据 P′波和 F 波来诊断是心房扑动还是房性心动过速。从临床实践出发，还是以心房频率作为诊断的标准。此图 V_1 导联心房波看似“P”波，无锯齿或波浪样，但心房率为 300 次/分，诊断为心房扑动波较为合适。

诊断：

①异位心律——心房扑动（2 ∶ 1 下传）；②提示右心室肥大；③T 波异常。

12. 房性期前收缩伴心室内差异性传导

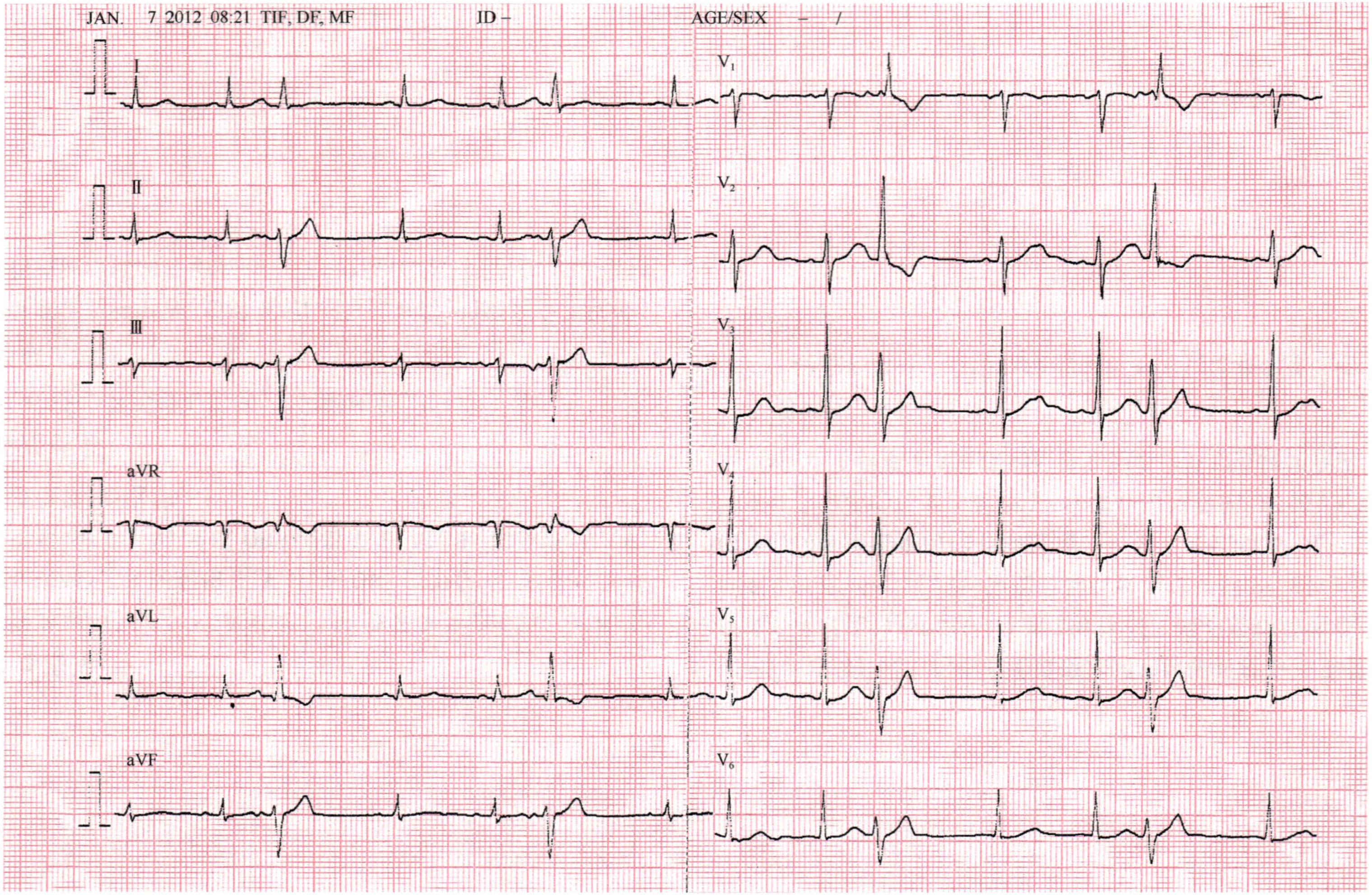

心电图示：

P 波在Ⅱ导联直立，aVR 导联倒置，以 V_1 导联为例，第 3、6 个 P′波提前出现，P′R>0.12 秒，其后 QRS 形态宽大畸形，呈 rsR′型。代偿间期不完善。

临床资料：

男，22 岁，感冒 2 周，心悸 1 天。

分析：

各类心律失常中伴室内差异性传导以房性期前收缩最为常见。当心房的异位激动来得较早下传至心室时，一侧束支或分支正处于相对不应期，使下传的激动传导延缓。由于右侧束支的不应期较左侧束支略长，因此激动沿左束支下传。QRS 波群则呈现右束支阻滞图形。当房性期前收缩伴心室内差异性传导的时候需要和室性期前收缩相鉴别。

诊断：

①窦性心律；②房性期前收缩伴心室内差异性传导。

13. 心房颤动、亚急性前壁心肌梗死

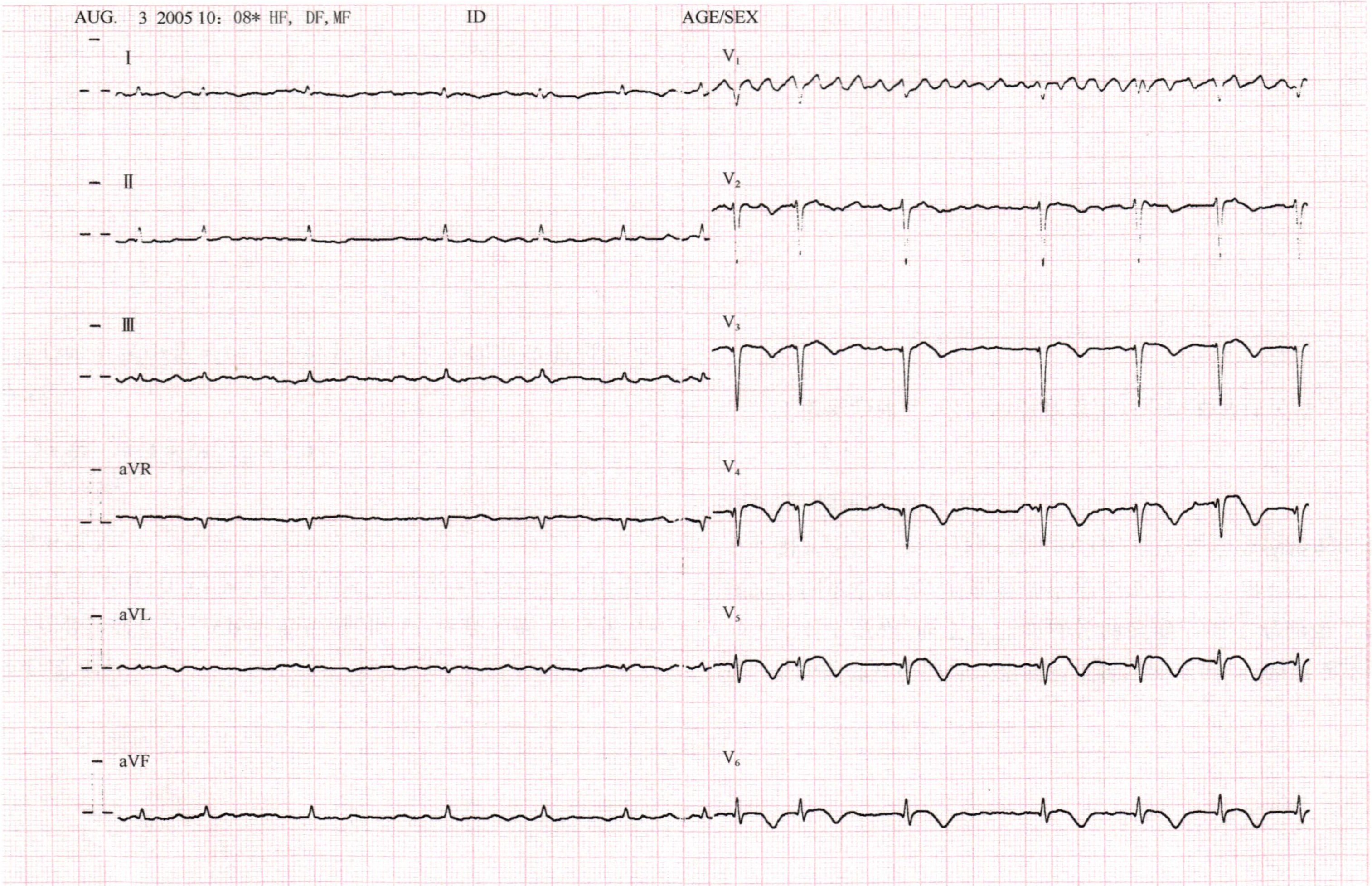

心电图示：

窦性P波消失，以“f”波代之，RR间期不匀齐，肢导联R+S(绝对值)<0.5 mV。$V_3 \sim V_6$导联见q波。$V_3 \sim V_5$导联ST段抬高≤0.15 mV，$V_4 \sim V_6$导联T波倒置。

临床资料：

患者男性，63岁，冠心病，2周前因突发胸痛6小时余在当地医院就诊，考虑急性前壁心肌梗死予溶栓治疗。目前患者偶有类似胸痛发作，持续数分钟，为行冠状动脉内介入治疗术至我院就诊。

分析：

窦性P波消失，以“f”波代之。“f”波的振幅、大小与病因、房颤持续的时间、心房的大小以及用药等因素有关。心房颤动波的粗细差别很大。风湿性心脏病并发心房颤动其“f”波粗大，“f”振幅>1mm(可高达5～6mm)；“f”振幅<1mm为细颤，多见于冠心病患者。

诊断：

①异位心律——心房颤动；②低电压；③亚急性前壁心肌梗死。

14. 心房颤动、B 型预激综合征

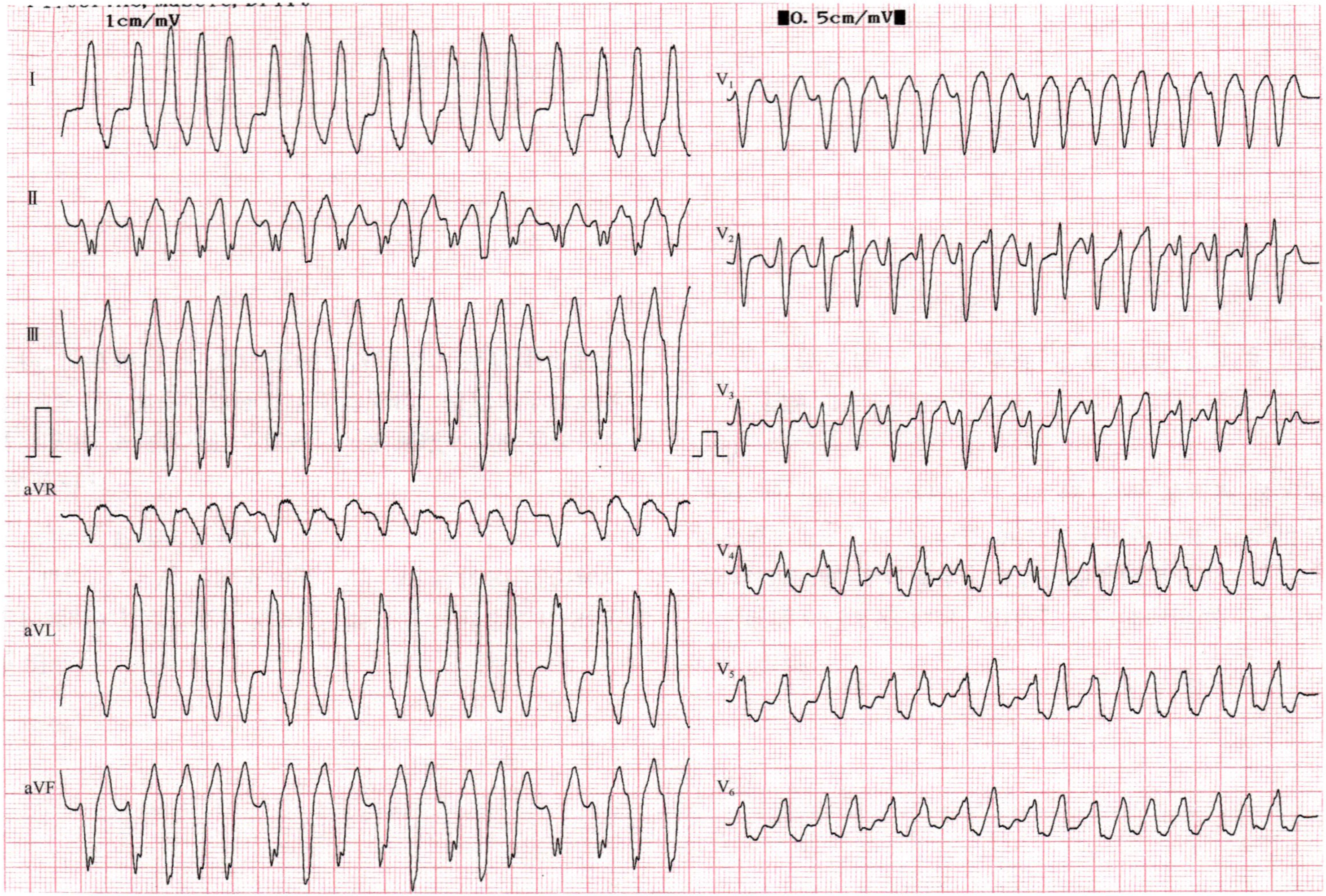

心电图示：

未见窦性 P 波，QRS 波群宽大畸形，RR 间期不规则，QRS 频率平均为 200 次/分，QRS 波群时限 = 0.12 秒。Ⅰ导联主波向上，V_1 ~ V_3 导联主波向下，V_4 ~ V_6 导联主波向上。胸导联“Δ”波明显。ST-T 呈继发性改变。

临床资料：

男，68 岁，冠心病十余年。

分析：

心房颤动合并预激综合征的心房颤动发生率高于无预激综合征者。因为在旁路的位置容易形成折返激动，遇到心房易损期后心房颤动发作，旁路的分支为心房颤动的持续提供了折返形成的基质。由于心室率较快，一般超过 180 次/分，“f”波常被 QRS、T 波所掩盖而未能显示出来。心室率绝对不规则。心房激动经旁路和房室结同时下传至心室，形成不同程度的室性融合波，使 QRS 波群形态多样，多数 QRS 波起始有“Δ”波。

诊断：

①异位心律——心房颤动；②B 型预激综合征。

15. 心房颤动、几乎完全性房室传导阻滞

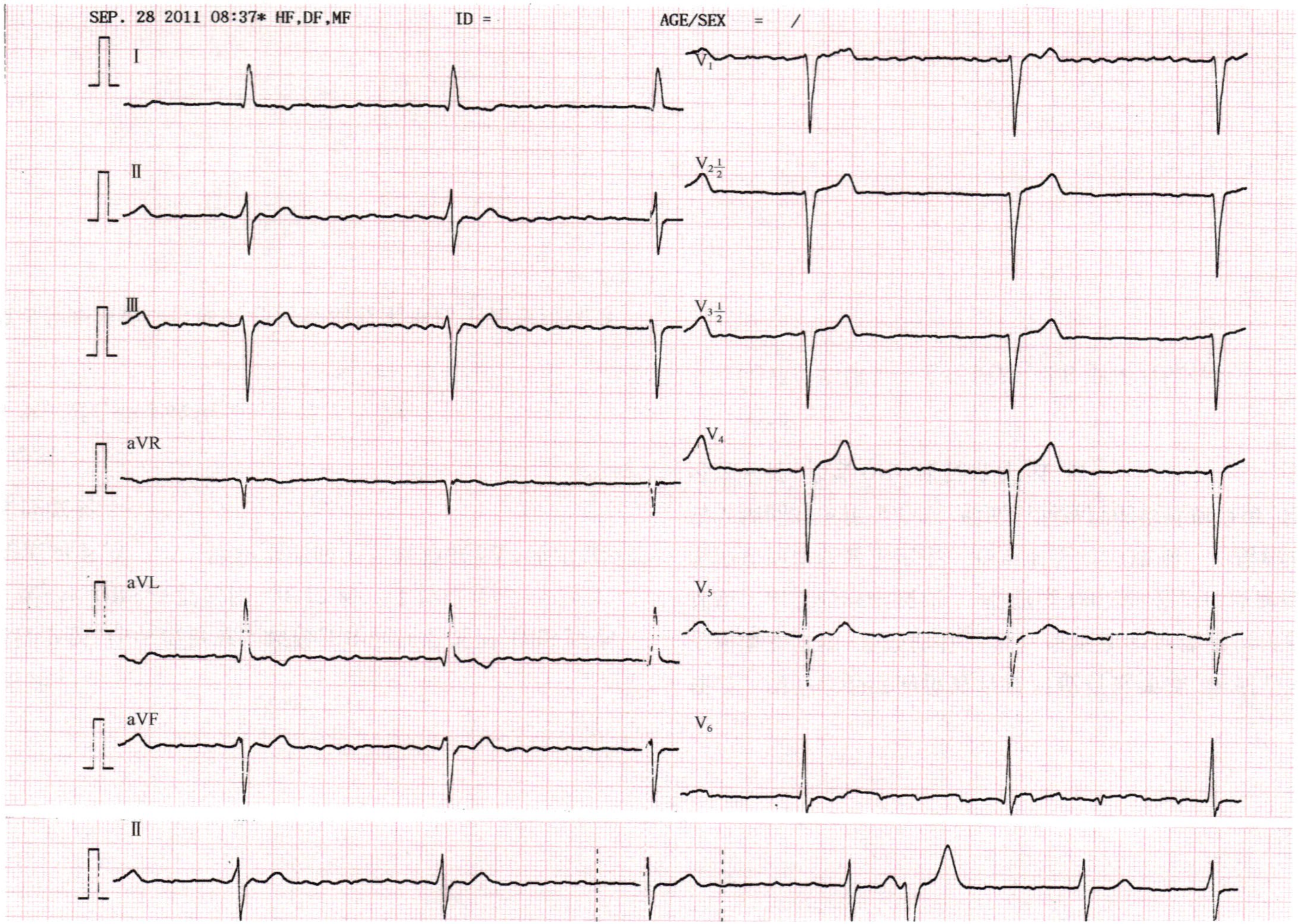

心电图示：

窦性 P 波消失，以“f”波代之，RR 间期基本匀齐，QRS 时限正常，频率平均 40 次/分。长Ⅱ导联见一个提前出现的宽大畸形的 QRS 波群，心电轴 −60°，Ⅰ、aVL 导联 QRS 波群呈 qR 型，Ⅱ、Ⅲ、aVF 导联 QRS 波群呈 rS 型，$S_{Ⅲ}>S_{Ⅱ}$。V_4 导联呈 rS 型。

临床资料：

女，70 岁，冠心病。

分析：

交界性逸搏连续出现，说明在长时间内心房异位激动不能下传至心室，加上心室律基本规律，偶有室上性激动下传至心室而发生心室夺获，应诊断房室传导几乎完全阻滞。当逸搏周期较长而固定为 1.5 秒以上，同时心室率<50 次/分时，可以考虑为心房颤动合并房室传导阻滞。本图 RR 间期基本匀齐，时间为 1.68 秒，构成交界性逸搏心律。长Ⅱ导联最后一个 RR 间期为 1.02 秒。

诊断：

①异位心律——心房颤动；②几乎完全性房室传导阻滞；③交界性逸搏心律；④室性期前收缩；⑤左前分支阻滞；⑥顺时针方向转位。

16. 心房扑动、T 波异常

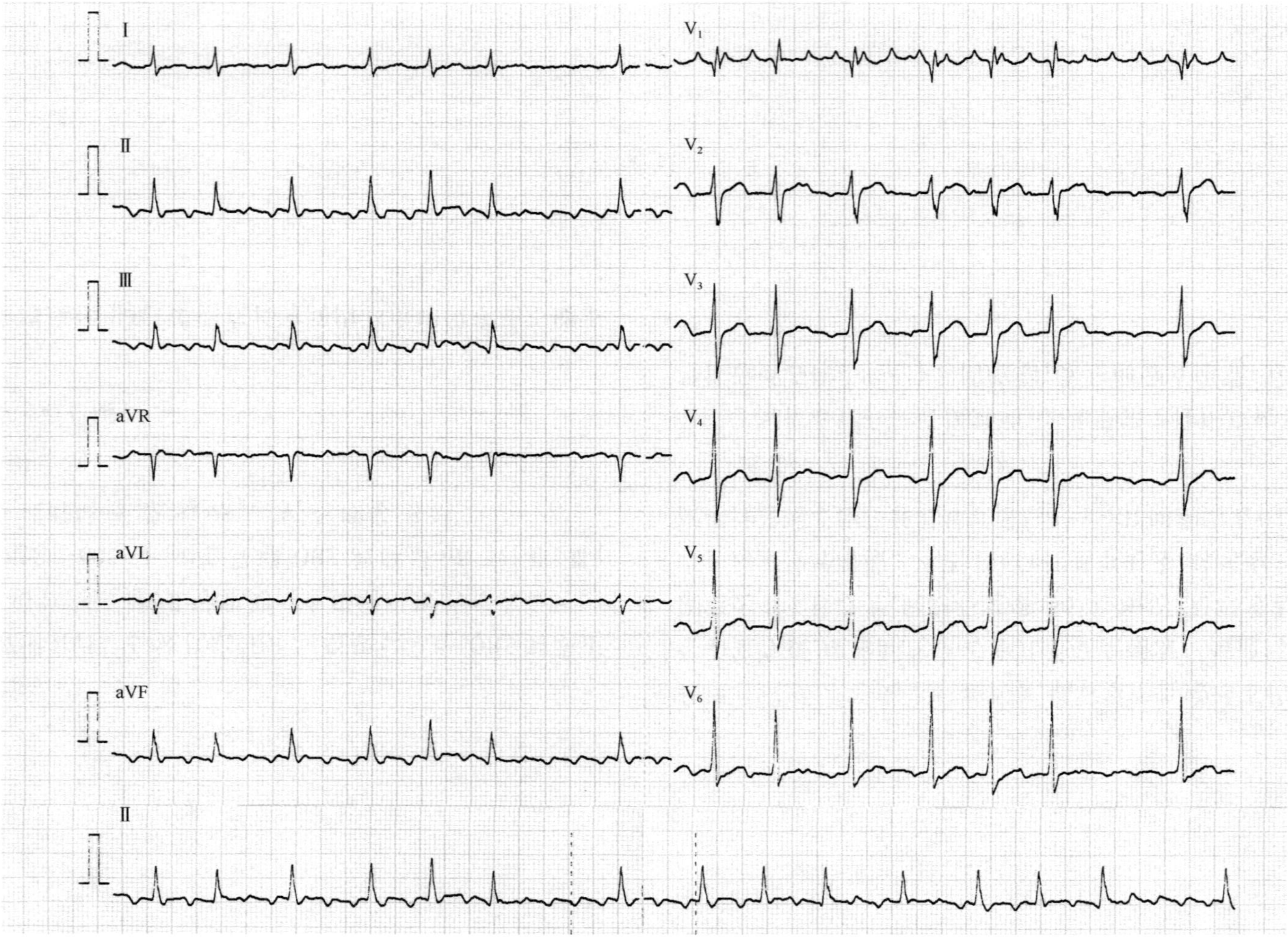

心电图示：未见窦性 P 波，以“F”波代之，“F”波频率为 273 次/分，RR 间期不匀齐，房室传导比例为 2∶1～5∶1。V_5、V_6 导联 T 波振幅小于同导联 R 波的 1/10。

临床资料：

男，66 岁，胸外科术前检查。

分析：

窦性 P 波消失，以大小、形态、间隔相同的锯齿状波代之，“F”波在Ⅱ、Ⅲ、aVF、V_1 导联较清楚。典型的心房扑动分为两型。一种类型的心电图表现为Ⅱ、Ⅲ、aVF 导联 F 波锯齿波锐角尖端向下（负向），称为常见型。另一种类型的心电图表现为Ⅱ、Ⅲ、aVF 导联 F 波锯齿波锐角尖端向上（正向）。偶尔 F 波在Ⅱ、Ⅲ、aVF 导联中不清楚，而只在 V_1 导联比较明显，不能因某些导联中 F 波不清楚而轻易排除心房扑动。

诊断：

①异位心律——心房扑动（2∶1～5∶1）；②T 波异常。

17. 心房扑动、ST 段异常

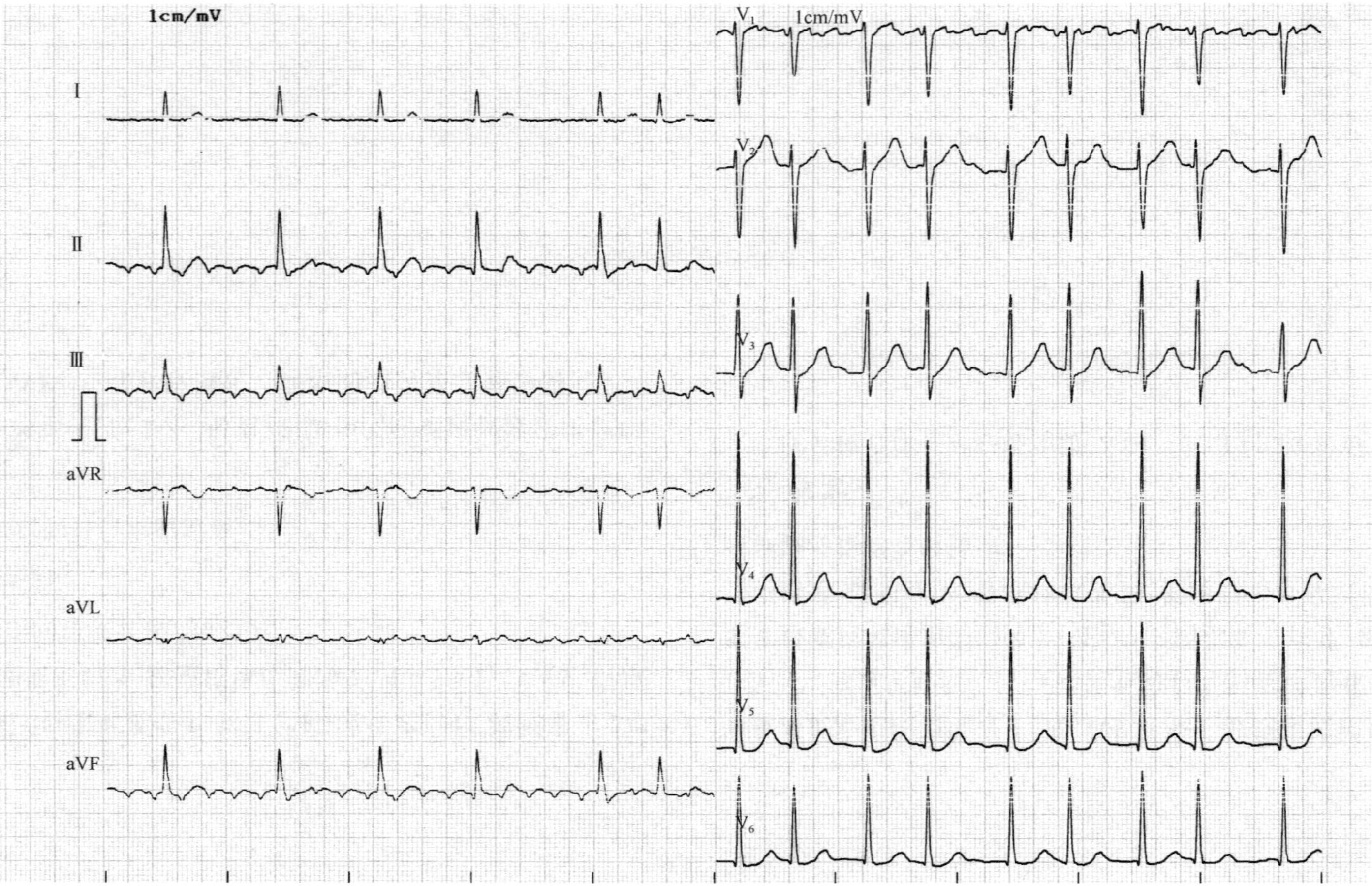

心电图示：

未见窦性P波，以“F”波代之，“F”波频率为273次/分，QRS波群形态、时限正常，RR间期不齐，V_4 ~ V_6导联ST段压低≤0.075mV。

临床资料：

男，58岁，高血压。

分析：

心房扑动时，心室律可以规则也可以不规则，当“F”波下传比例相同时心室律规则；当“F”波下传比例不相同时，心室律不规则。本例心房扑动的房室传导比例为2∶1 ~ 5∶1，因此RR间期不匀齐，心室律不规则。心房扑动时室率不整，除因房室传导比例不固定外，也可以由心房扑动合并房室传导阻滞所致。

诊断：

①异位心律——心房扑动（2∶1 ~ 5∶1）；②ST段异常。

18. 阵发性房性心动过速、ST 段异常

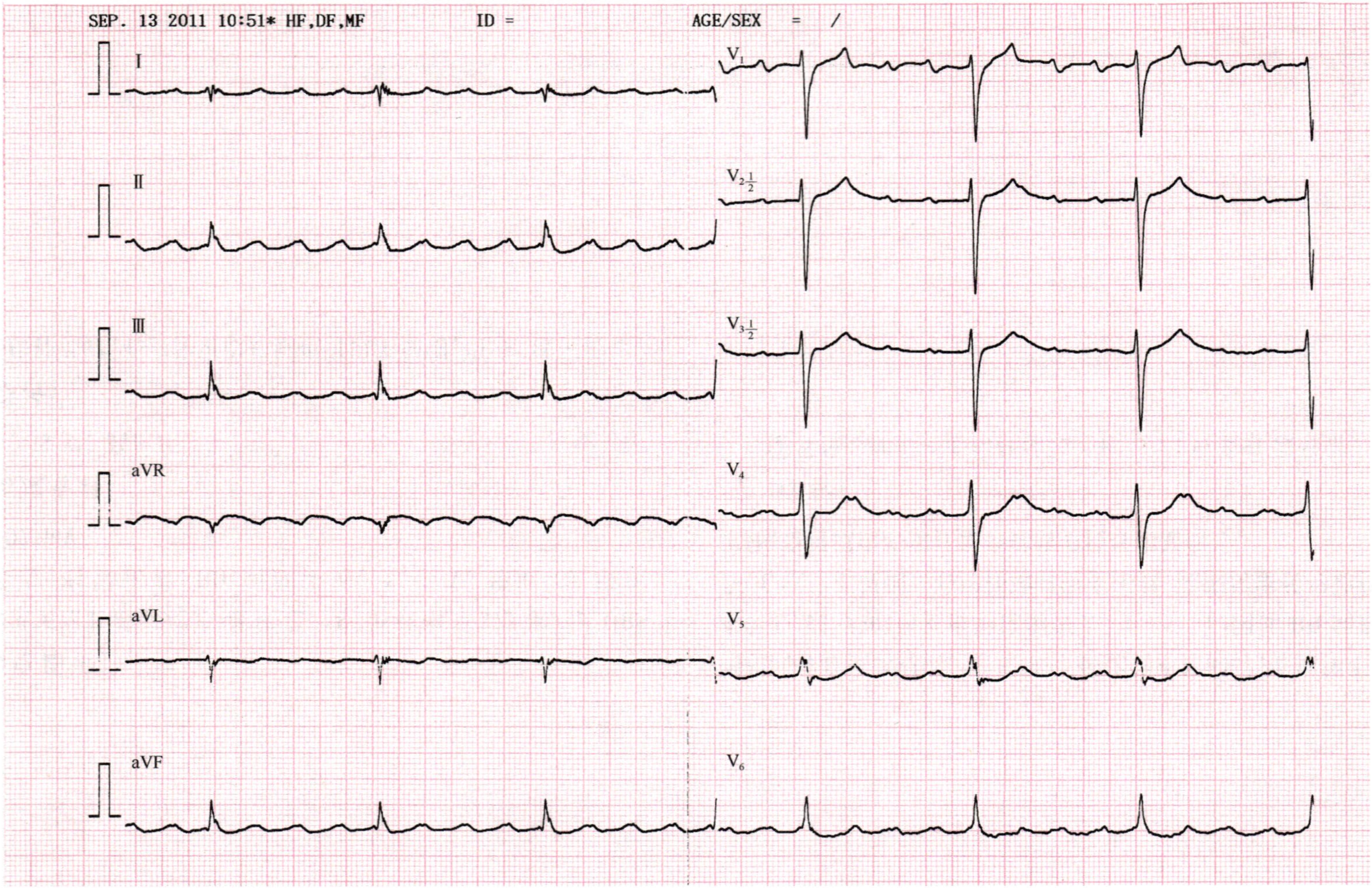

心电图示：

未见窦性 P 波，以 P′波代之，P′波时限 0. 16 秒，P′波频率 200 次/分。RR 间期匀齐，V_4 导联 QRS 波群呈 rS 型。Ⅱ、aVF、$V_4 \sim V_6$ 导联 ST 段压低<0. 05mV。

临床资料：

男，64 岁，冠心病，慢性心力衰竭、胸闷 1 周入院。

分析：

Ⅱ导联为例，窦性 P 波消失，以看似“F”波代之，而在 V_1 导联可见清晰的 P′波，其频率为 200 次/分。心房扑动的频率和房性心动过速的频率可有一定的重叠。但心房率<210 次/分的时候，则应考虑为房性心动过速。曾有两例报道心房扑动的频率在 200 次/分，则是通过电生理确诊的。所以诊断房性心动过速还是心房扑动目前还是根据频率而定。

诊断：

①异位心律——阵发性房性心动过速(4∶1 下传)；②顺钟向转位；③ST 段轻度异常；④左心房肥大。

(徐利华)

二、心 肌 炎

19. 室性期前收缩二联律

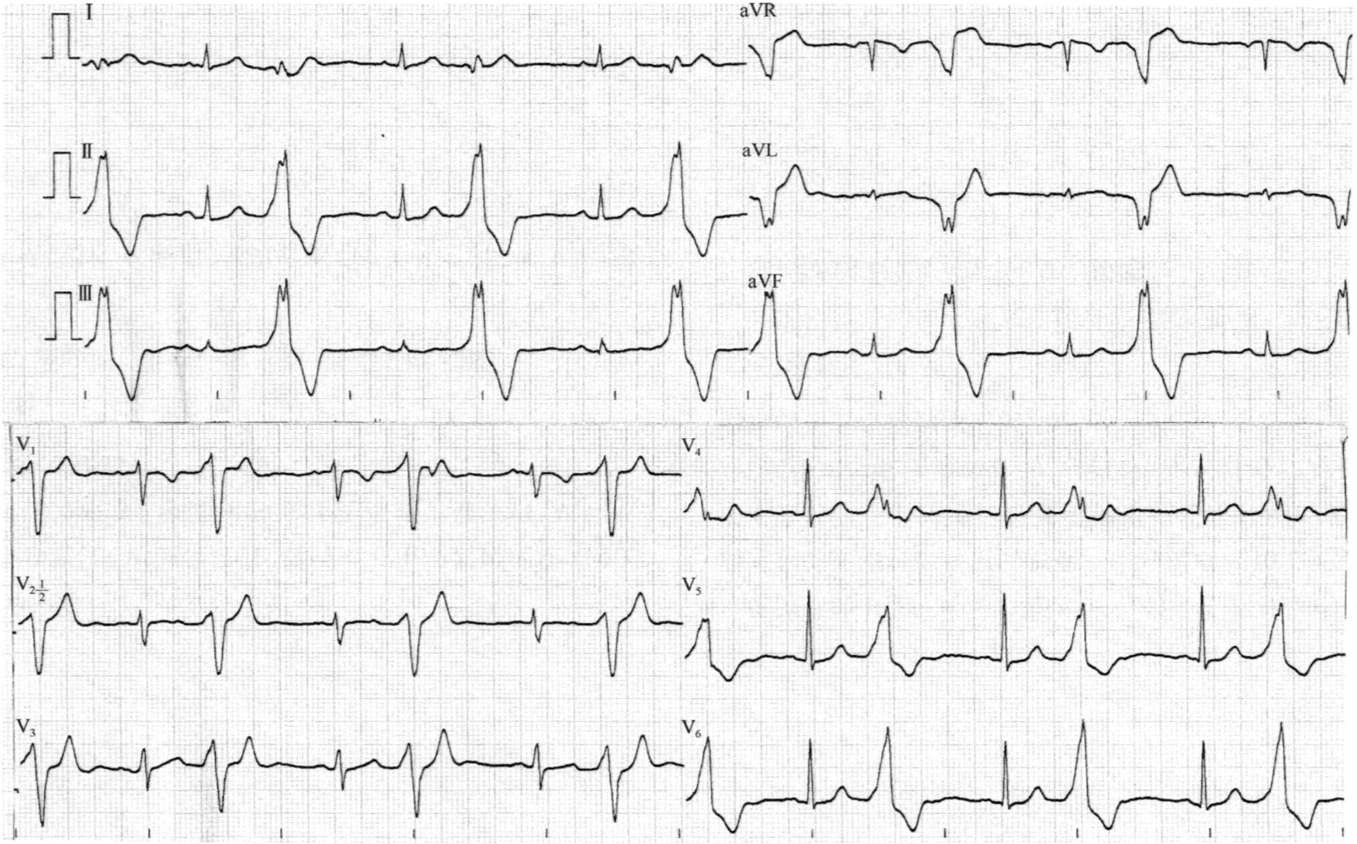

心电图示：

P 波在Ⅱ导联直立，aVR 导联倒置，各导联均见提前出现的宽大畸形的 QRS 波群。正常的 QRS 波群与宽大的 QRS 波群交替出现。

临床资料：

患者，女性，22 岁，因心悸就诊，2 周前有上呼吸道感染史。心脏听诊示心律不齐。

分析：

与窦性节律的 QRS 波群交替出现的这种室性期前收缩是一种有规则的频发室性期前收缩。如此连续出现三组以上，称为室性期前收缩二联律。持续的室性期前收缩药物难以控制的情况下，有可能发展成为心律失常心肌病或恶性心律失常。

诊断：

①窦性心律；②室性期前收缩二联律。

20. 二度 I 型房室传导阻滞

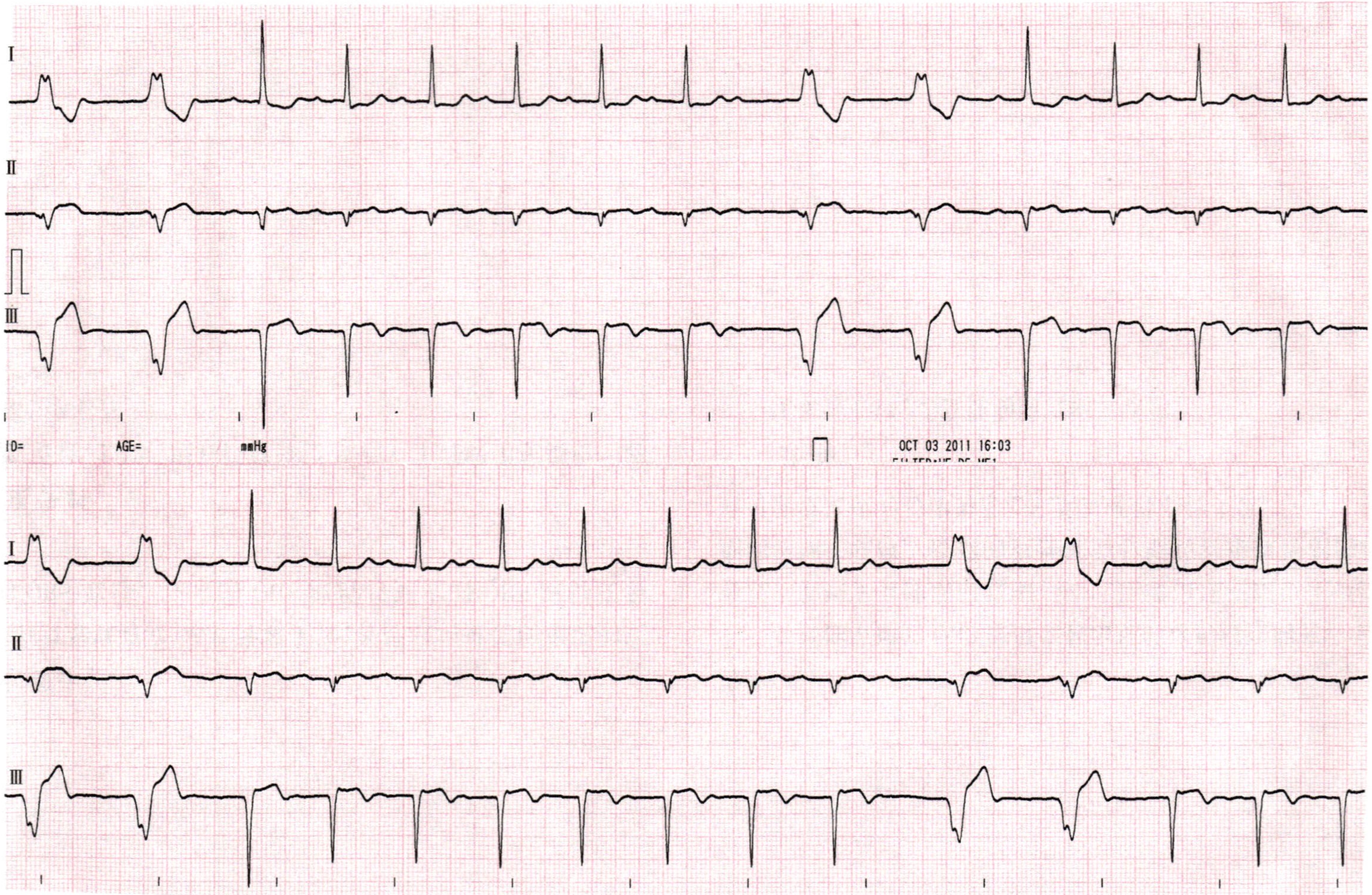

心电图示：

P 波在Ⅱ导联直立，PR 间期逐渐延长为 0.26～0.34 秒，直至第 7 个 P 波后脱落一个 QRS 波群，其后见延迟出现的宽大畸形的 QRS 波群，周而复始。第 3 个 QRS 波群形态介于室性和窦性 QRS 波群之间。

临床资料：

患者女性，36 岁，因心悸 1 个月余就诊，否认近期上呼吸道感染。

分析：

二度房室传导阻滞是指室上性激动部分下传至心室，部分没有下传。二度房室传导阻滞又分成两型即Ⅰ型和Ⅱ型。二度Ⅰ型房室传导阻滞又称为文氏型，其发生原理是由房室交界区的相对不应期异常延长所致。在相对不应期延长时，传导的速度取决激动抵达的时间，激动抵达房室结越早则传导越慢，抵达越晚则传导越快。显然形成文氏的原因就是连续的激动逐次越来越早地落在房室结相对不应期内，直至最后一次落在有效不应期内而不能下传。心电图上的特点则是 PR 间期逐渐延长，直至脱落一个 QRS 波群。

诊断：

①窦性心律；②二度Ⅰ型房室传导阻滞；③室性逸搏；④室性融合波。

21. 三度房室传导阻滞

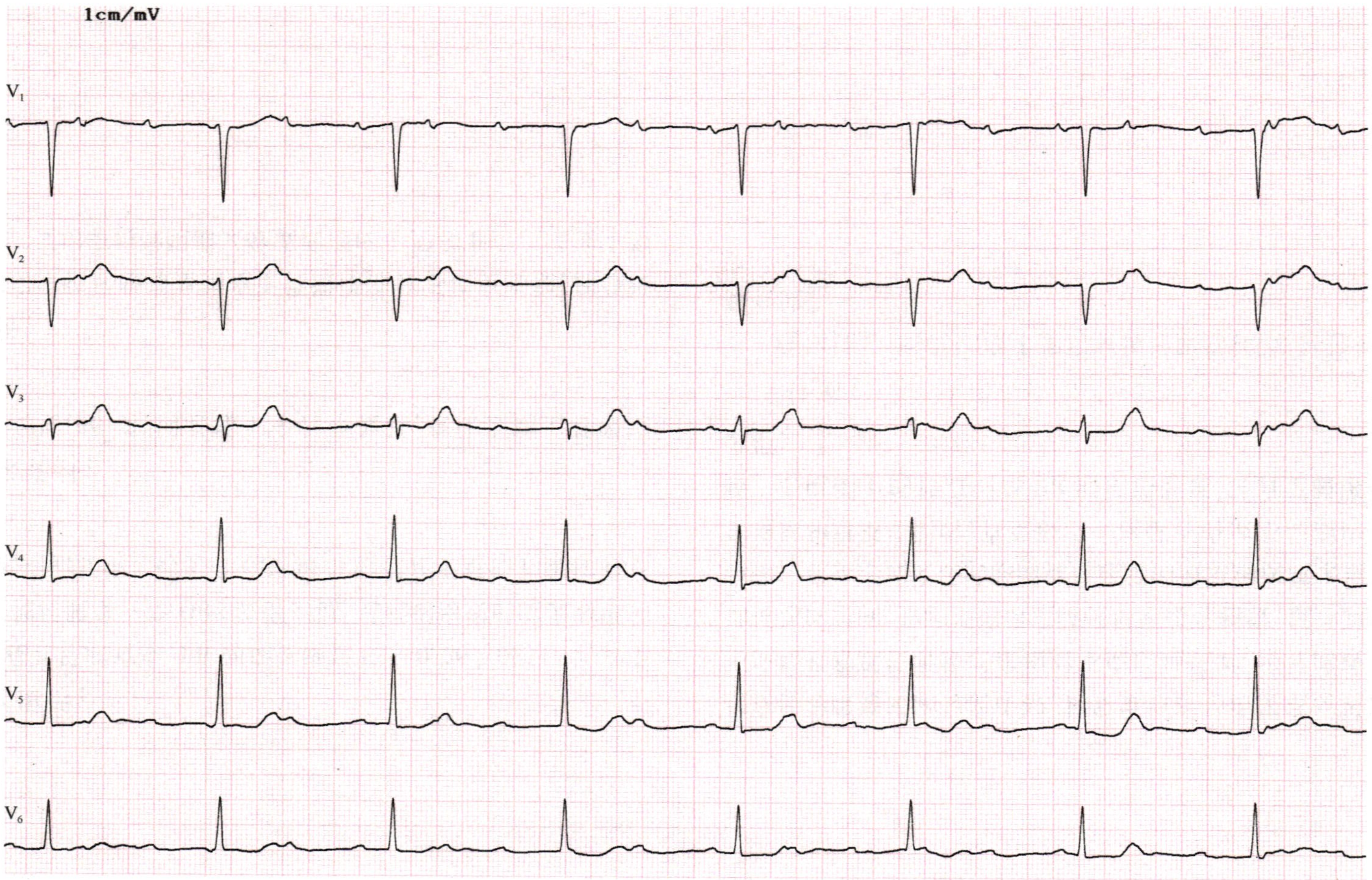

心电图示：

各导联(6个胸导联:$V_1 \sim V_6$导联)P波频率111次/分,P波与QRS波群无固定关系,P波出现在QRS波群前、中、后,PP间期规则,RR间期规则,QRS频率45次/分,PP频率>RR频率,QRS波群形态、时限均正常。

临床资料：

患者男性,20岁,因反复晕厥1天就诊,共发作3次。2天前上呼吸道感染发热史。体检心率慢,心律齐,各瓣膜区未闻及病理性杂音。

分析：

三度房室传导阻滞(又称完全性房室传导阻滞)的发生是由于房室传导系统绝对不应期呈现显著的病理性延长,或由于房室传导系统解剖上的中断(如手术切断、先天性畸形等)。室上性激动完全不能下传至心室,则由阻滞部位以下的低位起搏点代偿性的发放激动。由于房室之间存在完全阻滞,心房与心室分别由两个不同的起搏点激动和控制,各保持自身节律。心房由窦房结或心房控制,心室由低位起搏点房室结或心室控制。心电图表现为:P波与QRS波群无固定关系,PP间隔规则,RR间隔规则,各自为政。P波可以出现在QRS波群的前、中、后。心房率快于心室率。QRS波群形态、时限和频率则根据低位起搏点的位置不同而不同。

诊断：

①窦性心动过速;②三度房室传导阻滞;③交界性逸搏心律。

22. 急性心肌损伤

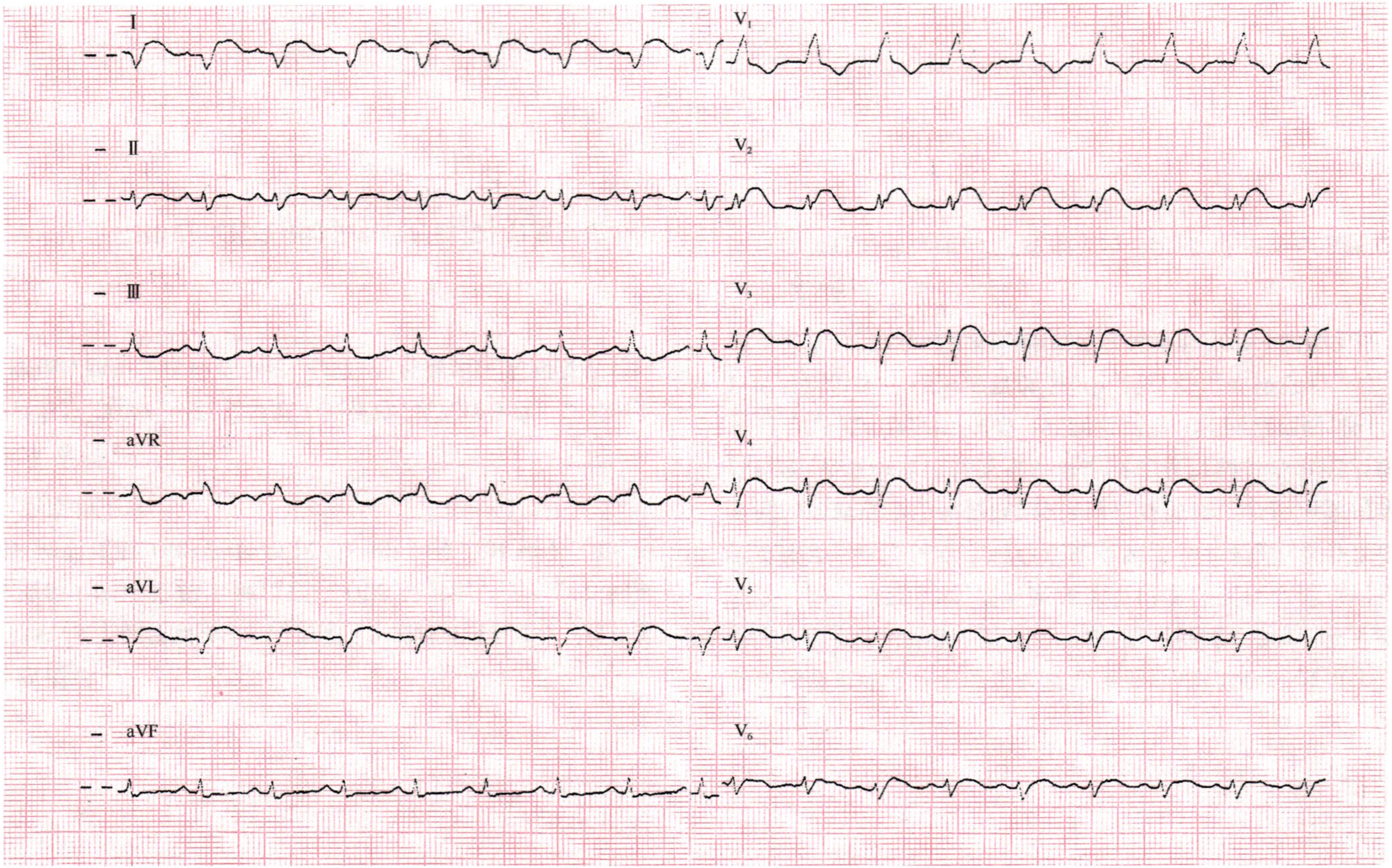

心电图示：

P 波在Ⅱ导联直立，aVR 导联倒置，P 波频率 115 次/分。V_1 导联 QRS 波群呈 R 型，QRS 时限 0.10 秒，V_5、V_6 导联 S 波略增宽。肢导联 R+S（绝对值）<0.5mV，胸导联 R+S（绝对值）<1.0mV。aVR 导联 QRS 波群呈 r 型，V_5 导联 r/s<1。Ⅰ、aVL、V_2 ~ V_6 导联 ST 段弓背向上抬高。

临床资料：

患者，女性，20 岁，发热 3 天，胸闷，暴发性重症心肌炎入院。

分析：

心肌炎是指心肌本身的炎性病变。心肌细胞发生弥漫性炎性浸润，心肌细胞变性溶解和坏死可累及起搏及传导系统，因心肌损伤严重，除极向量降低，可引起 QRS 波群电压降低，ST-T 改变。急性重症心肌炎患者可出现多导联 ST 段抬高，酷似急性心肌梗死。往往发生于病毒感染后，年轻人易见，病情较为危急。

诊断：

①窦性心动过速；②急性心肌损伤；③低电压；④极度顺钟向转位；⑤不完全性右束支阻滞。

23. 房性心动过速

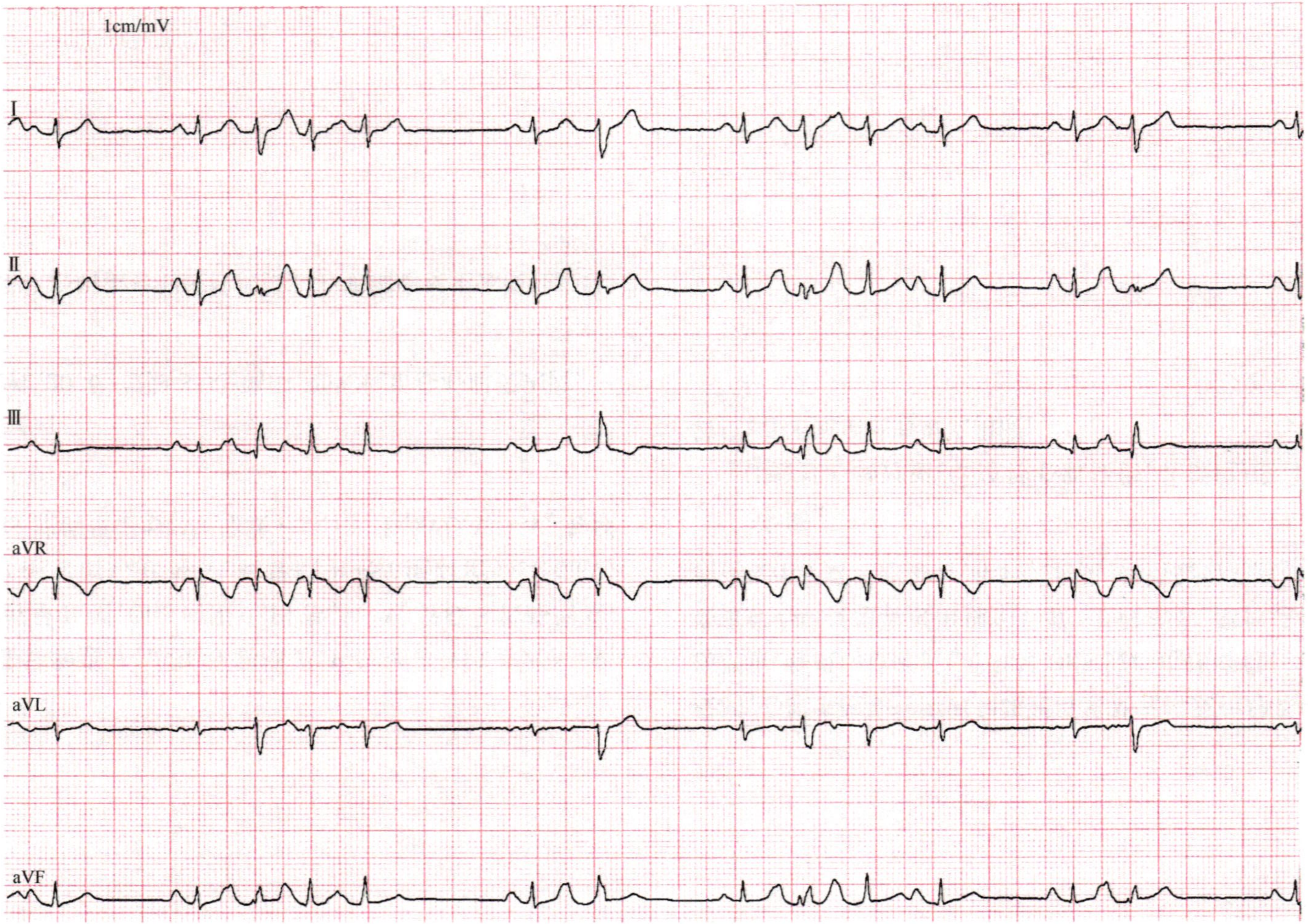

心电图示：

P 波在Ⅱ导联直立，aVR 导联倒置。以Ⅱ导联为例，第 1、3、4、5、7、9、10、11、13 个 P′波为提前出现。第 3～5、9～11 个 P′波均为三个连续出现。

临床资料：

患者男性，32 岁，因心悸 3 天就诊，否认高血压、糖尿病史，4 天前腹泻。

分析：

当 P′波较早出现时，和前一心动周期的 T 波相融合，不易辨认。仔细分析就能发现这一融合 T 波的形态会有所改变，高、宽或有切迹。与其他正常心动周期后的 T 波有所不同。

诊断：

①窦性心律；②频发房性期前收缩构成反复短阵性房性心动过速。

三、肺源性心脏病

24. 右心房、右心室肥大

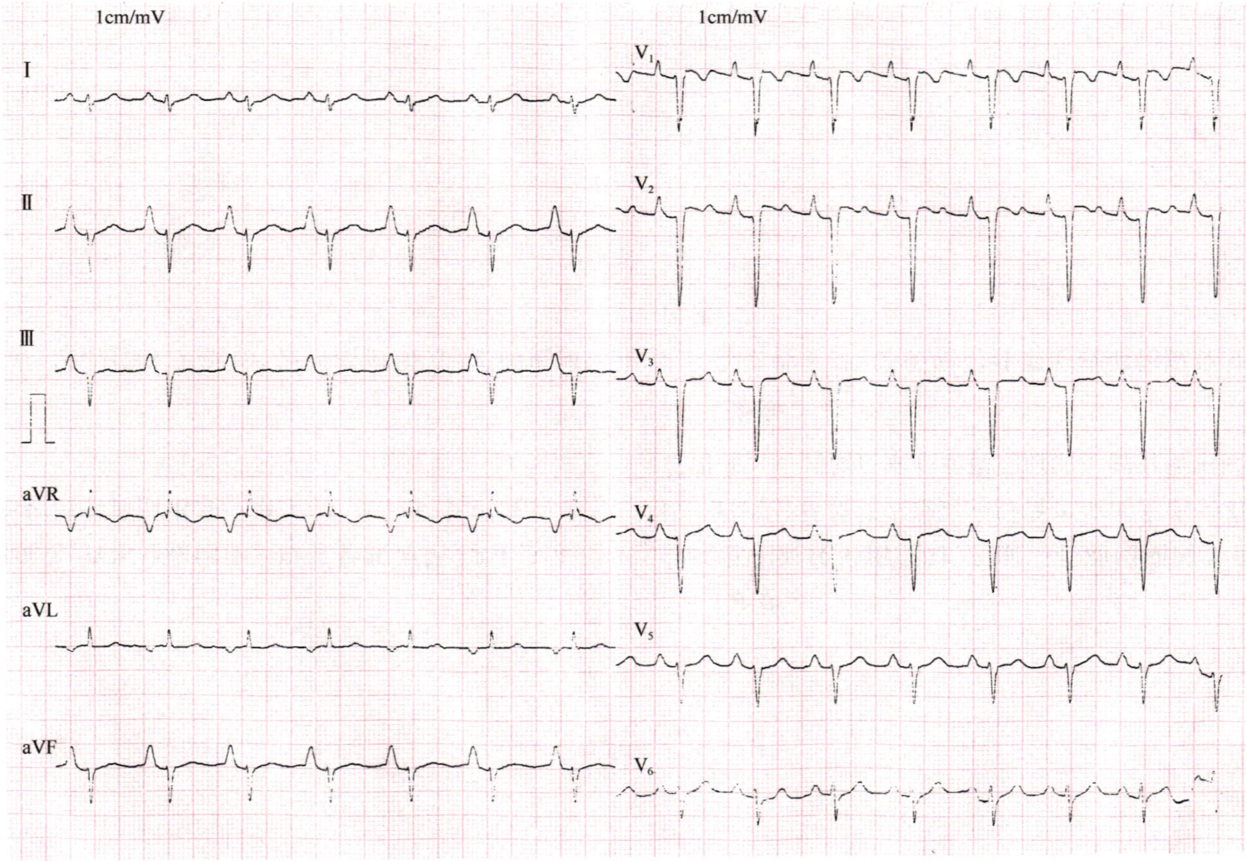

心电图示：

P 波在Ⅱ导联直立，aVR 导联倒置，P 波频率 91 次/分，PR 间期 0.18 秒，Ⅱ、Ⅲ、aVF 导联 P 波振幅最高达 0.50 mV；V_1、V_2 导联 P 波振幅高达 0.4 mV。QRS 波群时限正常，心电轴左偏 -90°，aVR 导联 QRS 波群呈 qR 型，$R_{aVR}=0.4$ mV，$V_1 \sim V_6$ 导联 QRS 波群呈 rS 型。

临床资料：

男，72 岁，咳喘 20 余年，发热 3 天。

分析：

正常情况下，心房的除极顺序是：右心房在先，左心房稍后。右心房肥大时，因除极向量增大，采集到的电位也升高。肥大的右心房除极时间也相应延长，部分与稍后除极的左心房除极时间相重叠。虽然右心房除极延长，但心房除极总的时间并未受到影响。因此心电图表现为心房除极波振幅增高，而 P 波传导时间正常。右心房位于心脏右前方。右心房肥大时 P 波除极向量向前，向下增大，与Ⅱ、Ⅲ、aVF 导联轴最相平行，所以高尖的 P 波在Ⅱ、Ⅲ、aVF 导联最清楚。

诊断：

①窦性心律；②右心房肥大；③右心室肥大。

25. 房性心律、房性期前收缩

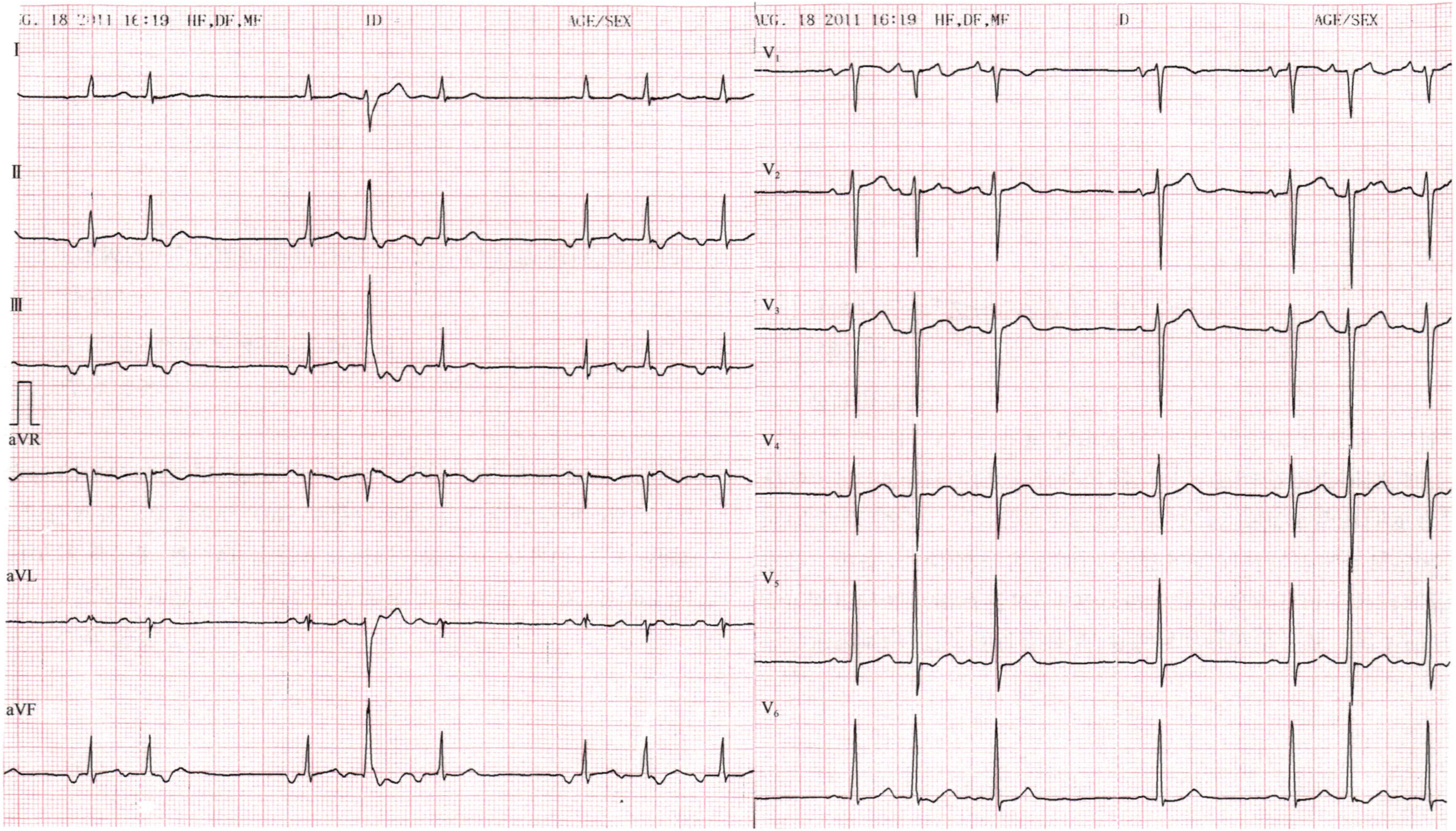

心电图示：

P′波在Ⅱ导联倒置，aVR 导联直立，P′R>0.12 秒，P′波频率为 56 次/分。以胸导联为例第 2、3、4、7、8、9 个 P′波均为提前出现，其频率为 187 次/分。

临床资料：

患者女性，72 岁，有慢性支气管炎病史 8 年余。因心悸就诊，查体示桶状胸，两肺呼吸音低，未闻及干湿性啰音，心率 58 次/分，律不齐，P_2 亢进并分裂，各瓣膜区未闻及病理性杂音。

分析：

心脏某个部位有两个激动点的时候，可以两种形式出现。一种以基本节律的形式出现，另一种以期前收缩的形式出现。以 V_1 导联为例，心房波有两种形态，一种 P′波呈正负双向，一种 P′波呈正向，其 P′R 均>0.12 秒。P′波呈正负双向的一种为心房内的基本节律，P′波呈正向的一种为心房内的主动性期前收缩。

诊断：

①异位心律——房性心律；②频发房性期前收缩构成反复短阵性房性心动过速呈不等比例传导。

26. 房性期前收缩，右心房、右心室肥大

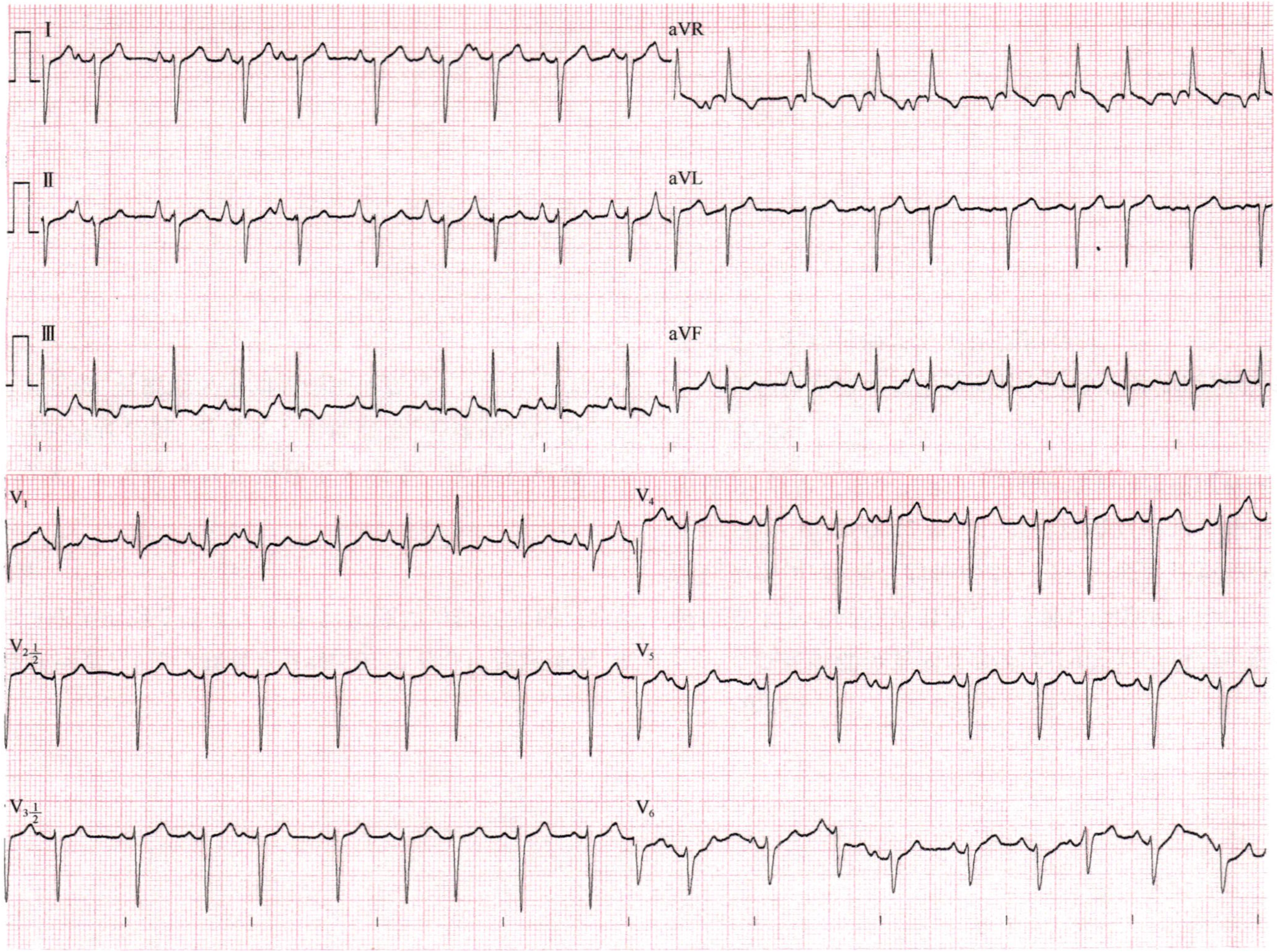

心电图示：

P 波在Ⅱ导联直立，aVR 导联倒置，PR 间期 0.14 秒，P 波频率 111 次/分。Ⅱ导联 P 波振幅 = 0.3mV，同步各导联见第 1、4、7 个 P′波提前出现，P′R >0.12 秒。QRS 波群时限正常，aVR 导联 QRS 波群呈 qR 型，R 波振幅 = 1.0mV，V_1 导联 QRS 波群呈 qRS 型，V_2 ~ V_6 导联 QRS 波群呈 rS 型，心电轴右偏+120°。

临床资料：

患者，女性，64 岁，因反复咳、痰、喘 12 年，再发 2 天就诊。体检：心率 120 次/分，律不齐，闻及期前收缩。

分析：

根据心电图的特征右心室肥大可有 3 种表现：

（1）轻度右心室肥大：V_1 导联 QRS 波群呈 rS 型或 rsR′型，心电轴轻度右偏。

（2）中度右心室肥大：V_1 导联 QRS 波群呈 Rs 型或 RS 型，V_4 ~ V_6 导联呈顺钟向转位的表现。心电轴中度右偏。

（3）重度右心室肥大：V_1 导联 QRS 波群呈 qR 型或 R 型。V_4 ~ V_6 导联呈极度顺钟向转位。心电轴重度右偏。此型可由多种先天性心脏病、肺心病发展而来。

诊断：

①窦性心动过速；②房性期前收缩；③右心房肥大；④右心室肥大。

27. 窦性心动过速，右心房、右心室肥大

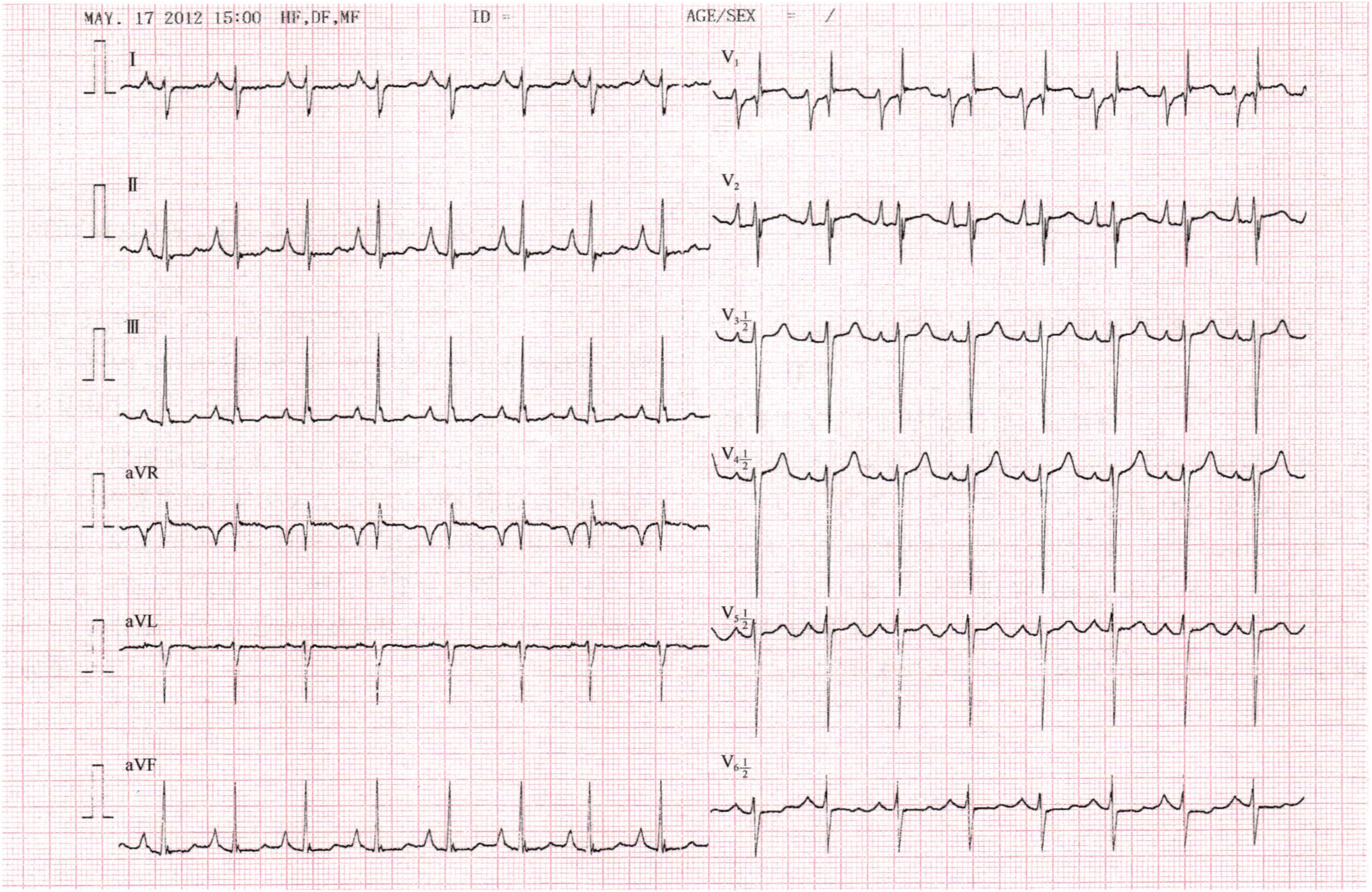

心电图示：

P 波在Ⅱ导联直立，aVR 倒置，PR 间期 0.17 秒，P 波频率 111 次/分，P_{II} 振幅 0.45mV，P_{V_2} 振幅 0.45mV，P_{V_1} 振幅 0.75mV，V_1 导联 QRS 波群呈 rsR′s′型，V_5、V_6 导联 QRS 波群呈 rS 型，R'_{V_1} = 0.7mV，S_{V_5} = 3.7mV，$R'_{V_1}+S_{V_5}$ = 4.4mV，心电轴右偏+107°，T 波 V_6 负正双向。

临床资料：

男，68 岁，哮喘病史 10 余年，咳嗽发热 3 天。

分析：

Ⅱ、Ⅲ、aVF 导联出现高而尖的 P 波，振幅大于 0.25mV，这是右心房肥大的心电图表现。这种 P 波常常出现在肺源性心脏病的患者，所以也称“肺型 P 波”。“肺型 P 波”在 V_1、V_2 导联振幅≥0.2mV，尤其 P_{V_2} 振幅>0.2mV 时，其诊断敏感性超过 P_{II}>0.25mV。V_1 导联也可出现先正后负的双向 P 波。P 波时限一般在正常范围之内。

诊断：

①窦性心动过速；②右心房肥大；③右心室肥大。

（王无锡　周　庆）

四、心 肌 病

28. 右心室肥大、低电压

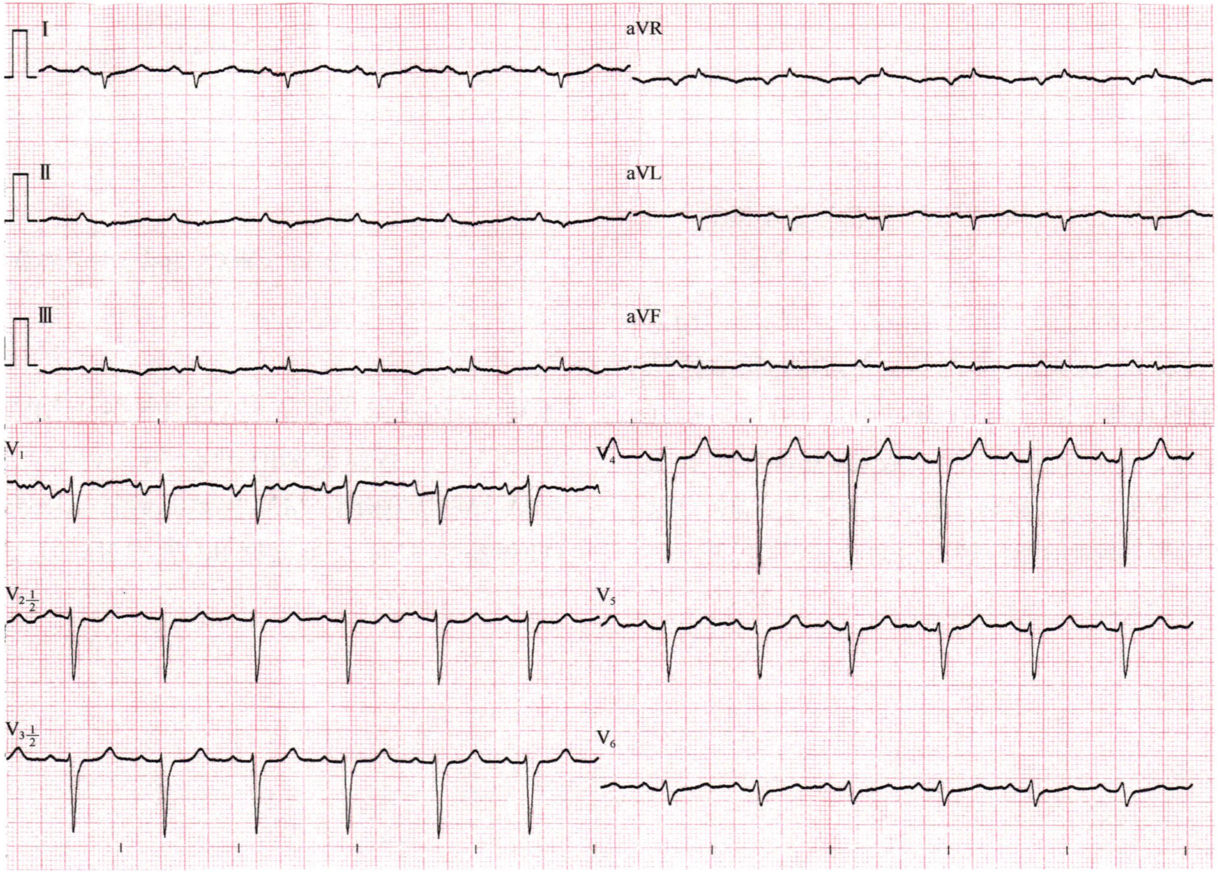

心电图示：

P 波在Ⅱ导联直立，aVR 导联倒置。PR 间期 0.18 秒，心率 79 次/分，心电轴+150°。QRS 波群呈室上型，肢导联 R+S（绝对值）< 0.5mV，aVR 呈 qr 型，q/r<1，$V_1 \sim V_6$ 导联呈 rS 型。

临床资料：

男，59 岁，EICU 病人，心功能Ⅲ级，心脏超声：全心扩大，收缩功能降低，二尖瓣中度反流，EF 值 0.18。心脏超声示扩张型心肌病。

分析：

心肌病是指伴有心肌功能障碍的心肌疾病。扩张型心肌病就是其中的一种。主要特征是单侧或双侧心腔扩大，心肌收缩功能减退。一般以左心室扩大明显。也可以表现为右心室扩大。由于心肌纤维化 QRS 波群还可以出现低电压及胸导联 R 波递增不良。

诊断：

①窦性心律；②右心室肥大；③低电压。

29. 心室内阻滞、异常 Q 波

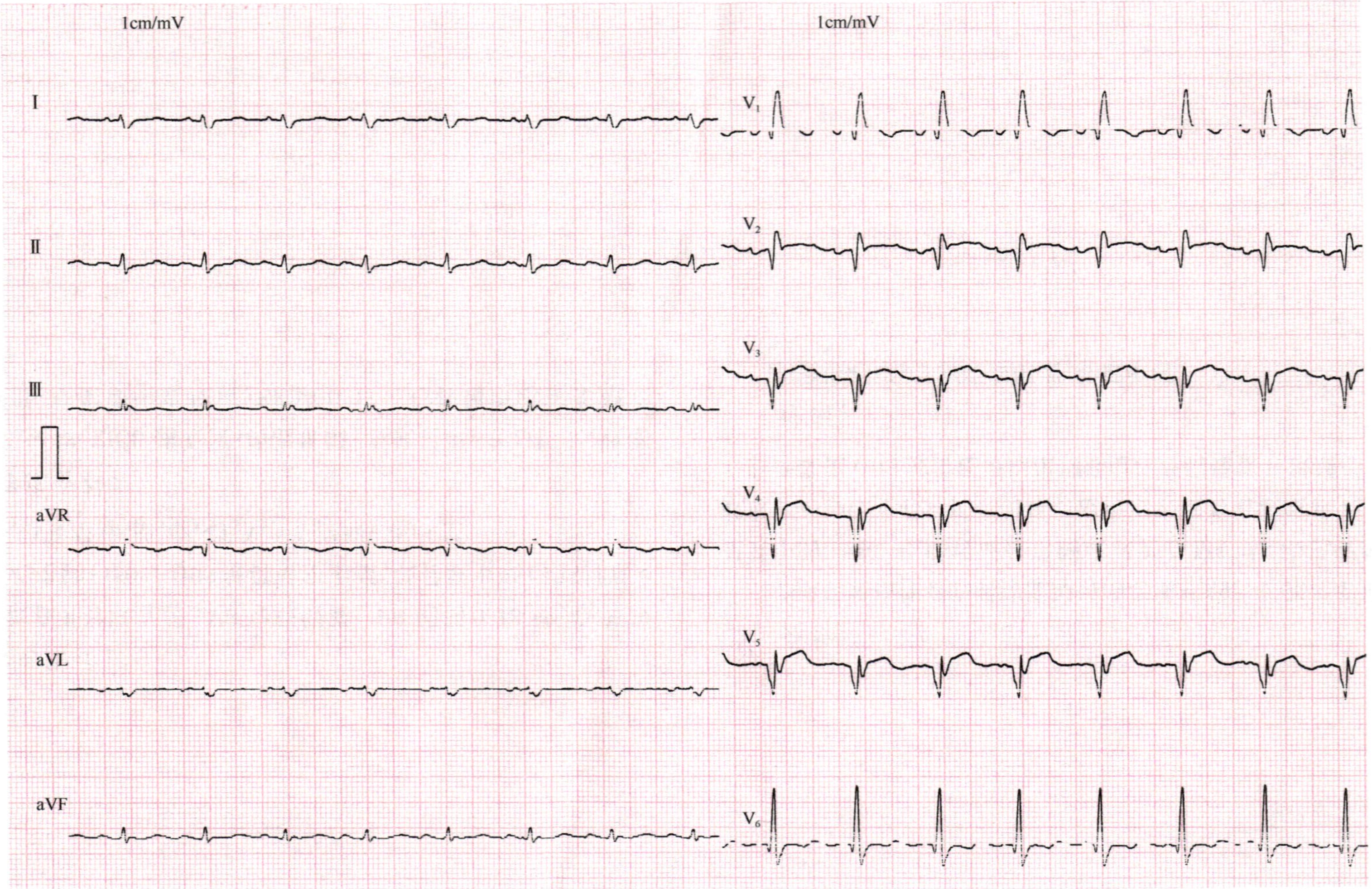

心电图示：

P 波在Ⅱ导联直立，有切迹，aVR 导联倒置，V_1 导联负向波加深。肢导联 R+S（绝对值）<0.5 mV。QRS 波群增宽=0.12 秒，V_1 导联 QRS 波群呈 qR 型，V_2 ~ V_6 导联见 Q 波，V_2 ~ V_5 导联 Q 波振幅大于同导联 R 波的 1/4，V_3 ~ V_5 导联 ST 段轻度抬高。

临床资料：

男，81 岁，胸闷 20 天，肌钙蛋白正常，心脏超声检查左心房左心室增大，左心室射血分数 0.31，心脏超声诊断为扩张型心肌病。

分析：

扩张型心肌病是心肌的弥漫性病变，几乎所有病人均有心电图异常改变，其主要表现为 P 波异常，呈“二尖瓣 P 波”，P 波有切迹，V_1 导联的 P 波负向波加深。一些患者则可出现肢导联 QRS 低电压，胸导联异常 Q 波，类似前壁心肌梗死。也可表现为心室内传导障碍。

诊断：

①窦性心律；②低电压；③心室内阻滞；④异常 Q 波。

30. 右心室肥大、完全性右束支阻滞

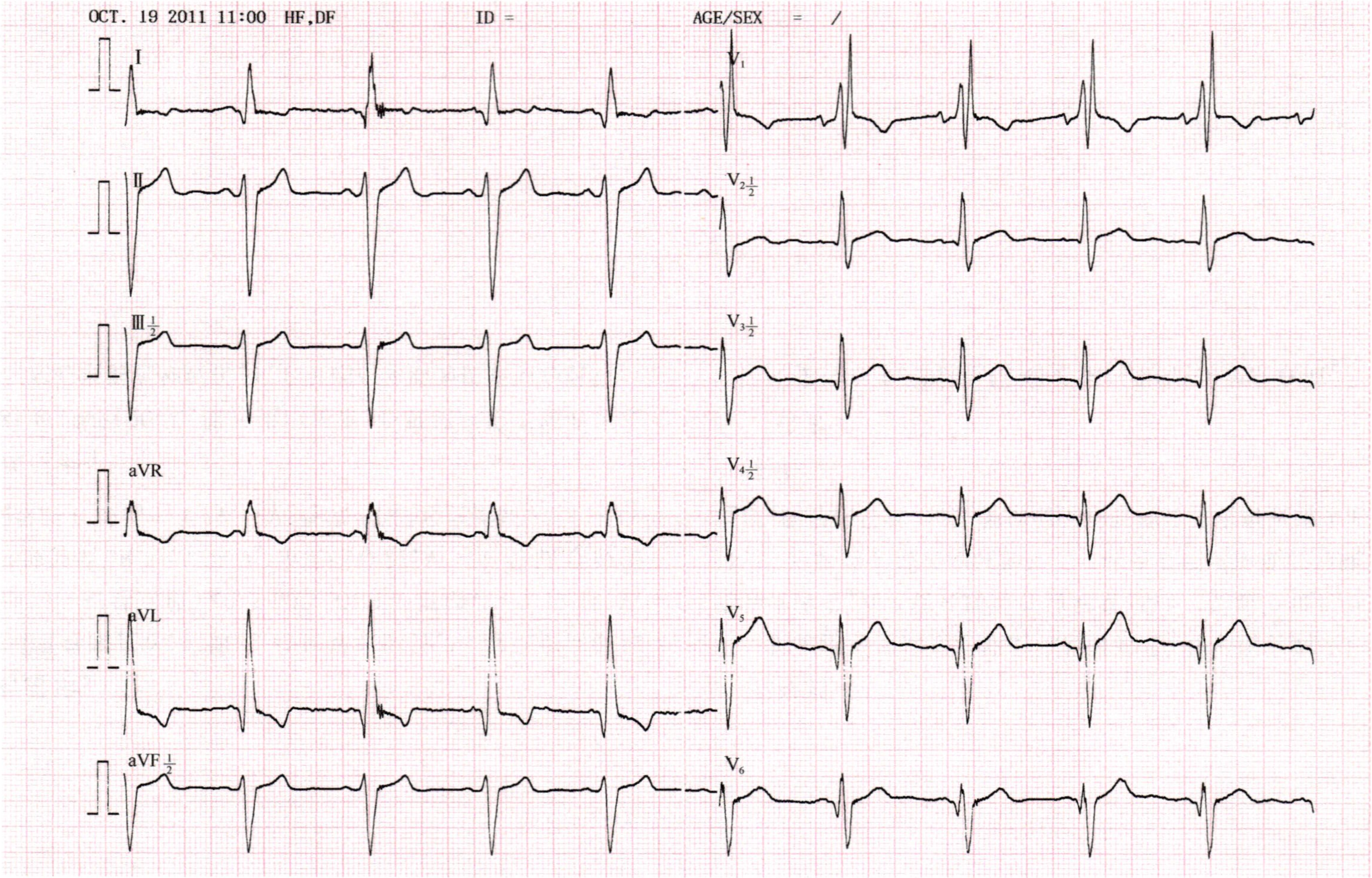

心电图示：

P 波在Ⅱ导联直立，aVR 导联倒置，QRS 波群增宽 = 0.14 秒，V_1 导联 QRS 波群呈 rsR′型，V_3 ~ V_6 导联 S 波增宽，aVR 导联 R 波增宽。Ⅰ、aVL 呈 qR 型，Ⅱ、Ⅲ、aVF 呈 rS 型，V_3 ~ V_6 导联见 q 波振幅大于同导联 R 波的 1/4，aVR 呈 qR 型，R_{aVR} = 0.6 mV。ST 段正常。T 波Ⅰ导联负正双向，aVL 导联倒置。

临床资料：

男，48 岁，扩张型心肌病 3 年。

分析：

异常 Q 波并非心肌梗死所特有。也可出现在右心室肥大，心肌病等患者的心电图上。当右心室肥大的时候 QRS 向量增大，投影在Ⅰ、aVL 导联轴的负侧，故Ⅰ、aVL 导联可出现异常 Q 波。心肌病时左胸导联也可以出现 Q 波，往往同时伴有 R 波降低，有 R 波递增不良表现。要鉴别是否为心肌梗死所引起的 Q 波，则要做其他的相关检查及注意 ST-T 的动态变化。

诊断：

①窦性心律；②完全性右束支阻滞；③右心室肥大；④异常 Q 波。

31. 左心室肥大、心肌缺血

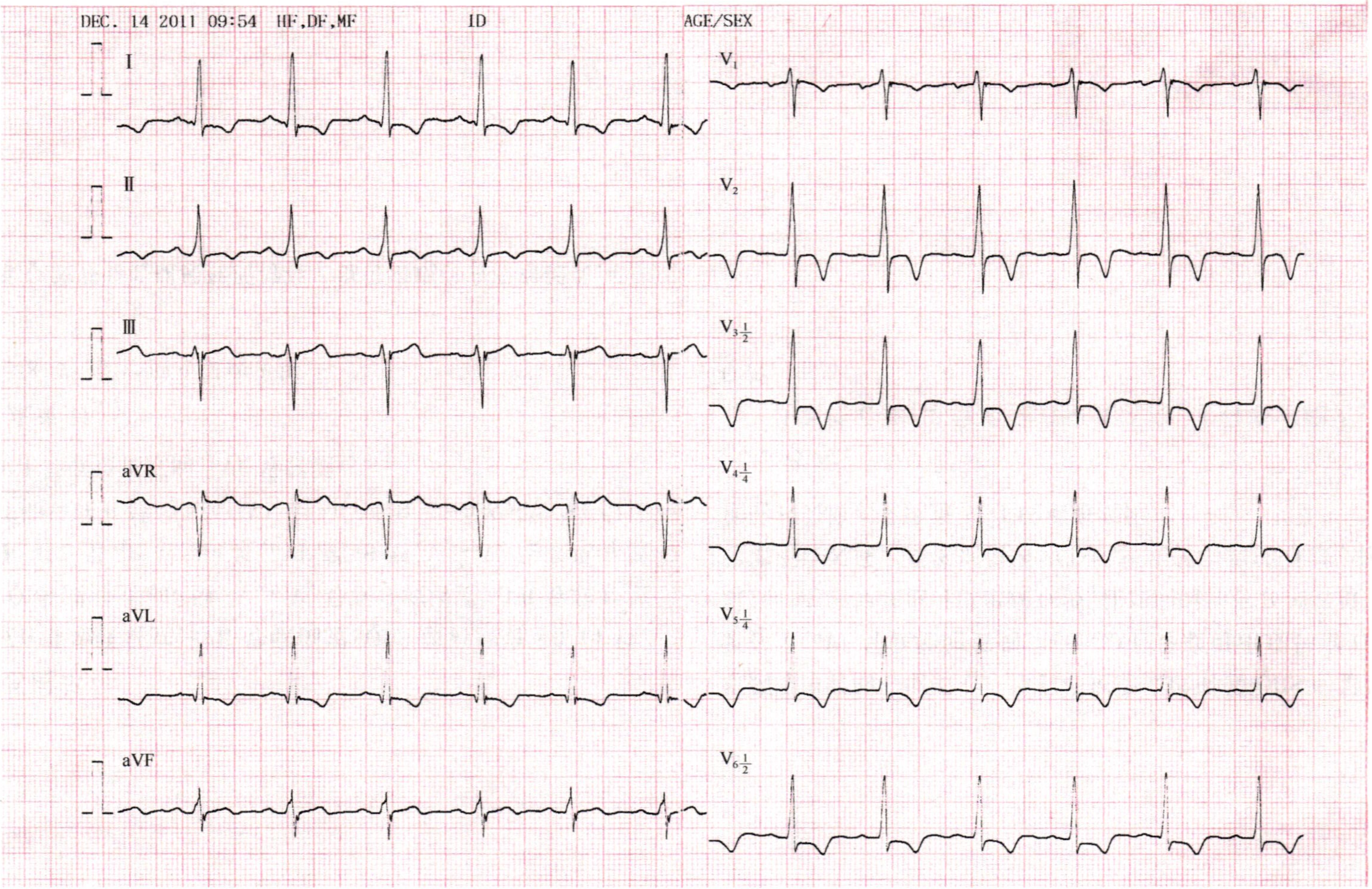

心电图示：

P 波在Ⅱ导联直立，aVR 导联倒置，QRS 波群呈室上型，R_{V_5} = 4.4 mV。V_3 ~ V_6 导联 ST 段压低≤0.25 mV。Ⅰ、aVL、V_2 ~ V_6 导联 T 波倒置，Ⅱ导联 T 波正负双向。

临床资料：

男，48 岁，肥厚型心肌病 4 年。

分析：

肥厚型心肌病的特征是心肌肥厚，心肌细胞排列紊乱，心肌内冠状动脉小血管病变和心肌纤维化。心肌内冠状小血管的病变可以引起心肌缺血和肥厚。心肌对氧需求量增加又可促进心肌纤维化的产生。如果是心尖部位的肥厚型心肌病，心电图的改变常见于左胸前的导联，V_3 ~ V_5 导联可出现高的 R 波，无异常 Q 波。而 ST 段 T 波异常是本病常见的心电图改变，T 波深倒可达 1.0mV，在 V_2 ~ V_5 导联最为明显，是继发于左心室肥大，也可能是由于心肌缺血所致。该病早期无明显临床症状。

诊断：

①窦性心律；②左心室肥大；③心肌缺血。

五、心脏搭桥患者心电图

32. 陈旧性前壁心肌梗死

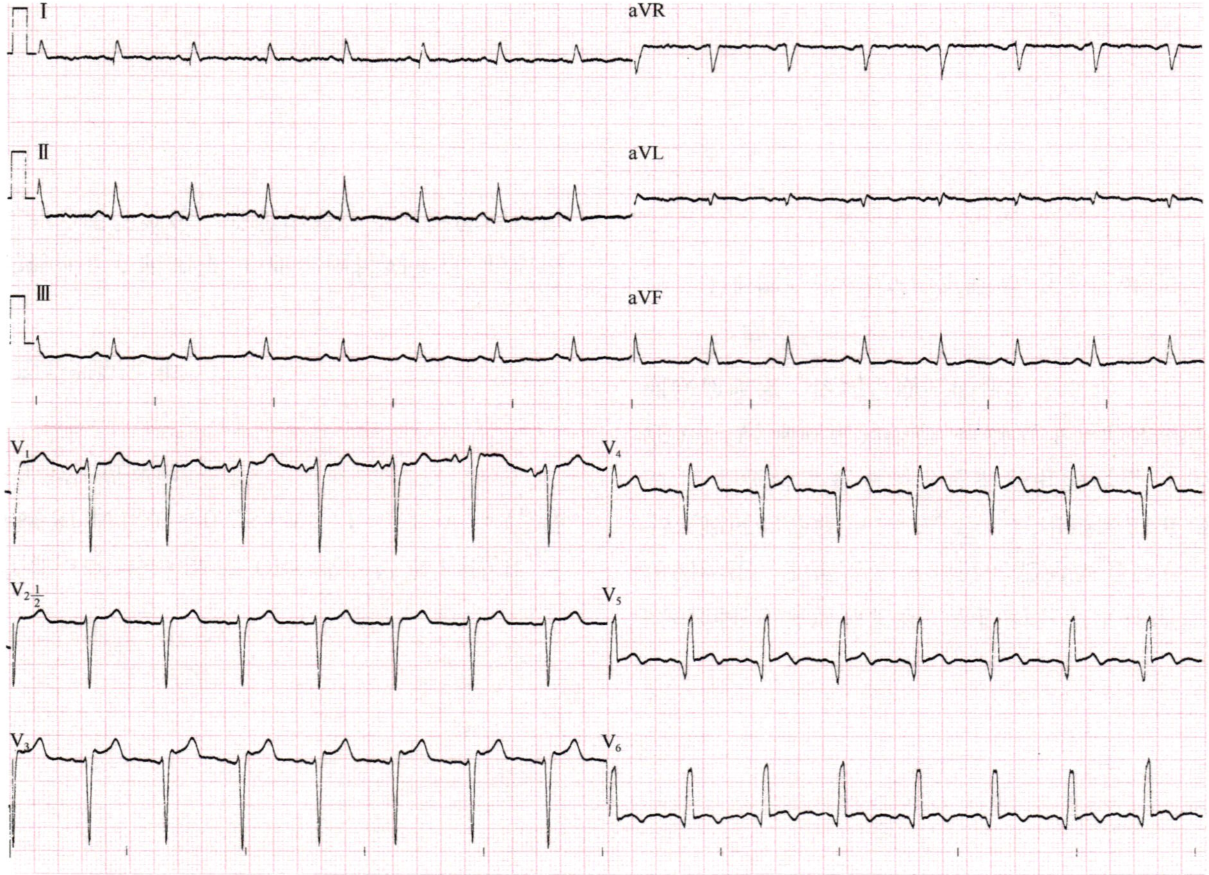

心电图示：

P 波在Ⅱ导联直立，aVR 导联倒置，RR 间期规则，V_4 导联 QRS 波群呈 Qr 型，V_5、V_6 导联 QRS 波群呈 qR 型，V_5、V_6 导联 q 波振幅大于同导联 R 波的 1/4，宽度≥0.04 秒。$V_4 \sim V_6$ 导联 ST 段抬高≤0.15mV，V_5 导联 T 波正负双向，V_6 导联 T 波倒置。Ⅱ、aVF 导联 T 波振幅小于同导联 R 波的 1/10。

临床资料：

男，71 岁，心肌梗死 6 年，放支架一根。

分析：

心肌梗死分 4 个期。超急性期、急性期、亚急性期及陈旧期。当心电图上出现坏死性 q 波，q 波振幅大于同导联 R 波的 1/4，时间大于 0.04 秒，ST 段回到等电位线，T 波倒置或者直立，根据心电图特征结合患病时间，病史超过 6 个月以上，则要考虑陈旧性心肌梗死。

诊断：

①窦性心律；②陈旧性前壁心肌梗死。

33. 陈旧性前壁心肌梗死、ST 段异常

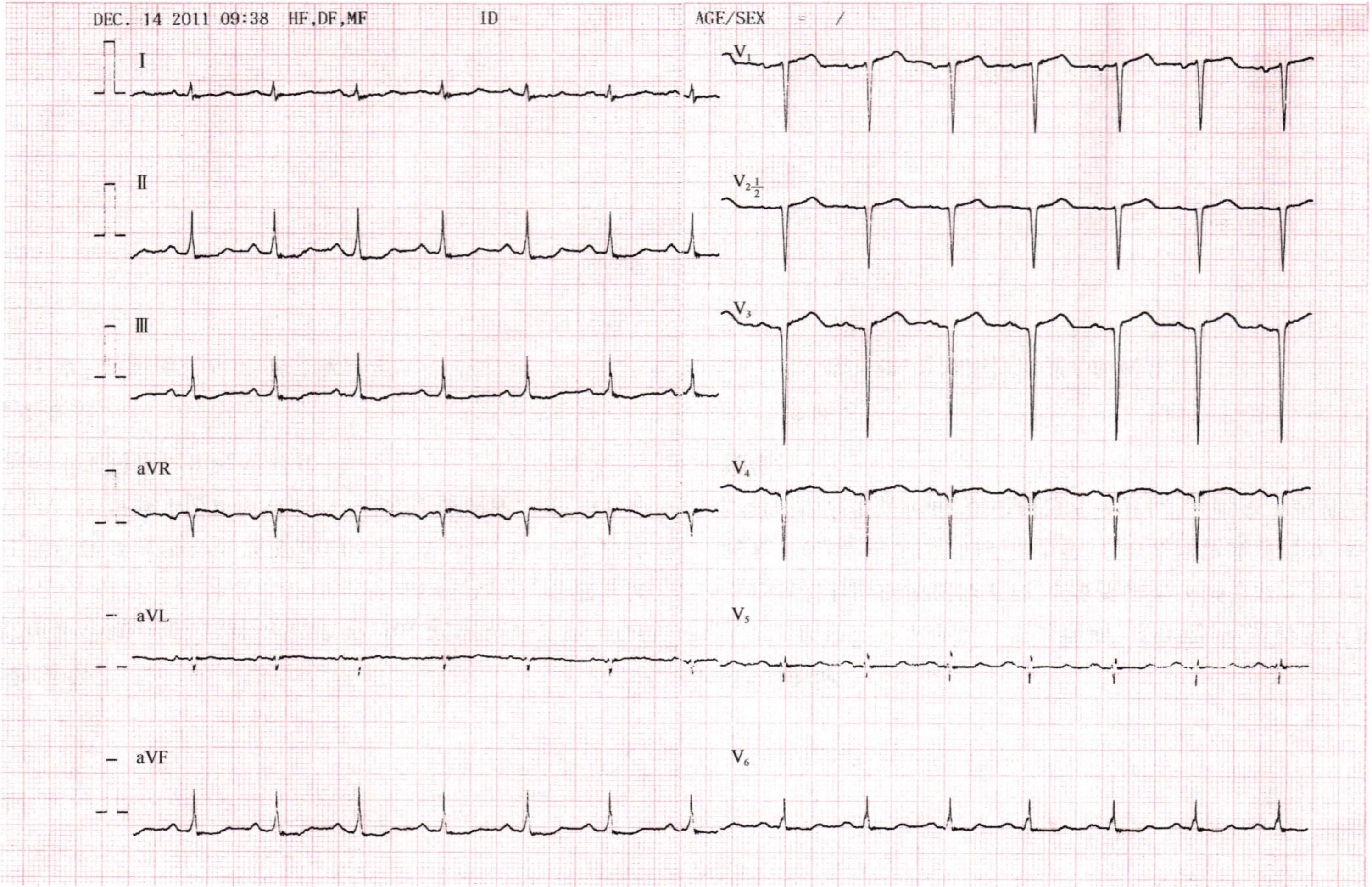

心电图示：

P 波在Ⅱ导联直立，aVR 导联倒置，QRS 波群呈室上型，V_1、V_2 导联 r 波纤细，V_3、V_4 导联 QRS 波群呈 QS 型，V_5 导联 QRS 波群呈 rsr′型。Ⅱ、aVF、V_6 导联 ST 段轻度压低。

临床资料：

男，78 岁，2009 年因急性冠状动脉综合征放支架 3 根，2011 年 10 月 25 日放支架两根。

分析：

陈旧性心肌梗死心电图表现是 QRS 波群最初 0.03 ~ 0.04 秒的初始向量异常，即心室的初始除极异常，此阶段 ST-T 的异常改变已恢复正常或无特异性。与急性心肌梗死相比，陈旧性心肌梗死的诊断要困难得多，单靠心电图出现异常 Q 波就诊断心肌梗死需慎重，应结合临床病史及相关检查。

诊断：

①窦性心律；②陈旧性前壁心肌梗死；③ST 段异常。

34. 阵发性室上性心动过速伴心室内差异性传导

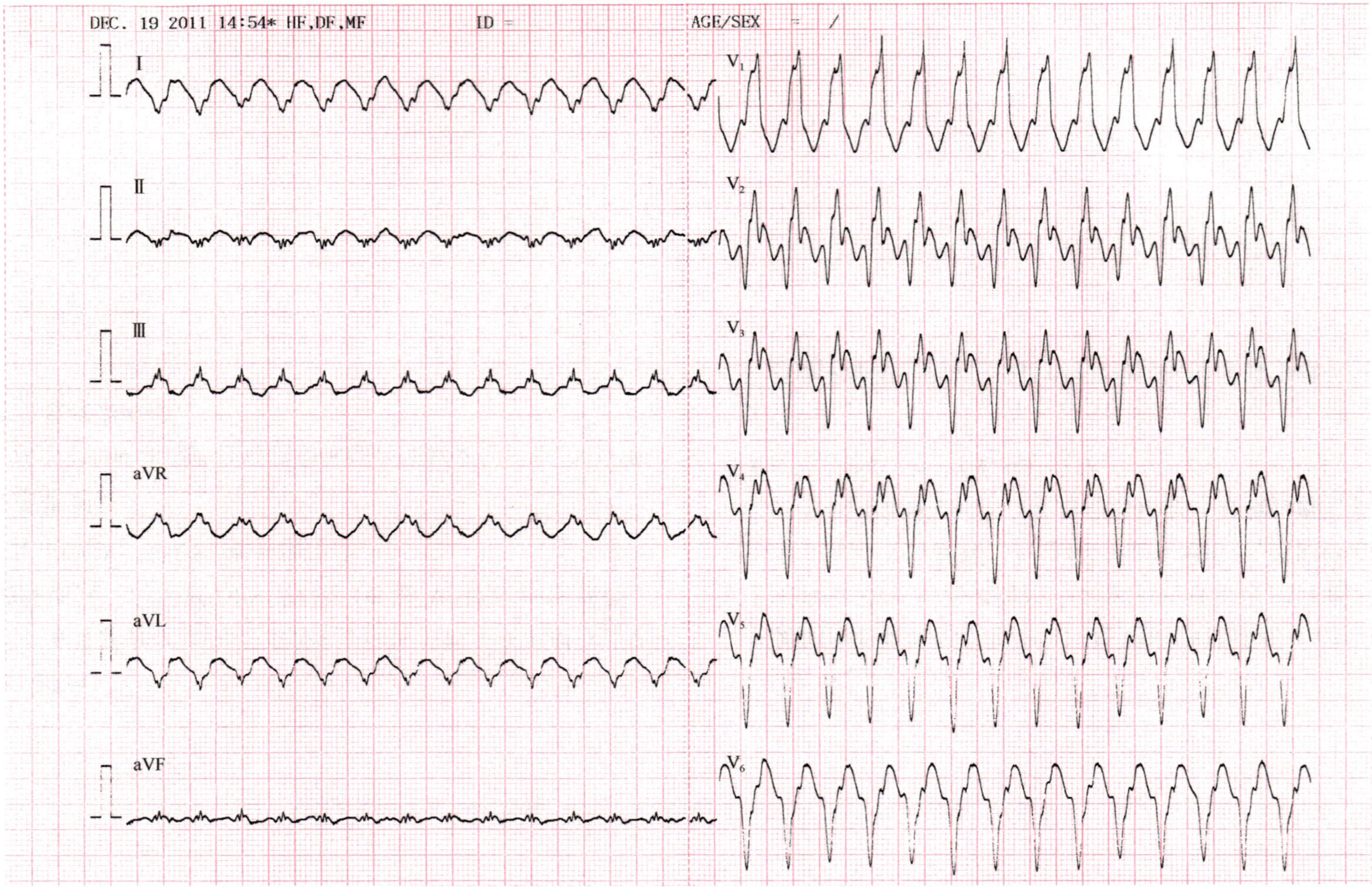

心电图示：

未见窦性 P 波，QRS 时限增宽为 0.13 秒，RR 绝对匀齐，心率 187 次/分。V_1 导联 QRS 波群呈 R 型有切迹，V_5 导联 QRS 波群呈 rS 型。

临床资料：

男，62 岁，心悸、胸闷、心跳加快突然发作、突然停止多次。曾经有过支架置入史。

分析：

心室内差异性传导是指心率增快，心动周期缩短引起的暂时心室内传导异常。临床上常见于室上性期前收缩，反复心律，各种类型的室上性心动过速。当过早的激动抵达束支系统时，落入一侧束支有效不应期内，则出现完全性束支阻滞图形。正常情况下，右束支的不应期较左束支长，所以激动沿左束支下传，出现右束支阻滞的图形。心动过速发生连续的心室内差异性传导可能和蝉联现象有关。

诊断：

异位心律——阵发性室上性心动过速伴心室内差异性传导。

六、起搏心电图

35. 心房起搏心律

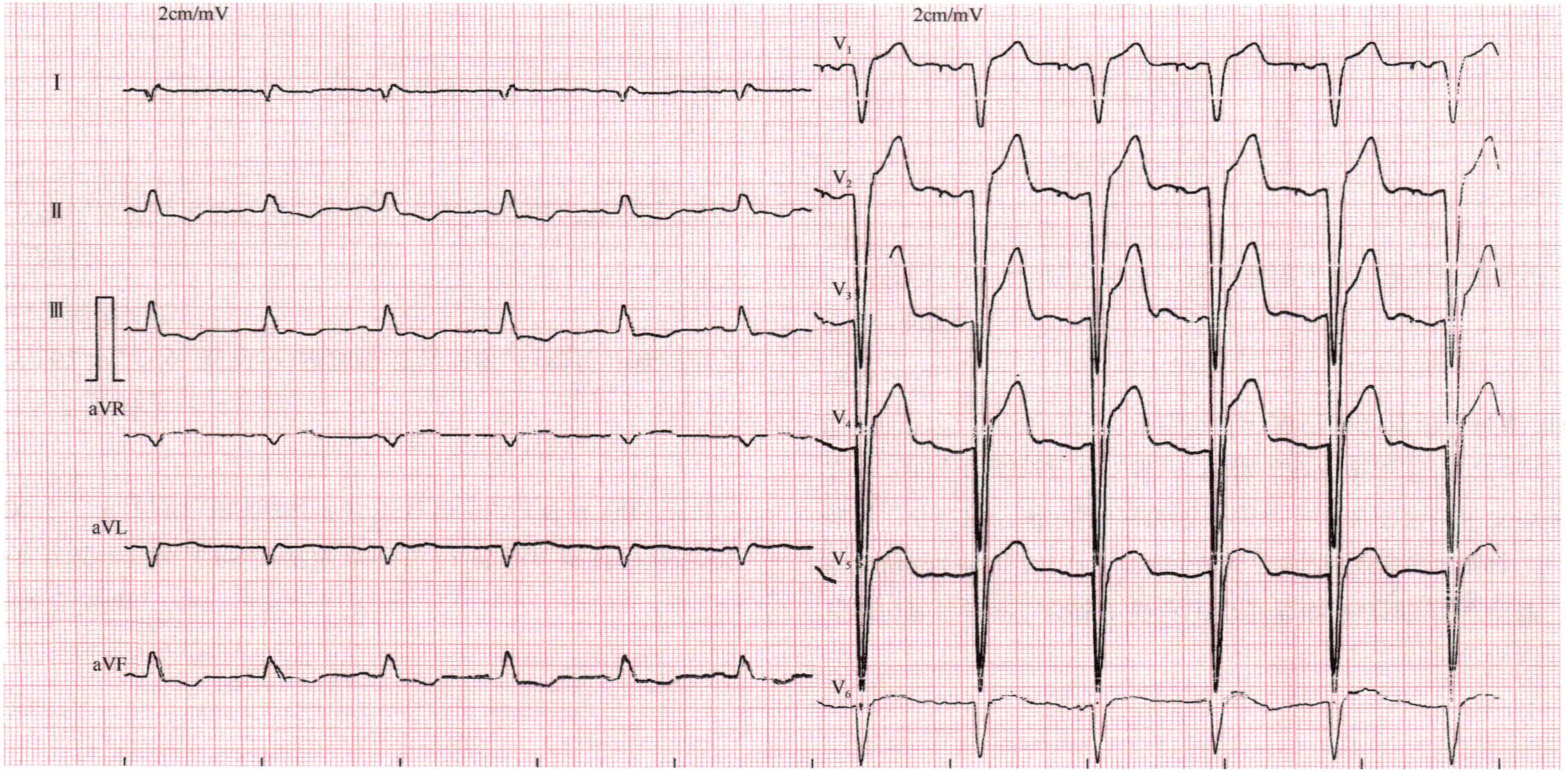

心电图示：

P 波在Ⅱ导联直立，aVR 导联倒置，P 波前见起搏信号（V_1、V_2 导联较清楚）。QRS 波群时限增宽 = 0.14 秒，$V_1 \sim V_6$ 导联 QRS 波群呈 QS 型，Ⅱ、Ⅲ、aVF 导联 ST 段压低 ≤0.075 mV，$V_2 \sim V_5$ 导联 ST 段上抬 ≤0.6 mV，Ⅱ、Ⅲ、aVF 导联 T 波倒置。

临床资料：

男，55 岁，2003 年因肥厚型心肌病做心脏移植，2010 年发生晕厥最长时间达 16 秒，放支架两根，2011 年 1 月 14 日安装心脏双腔起搏器。

分析：

DDD 起搏器的工作原理是一个电极控制心房，一个电极控制心室。心房放大器感知 P 波后，即抑制心房脉冲的发放，并按 AV 间期触发心室起搏脉冲；如果无自身 P 波感知，则向心房发放脉冲。心房激动后（无论是自身的还是起搏的）按预先程控的 AV 间期经控制电路向心室发放脉冲。如果在 AV 间期内心房激动下传到心室，心室产生一次激动。并经心室放大器感知 R 波而抑制心室脉冲，因此心房心室双腔（D）起搏，双腔（D）感知和感知后有抑制和触发两种（D）反应方式即 DDD。DDD 起搏器可以有很多工作模式。根据病人心脏的具体情况而表现不同的工作模式。

诊断：

①起搏心律——心房起搏；②心室内阻滞。

36. 心室起搏心律

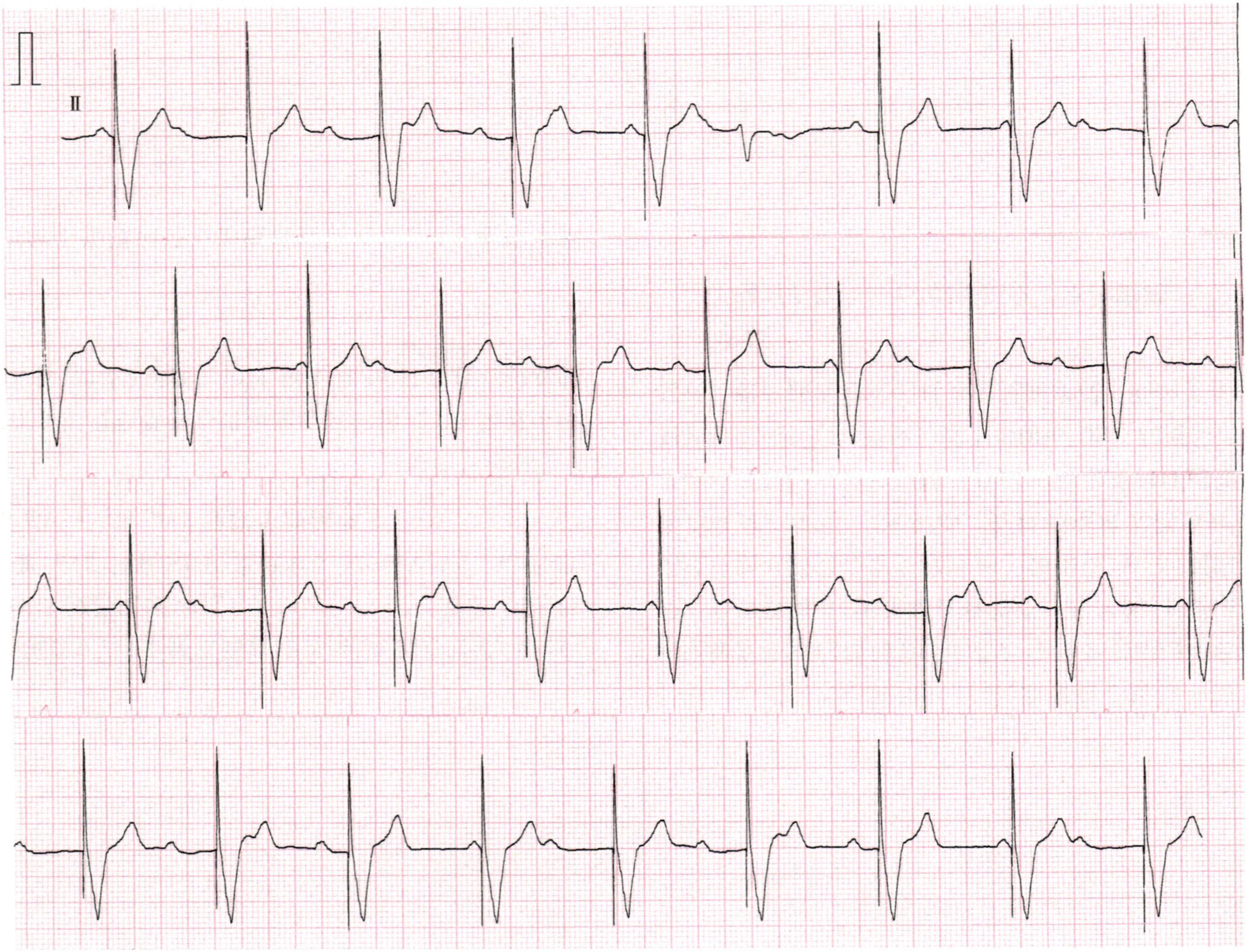

心电图示：

长Ⅱ导联P波直立，P波频率为107次/分，除第9个P波下传至心室，余P波与QRS波群无固定关系，各自为政，QRS波群呈两种形态，一种为第6个QRS波群，呈rS型时限<0.12秒；另一种为QRS波群宽大畸形，其前均可见起搏信号，频率60次/分。

临床资料：

男，68岁，高血压，高血脂，冠心病。

分析：

VVI起搏是指心室起搏，心室感知，抑制性的起搏方式。起搏电极常植入右心室心尖部。心室起搏的心电图表现为在起搏信号后紧跟一个起搏脉冲引起的心室除极的QRS波群。QRS波群宽大畸形，与T波方向相反。该图基本节律为窦性心律，P波与QRS无固定关系，各自为政，P在QRS的前、中、后，除一个QRS波群前无起搏信号，其余QRS波群前均见钉子样起搏信号，起搏信号频率60次/分。当房室交界以上的激动不能下传至心室，频率低于心室起搏器设置的频率时，则心室起搏器展开工作。

诊断：

①窦性心动过速；②几乎完全性房室传导阻滞；③心室起搏心律；④偶见室性夺获。

37. 不纯性心房扑动、心室起搏

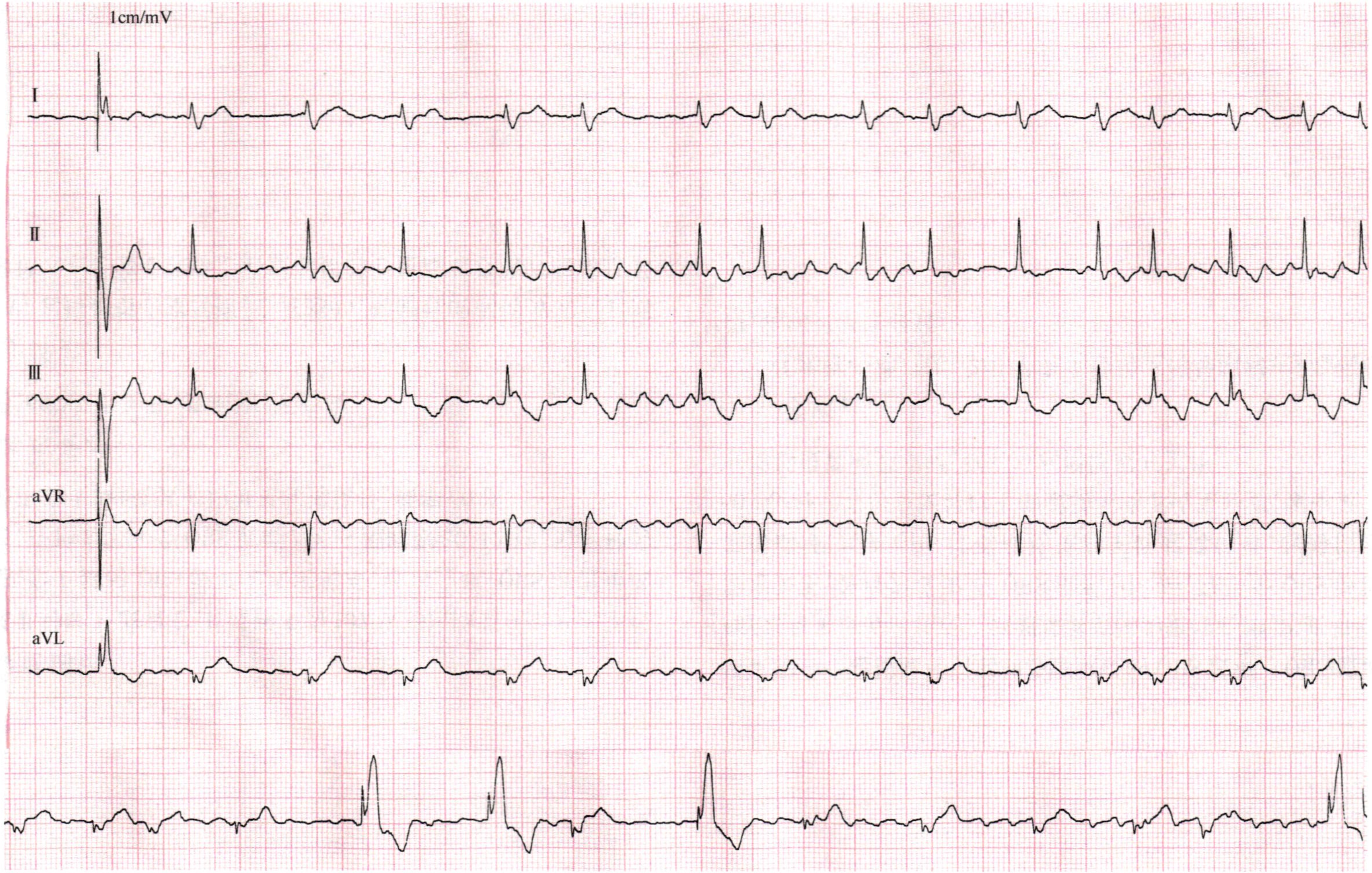

心电图示：

本图窦性 P 波消失，部分代之以“f”波；部分代之以“F”波，RR 间期不匀齐，相对长间期后（长 aVL 导联）QRS 波群宽大畸形，其前见起搏信号。

临床资料：

患者，男性，67 岁，起搏器安装术后 2 年余随访。

分析：

不纯性心房扑动通常系指在心房颤动为基本心电图的情况下，短时间内心房颤动的“f”波变得相对匀齐，振幅和极性也相对规律，但持续时间不稳定。以 aVL 导联为例，前半部分以大小、形态、间隔不同的“f”波代之，后半部分以大小、形态、间隔相同的“F”波代之，RR 间期不匀齐，QRS 波群有两种形态，一种是窄的 QRS 波群，另一种是宽大畸形的 QRS 波群，其前见钉子样起搏信号（1、20、21、23、29）为心室起搏，起搏频率为 60 次/分。当 QRS 频率小于 60 次/分时，心室起搏器开始工作。

诊断：

①异位心律——不纯性心房扑动；②心室起搏。

38. 心房颤动、心室起搏心律

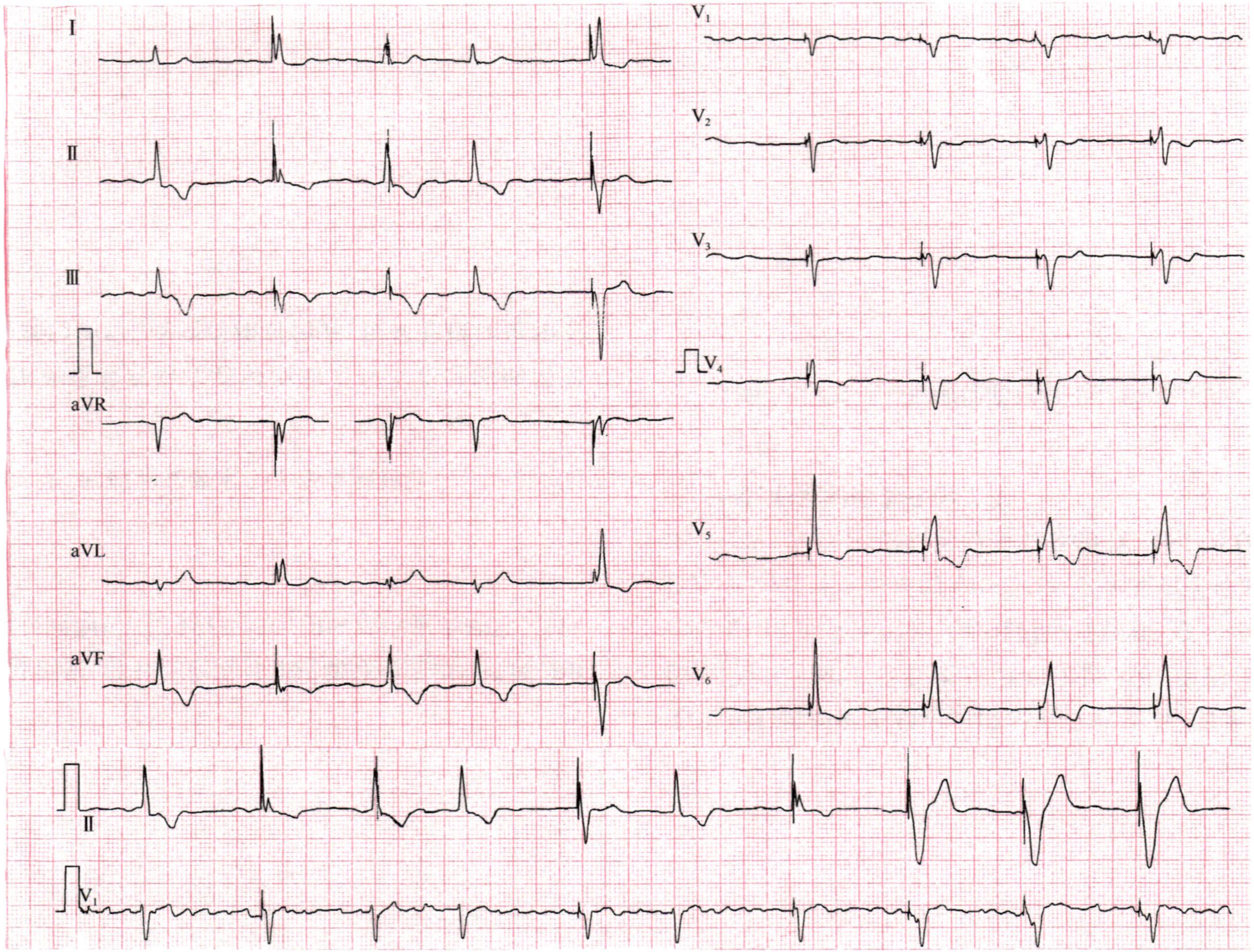

心电图示：

窦性 P 波消失，以“f”波代之，小“f”波 V_1 导联最清楚。部分 QRS 波增宽，其前见起搏信号，RR 间期部分匀齐，部分不匀齐。

临床资料：

男，72 岁，心房颤动病史多年，因传导障碍安装了心脏起搏器。

分析：

VVI 起搏器的功能是指无论出现何种心律失常时，只要引起长 RR 间期，起搏器就会按照自身设置的频率发出脉冲刺激，其后紧跟相应宽大畸形的 QRS 波群。本例起搏器频率设置在 60 次/分，当心房颤动其 RR 频率低于起搏器设置的频率 60 次/分时，起搏器则处于工作状态。

诊断：

①异位心律——心房颤动；②心室起搏心律。

（张　澄　王无锡）

七、冠心病、高血压、风湿性心脏病

39. 一度房室传导阻滞、完全性右束支阻滞

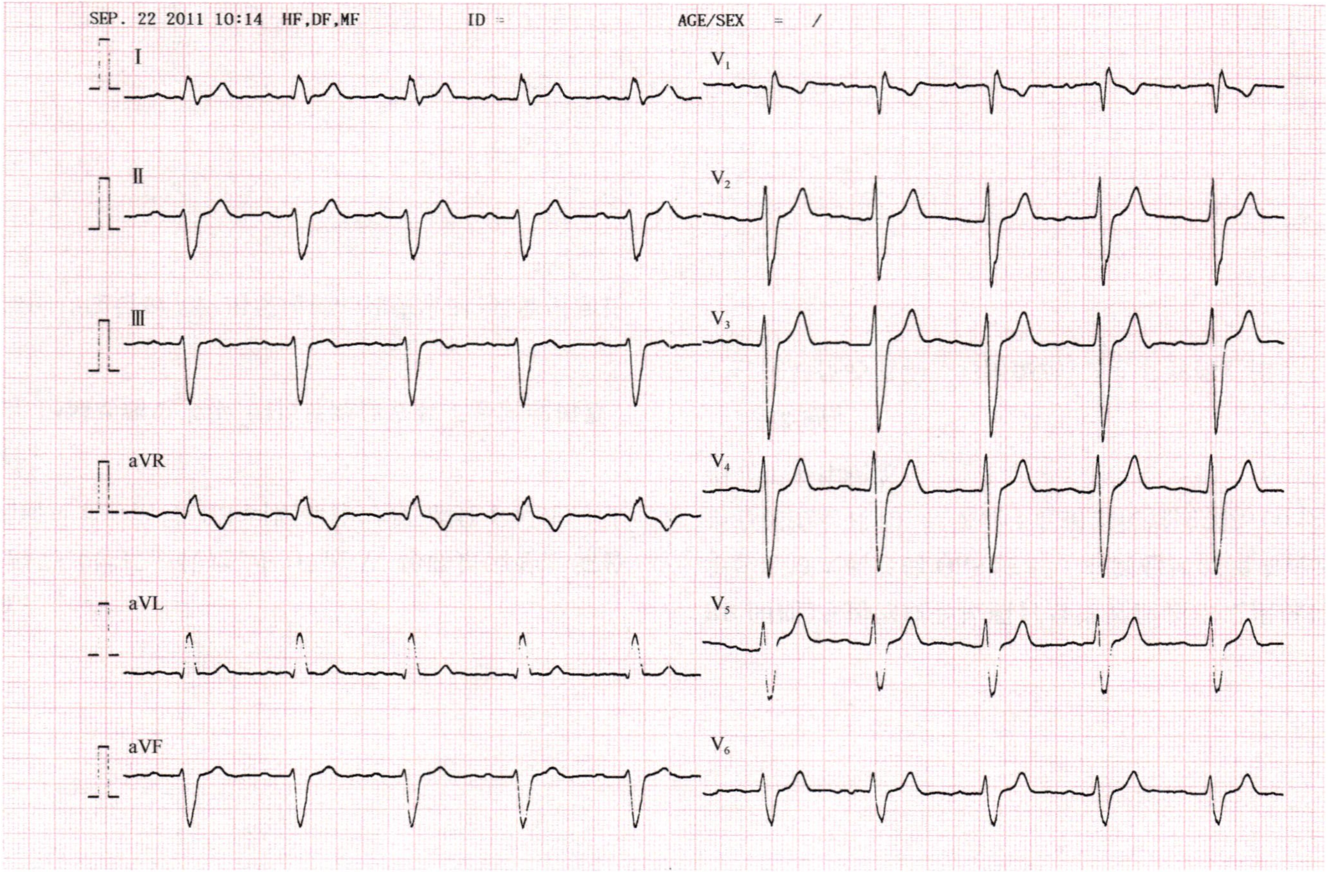

心电图示：

P 波在Ⅱ导联直立，aVR 导联倒置，P 波频率 68 次/分，PR 间期 0.23 秒。QRS 波群时限 0.15 秒，aVR 导联 QRS 波群呈 qR 型，V_1 导联 QRS 波群呈 Qr 型，V_5 导联 QRS 波群呈 rS 型。Ⅱ、Ⅲ、aVF、V_2 ~ V_6 导联 S 波增宽。

临床资料：

男，78 岁，冠心病，胸闷 3 天。

分析：

典型完全性右束支阻滞 V_1 导联 QRS 波群常呈 rsr′、rsR′、rSR′ 或 M 型。心电图 QRS 波群起始向量与正常 QRS 波群除极向量相似，受影响的是 QRS 波群终末向量（增宽）。右心室肥大时 V_1 导联 QRS 波群常呈 Rs、rS、qr 或 qR 型。当重度右心室肥大时，其 QRS 综合向量向后，因此 V_1 导联 QRS 波群会出现负向波。V_5 导联 QRS 波群的 S 波加深。重度右心室肥大合并完全性右束支阻滞时，心电图图形不会互相掩盖。

诊断：

①窦性心律；②一度房室传导阻滞；③完全性右束支阻滞；④右心室肥大。

40. 心房颤动、室性期前收缩

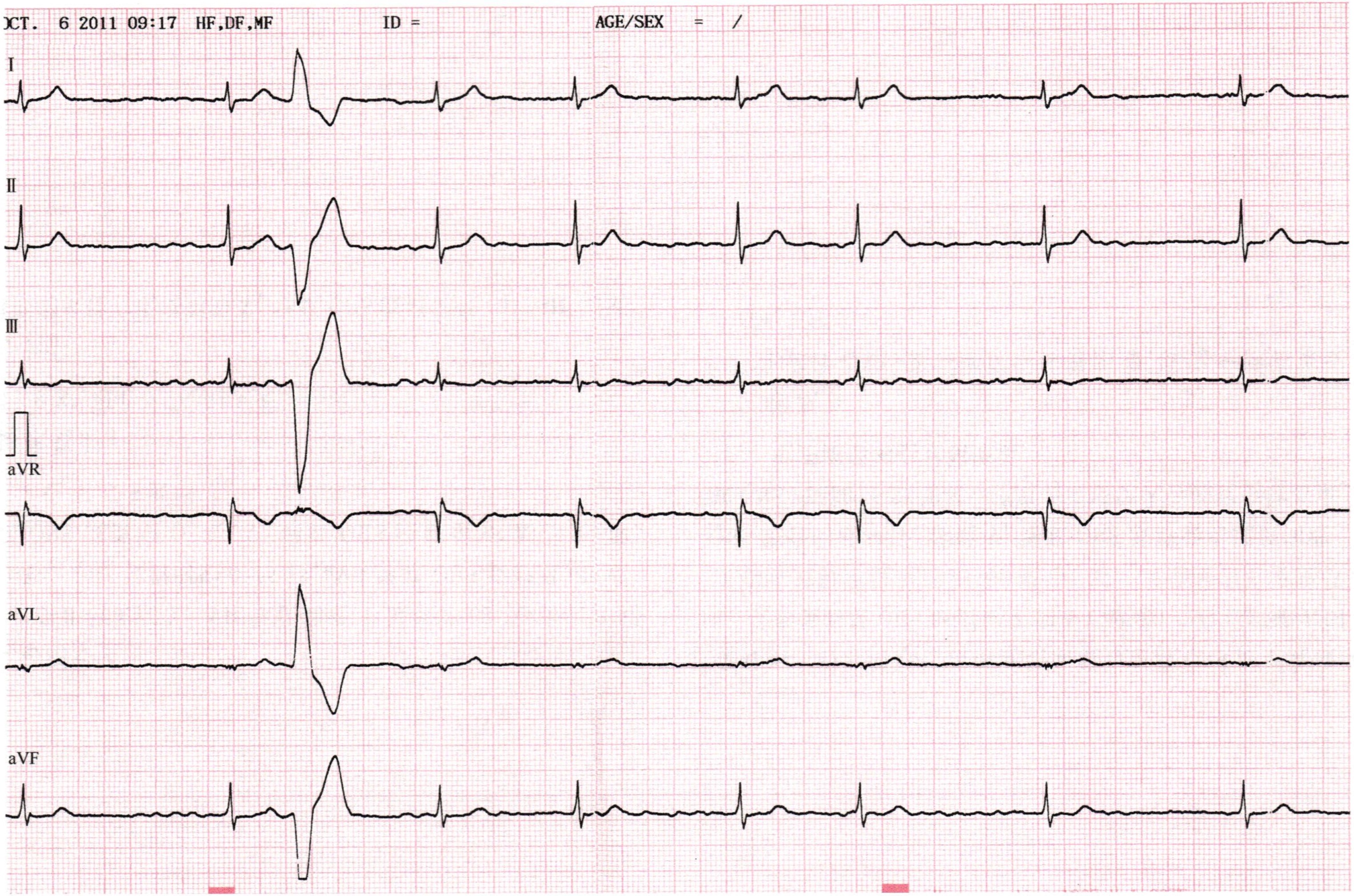

心电图示：

窦性 P 波消失，以“f”波代之，RR 间期不匀齐，基本心室率平均 60 次/分。第 3 个 QRS 波群宽大畸形，见长 RR 间期为 1.6 秒、1.44 秒、1.52 秒。

临床资料：

患者，女性，77 岁，因反复黑矇 3 个月余就诊，无晕厥。心脏听诊示心率 57 次/分，律不齐，各瓣膜区未闻及病理性杂音。

分析：

心房颤动时伴有长 RR 间期>1.5 秒，反复出现时则要考虑伴有房室传导阻滞。但是平均心室率不慢于 50 次/分时，尽管存在长达 1.5 秒以上无 QRS 波群，仍不能诊断为房室传导阻滞，只能诊断心房颤动伴长 RR 间歇。因为很多这样的患者复律后，并无房室传导阻滞现象存在，所以在诊断心房颤动合并房室传导阻滞时要慎重。

诊断：

①异位心律——心房颤动伴长 RR 间期；②室性期前收缩。

41. 心房扑动(2：1)

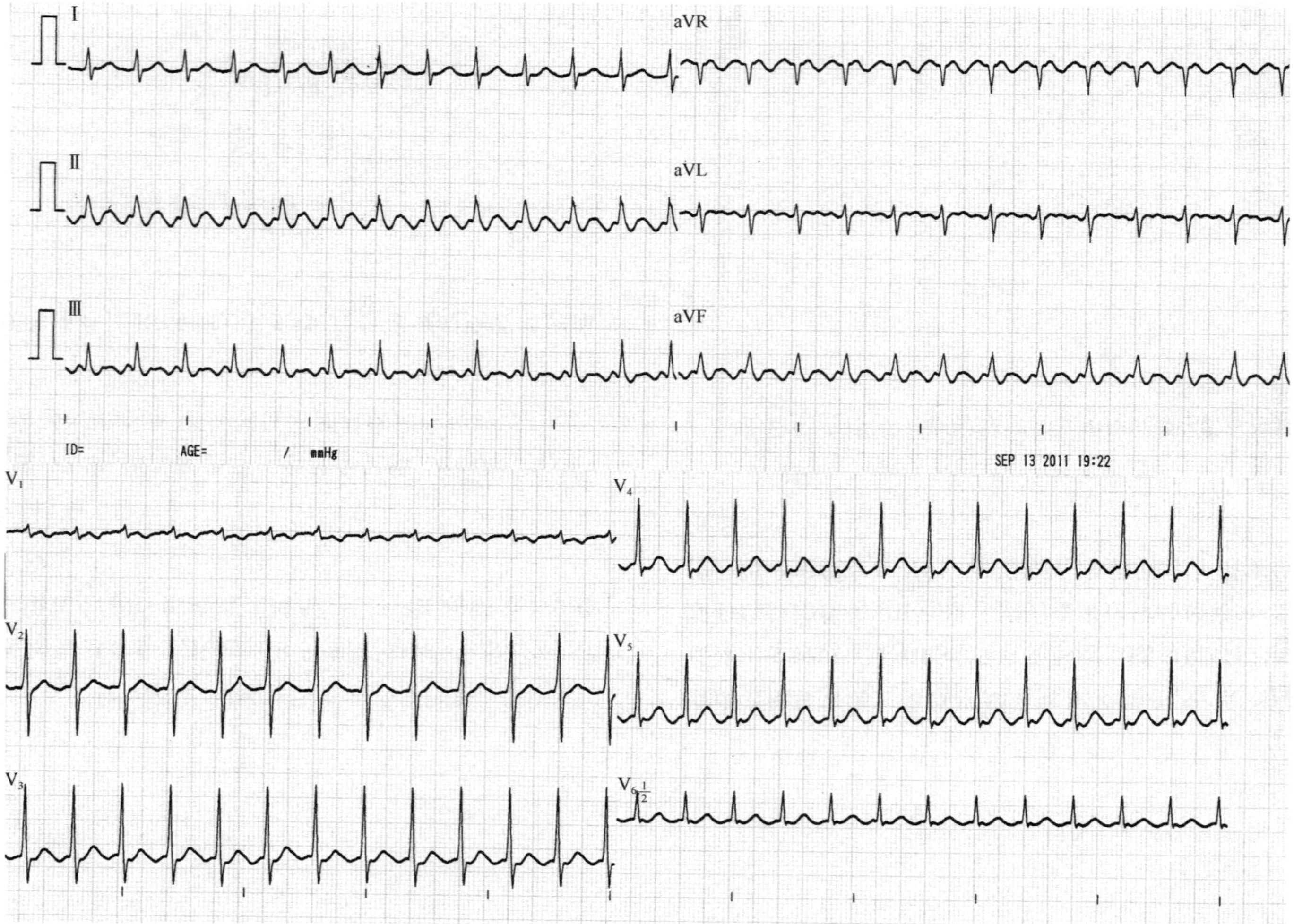
I
aVR
II
aVL
III
aVF
ID=
AGE=
/ mmHg
SEP 13 2011 19:22
V1
V4
V2
V5
V3
V6 1/2

心电图示：

窦性 P 波消失，以“F”波代之，RR 间期匀齐。“F”波频率为 300 次/分，R 波频率为 150 次/分。

临床资料：

男，52 岁，心悸两小时，有房颤病史一年。

分析：

Ⅰ、Ⅱ、Ⅲ、aVF 导联“F”波正向为主，锯齿波凸面向上，较圆钝，部分“F”波重叠在 QRS 波群前及 ST 段上。房室传导比例为 2∶1。当一个“F”波下传心室后，下一个“F”波恰好落在房室结的不应期，未能下传，心室率正好是心房率的一半，这是一种继发于快频率的生理现象。所以当心房扑动心室率正好在 150 次/分时，则要和窦性心动过速相鉴别。诊断时要仔细分析。

诊断：

异位心律——心房扑动（2∶1 下传）。

42. 心房扑动(4：1)

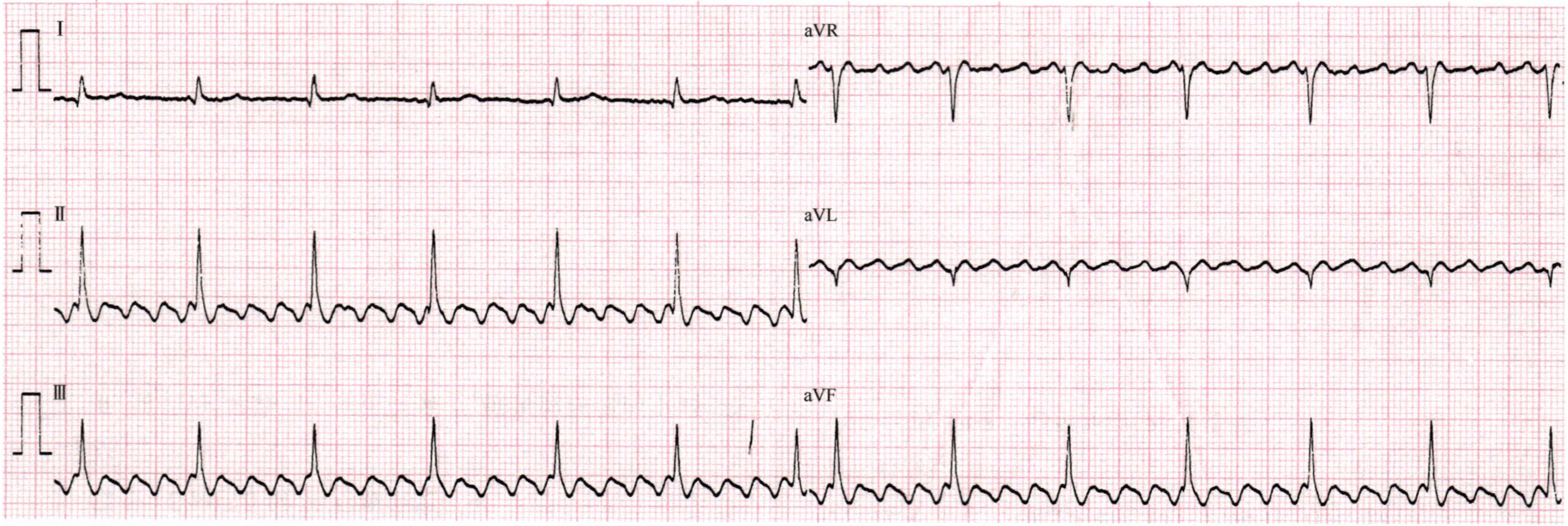

心电图示：

窦性 P 波消失，以“F”波代之，“F”波尤以Ⅱ、Ⅲ、aVF 导联较清楚，“F”波频率为 300 次/分，R 波的频率为 75 次/分，RR 间期匀齐。

临床资料：

患者，女性，73 岁，因发作性胸闷 2 个月余就诊，无胸痛，心脏听诊示心律齐，心率 70 次/分，各瓣膜区未闻及病理性杂音。

分析：

心房扑动时，房室传导比例可有不同，以 2∶1 ~ 4∶1 房室传导多见。当传导比例相同时，则 RR 间期规则，当房室传导低于 5∶1 ~ 6∶1 时，则要考虑房室结本身存在阻滞，或药物造成的房室传导阻滞，而不属于生理现象。

诊断：

异位心律——心房扑动(4∶1 下传)。

43. 心房颤动、左心室肥大

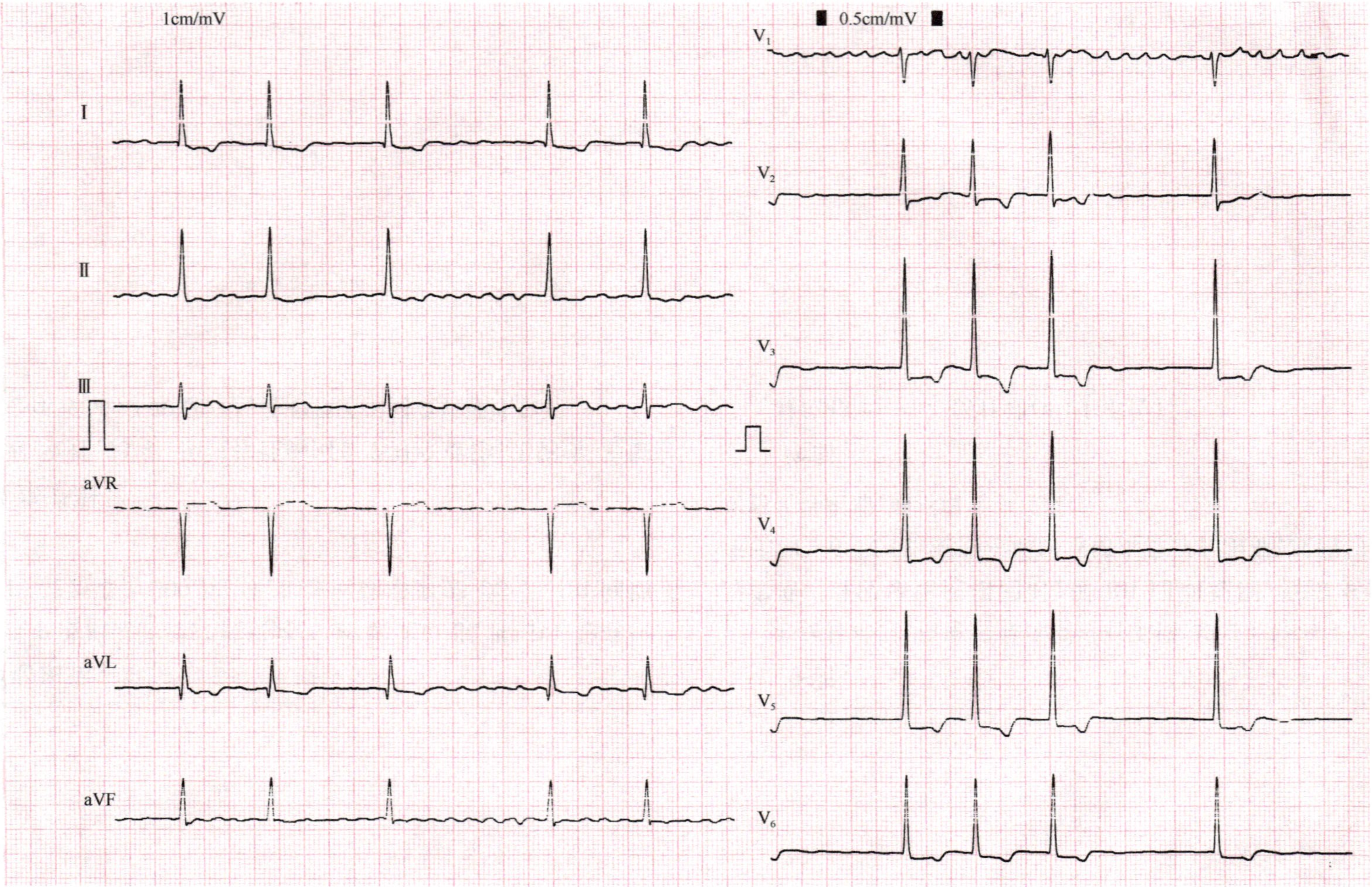

心电图示：

窦性 P 波消失，以“f”波代之，RR 间期不匀齐。$R_{V_5}=4.4mV$，$S_{V_1}=1.0mV$，$R_{V_5}+S_{V_1}=5.4mV$。Ⅰ、Ⅱ、$V_2 \sim V_6$ 导联 ST 段压低≤0.4mV。Ⅰ、aVL 导联 T 波呈负正双向，$V_2 \sim V_6$ 导联倒置。

临床资料：

男，86 岁，冠心病，高血压，170/85mmHg。

分析：

冠心病所致的室上性快速心律失常中以心房颤动最为常见，意义也最大。冠心病时房性心律失常的产生与心房缺血及缺血后的纤维化等有关，也是泵功能下降的间接征象，因为泵功能下降可使心房压增高，心房容积增大，而心房压增高又可促使房性心律失常。左心室肥大也是冠心病患者的常见心电图表现，一旦心电图出现明确的左心室肥大，则高度提示器质性心脏病的存在。

诊断：

①异位心律——心房颤动；②左心室肥大；③心肌缺血。

44. 左心房肥大

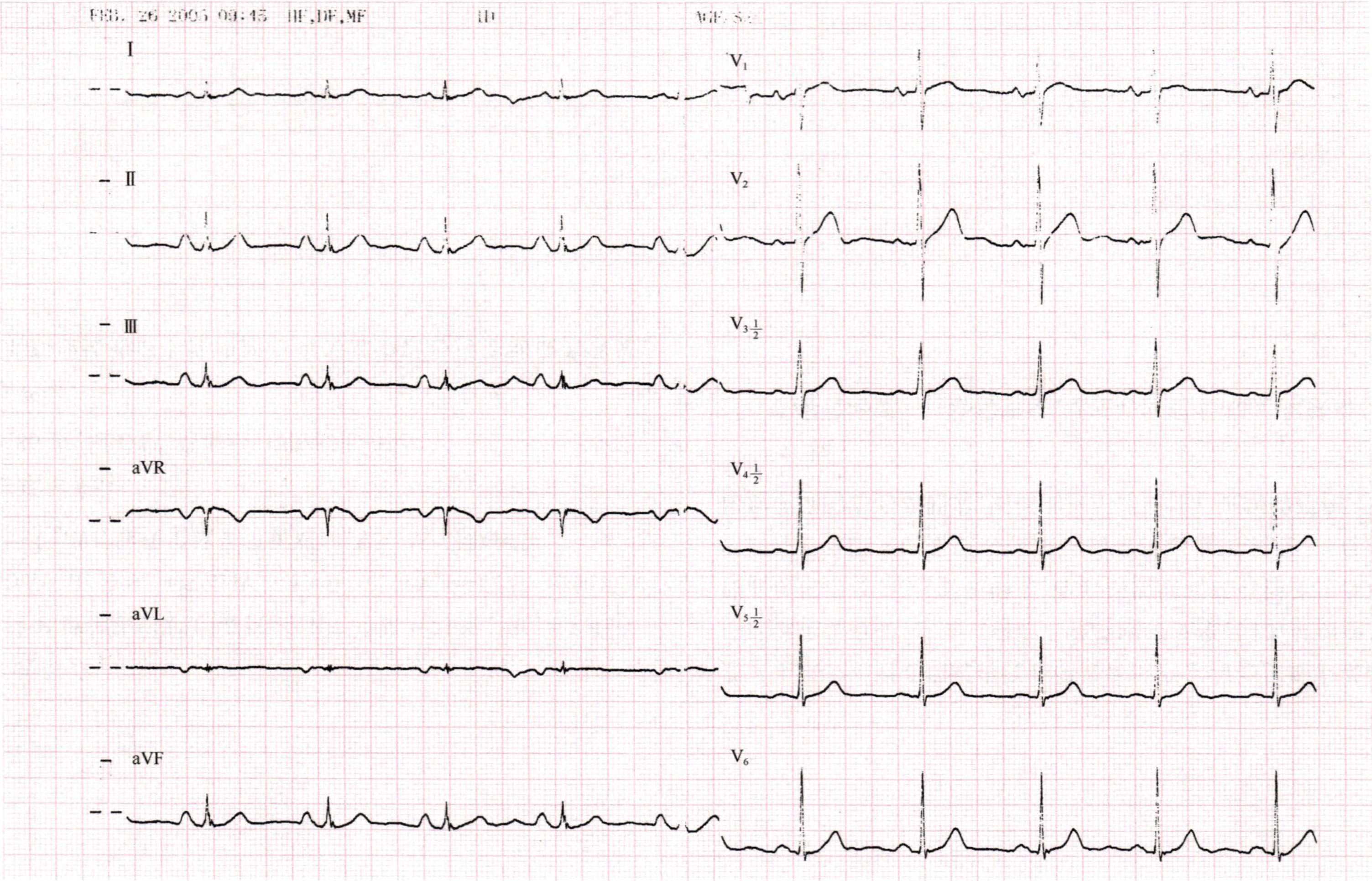

心电图示：

P 波在Ⅱ导联直立，aVR 导联倒置。P_{II}时限 =0.13 秒，P_{II}振幅<0.25 mV，P 波在 V_5、V_6 导联有切迹。

临床资料：

男，66 岁，反复胸闷 3 年余，多为静息状态下发作，活动后好转。有高血压史 5 年余，自述血压控制不佳。

分析：

正常左心房除极向量的方向指向左下偏后，当一些可以引起左心房压力增大，容量增加的疾病时，都可造成左心房负荷过重而肥大。左心房肥大以后，房间传导的功能降低，左心房除极时间延长，使整个心房除极时间相应延长。此时 P 向量增大，其终末部分比正常更指向左后偏上，额面向量增宽，向左上方明显增大，P 电轴位于+30° ~ -30°，故常在Ⅰ、aVL 导联可见 P 波增宽，有切迹。

诊断：

①窦性心律；②左心房肥大。

45. 左右心房肥大、室性期前收缩

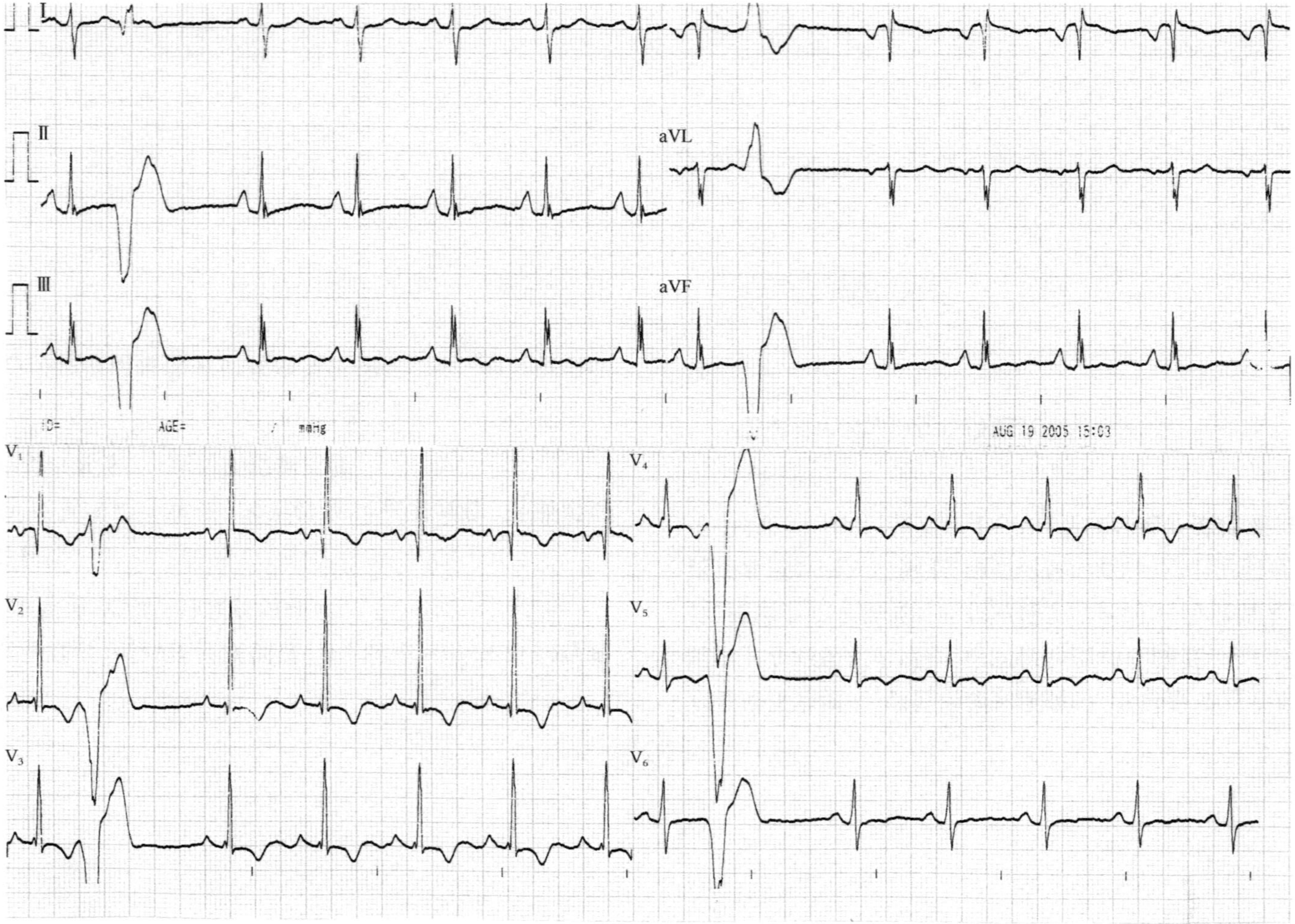

心电图示：

P 波在Ⅱ导联直立，aVR 导联倒置。$P_{Ⅱ}$时限 = 0.13 秒，$P_{Ⅱ}$振幅 = 0.30 mV，V_1 导联 P 波呈正负双向。心电轴 +108°。V_1 导联 QRS 波群呈 qR 型，V_6 导联 S 波较深。各导联见提前出现的宽大畸形 QRS 波群。V_2、V_3 导联 ST 段轻压低，T 波在Ⅱ、aVF 导联平坦，V_1 ~ V_5 导联倒置，V_6 导联平坦。

临床资料：

女，58 岁，风湿性心脏病多年。

分析：

二尖瓣狭窄为风湿性心脏病最常见的瓣膜病变，二尖瓣狭窄早期心电图可完全正常，病变发展至一定程度时可引起心电图改变。二尖瓣 P 波的特征是 P 波增宽，呈双峰，峰间距大于 0.04 秒，第二峰高于第一峰。由于这种特征的 P 波多见于二尖瓣病变所以称"二尖瓣型"P 波。在Ⅰ、Ⅱ、aVL 导联上最为明显。在 V_1 导联可以出现正负双向 P 波，终末负性向量增大。当出现肺动脉高压后，右心房和右心室也随之肥大。

诊断：

①窦性心律；②左右心房肥大；③右心室肥大；④室性期前收缩；⑤心肌缺血。

46. 三度房室传导阻滞

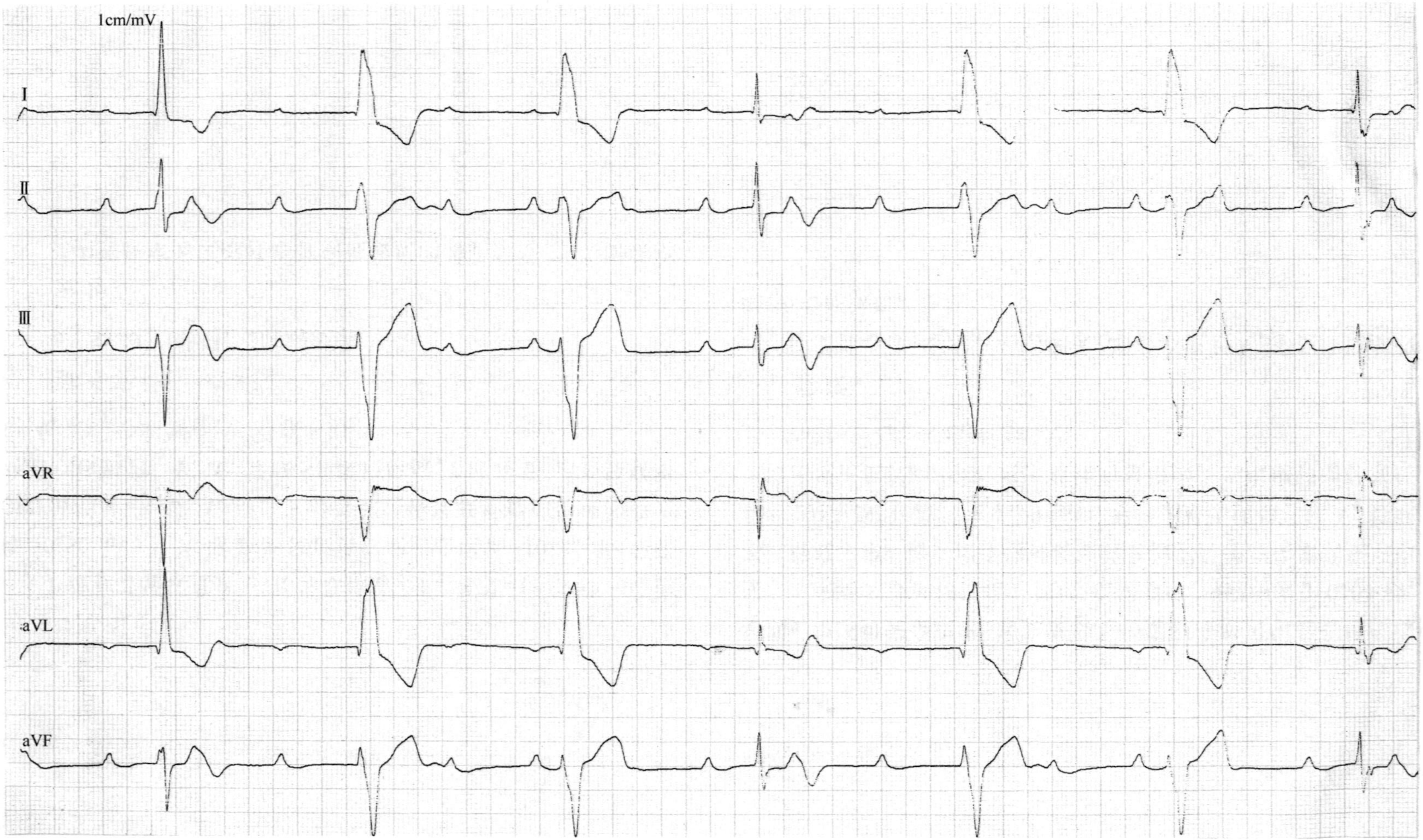

心电图示：

P 波Ⅱ导联直立，aVR 导联倒置。P 波频率 83 次/分。P 波与 QRS 波群无固定关系，P 波在 QRS 波群前、中、后。QRS 波群时限增宽，频率为 38 次/分。以Ⅰ导联为例，部分 QRS 波群呈 qR 型，R 波增宽（第 2、3、5、6 个）；部分 QRS 波群呈 qrS 型，S 波增宽（最后一个 QRS 波群）；部分呈 qR 型（第一个 ORS 波群）；另一种为正常 QRS 波群（第 4 个）。

临床资料：

患者，男性，75 岁，因反复心悸、黑矇 1 年余，再发伴晕厥一天就诊，一天来无诱因下晕厥发作 2 次。

分析：

P 波与 QRS 波群无固定关系，各自为政，P 波频率>QRS 频率，为三度房室传导阻滞。阻滞部位在心房和心室之间。心房由窦房结控制，心室由低位起搏点房室交界区控制。低位起搏点发出激动沿心室的传导系统下传至心室。在此过程中，双侧的传导系统如果有传导障碍的话，则可表现为束支阻滞。因此在三度房室传导阻滞合并 QRS 波群宽大畸形时要加以鉴别，是交界性逸搏性心律合并束支传导障碍还是心室逸搏心律。此时要分析 QRS 波群的频率以及波形。交界区的频率一般是 40 ~ 70 次/分；心室的频率是 20 ~ 40 次/分。如果是合并束支阻滞的话，则有束支阻滞的特有图形。如果是心室逸搏的话，则 QRS 波群宽大畸形。

诊断：

①窦性心律；②三度房室传导阻滞；③交界性逸搏心律；④左束支二度阻滞；⑤右束支二度阻滞。

47. 完全性左束支阻滞、右束支阻滞(一度)

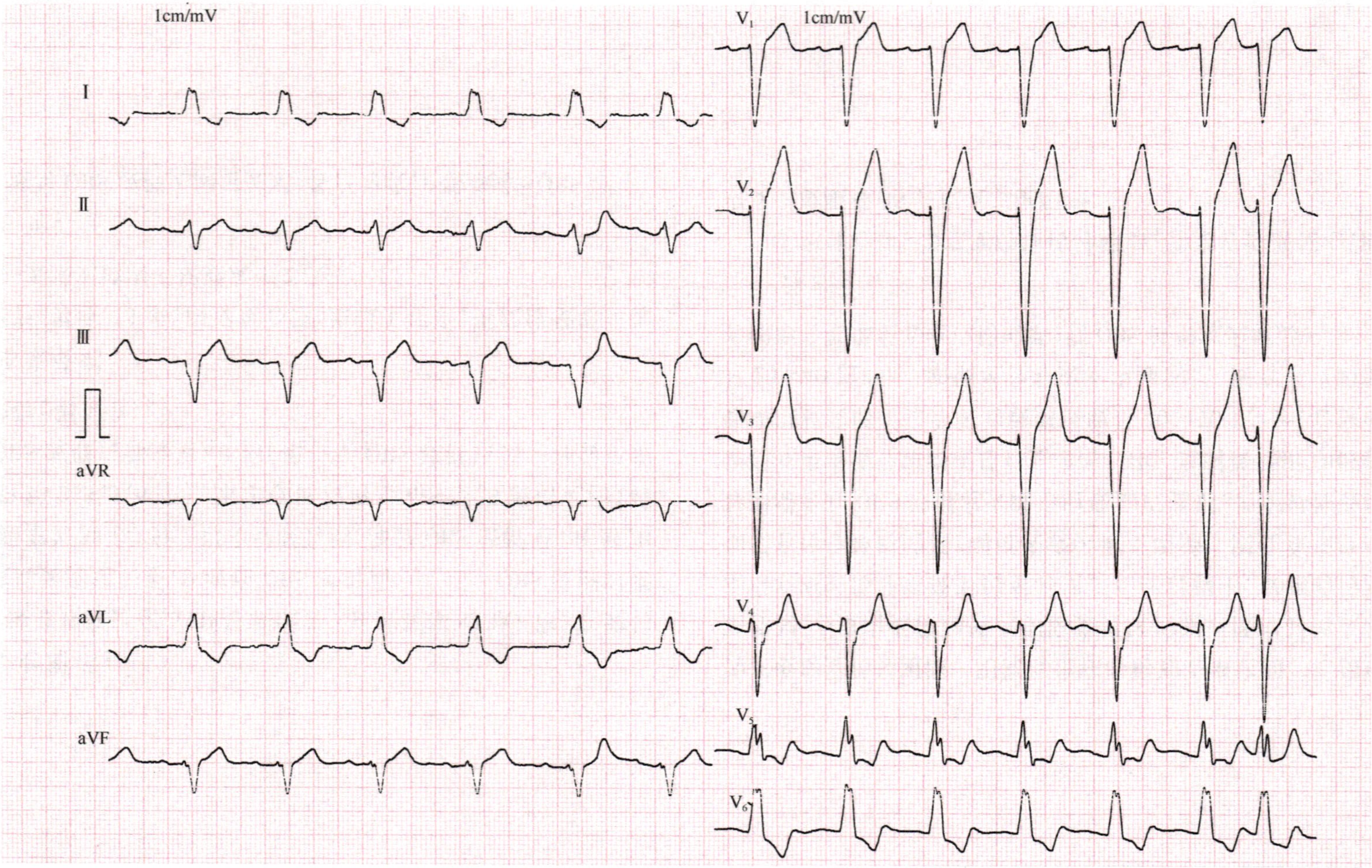

心电图示：

P 波在Ⅱ导联直立，aVR 导联倒置，PR 间期 0.20 秒，心室率为 83 次/分，胸导联最后一个 P′-QRS-T 波群提前出现，P′波与前一 T 波融合。QRS 波群增宽=0.13 秒，Ⅰ、aVL、V_6 导联呈 R 型，R 波有切迹。Ⅰ、aVL 导联 T 波倒置，V_6 导联 T 波负正双向。

临床资料：

患者，男性，78 岁，因体检发现心电图异常就诊。心脏听诊心率 80 次/分，律齐，各瓣膜区未闻及病理性杂音。

分析：

束支阻滞是指左、右束支主干发生传导延缓或传导中断。当受累的束支传导较对侧束支传导时间互差大于 0.04 秒时，则在心电图上显示受累侧束支阻滞的图形。完全性左束支阻滞时，此时的 PR 间期代表激动通过右束支下传的速度。心电图上出现一侧束支阻滞图形加上 PR 间期延长时，则要考虑 PR 间期的延长是另一侧束支的传导延缓，确诊还需进行电生理检查。

诊断：

①窦性心律；②完全性左束支阻滞（左束支阻滞三度）；③右束支阻滞（一度）；④房性期前收缩。

48. 左心房、右心室肥大，一度房室传导阻滞

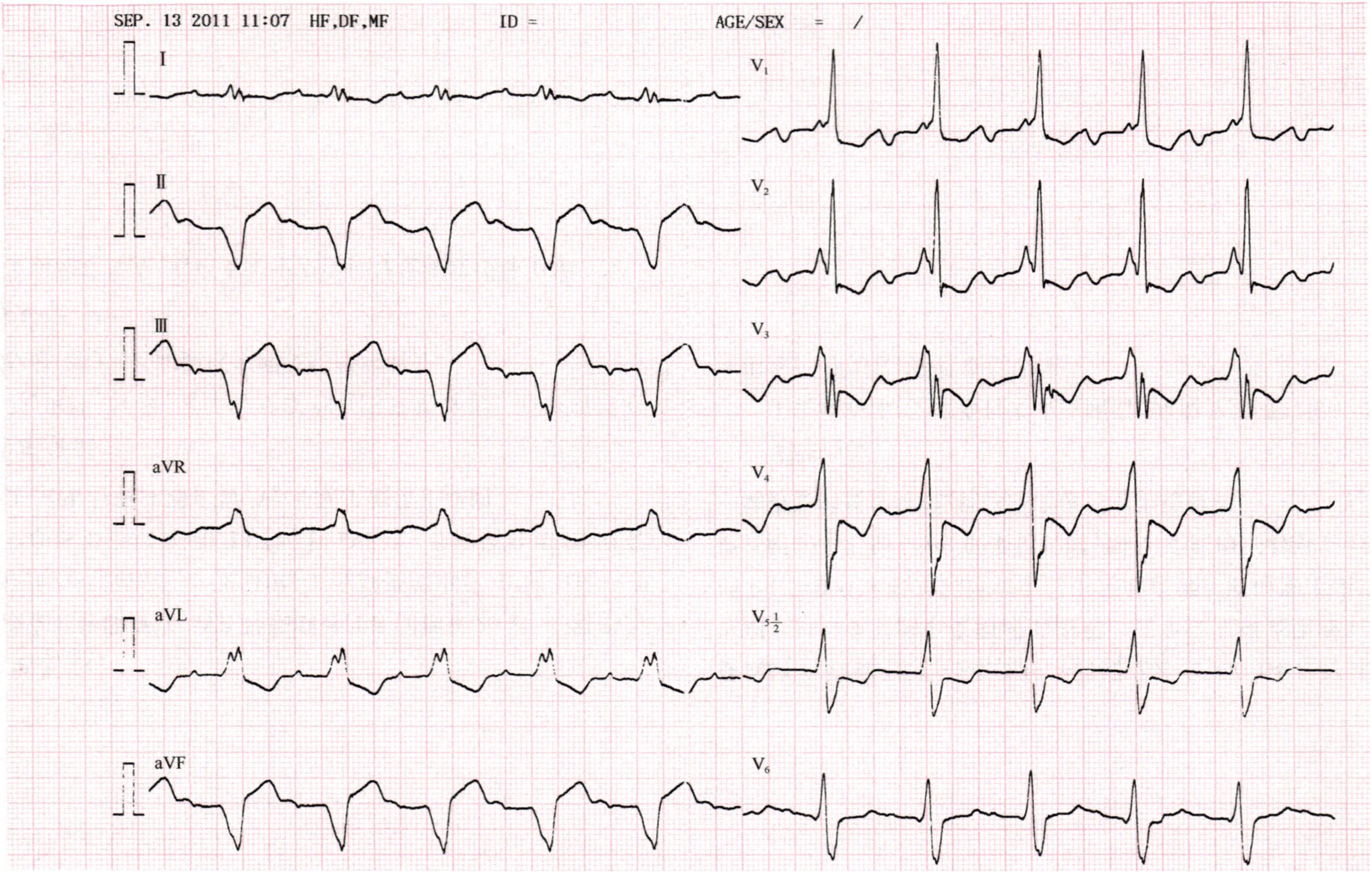

心电图示：

P 波在Ⅱ导联直立，aVR 导联倒置。PR=0.31 秒，P 波频率 75 次/分。V_1 导联 P 波正负双向，负向波加深加宽，Ptf_{V_1} 绝对值>0.04mm·s。各导联 QRS 波群增宽，V_1 导联呈 rsR′型，V_5、V_6 导联 S 波增宽，V_5 导联 R/S=1，aVR 呈 R 型，Ⅱ、Ⅲ、aVF 呈 QS 型，心电轴左偏-68°，aVL 导联 ST 段压低 0.1mV，V_4、V_5 导联 ST 段压低≤0.3mV，Ⅱ、Ⅲ、aVF 导联 ST 段抬高≤0.2mV，Ⅰ、aVL 导联 T 波倒置，V_4、V_5 导联 T 波倒置。

临床资料：

男，87 岁，冠心病，心肌梗死 2 年，高血压 5 年。

分析：

一份图片上显示 PR 间期延长，加上右束支阻滞图形，则要考虑有 3 种情况：①一度房室传导阻滞，三度右束支阻滞；②左束支为一度传导阻滞，右束支为三度传导阻滞；③左、右束支均为一度传导阻滞，但右束支的阻滞较左束支重，两者的传导速度不等互差>0.04 秒。此图右束支是三度阻滞，PR 间期则代表阻滞程度相对较轻的左束支的传导时间。如果患者以往有一侧束支阻滞，现在又出现 PR 间期延长，则要考虑是双束支阻滞；如果以往没有束支阻滞，现在出现一侧束支阻滞加上 PR 延长，首先要考虑单侧束支阻滞和房室传导阻滞。明确诊断还需电生理测定。

诊断：

①窦性心律；②左心房肥大；③右心室肥大；④一度房室传导阻滞；⑤完全性右束支阻滞；⑥陈旧性下壁心肌梗死。

49. 二度 I 型房室传导阻滞、急性下壁心肌梗死

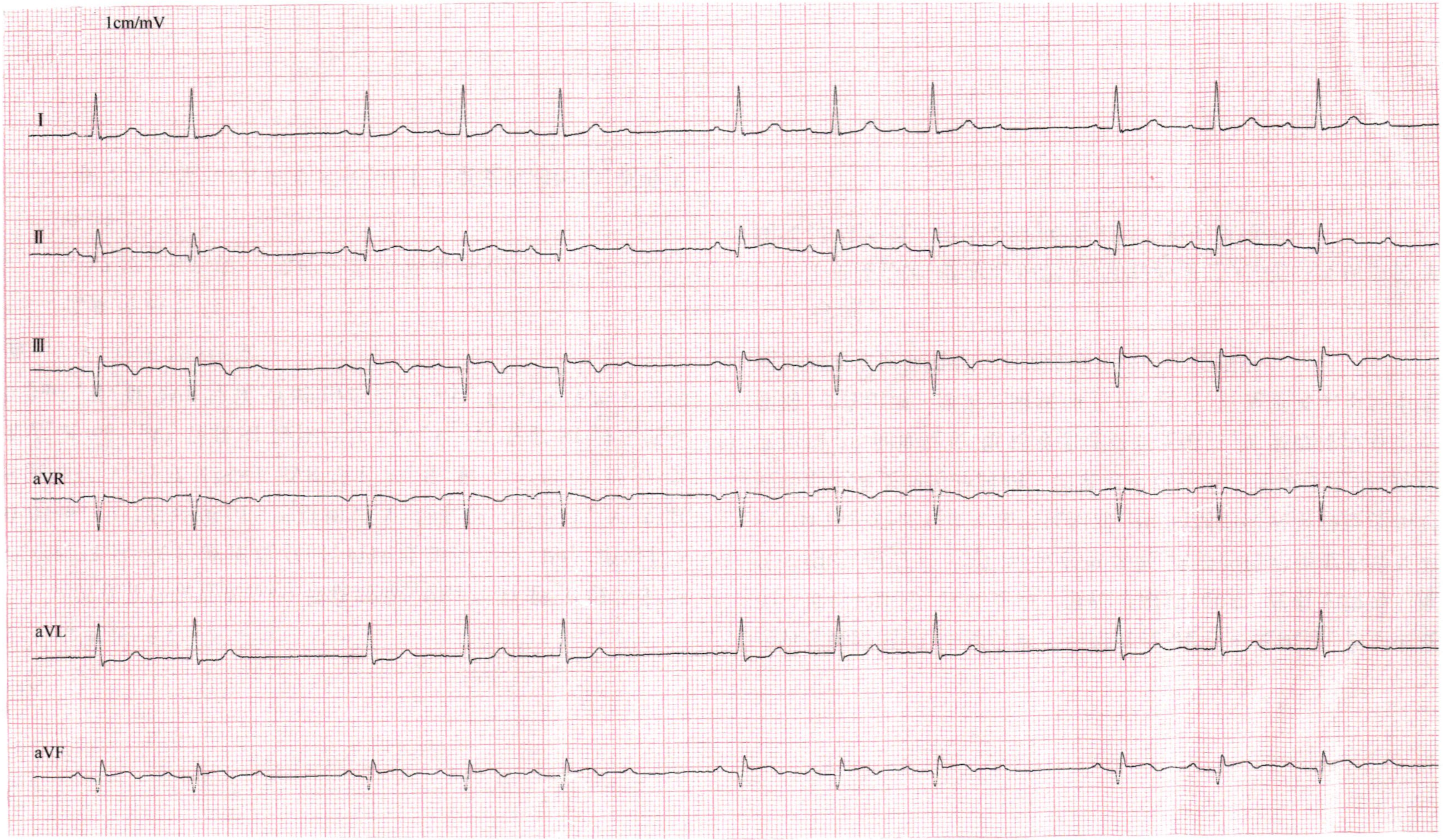

心电图示：

P 波在Ⅱ导联直立，aVR 导联倒置，P 波频率 79 次/分，PR 间期 0.20～0.26 秒（第 4～6 个 PR 间期）逐渐延长，直至第 7 个 P 波后脱落一个 QRS-T 波群，周而复始。QRS 波群时限正常，Ⅱ导联 QRS 群呈 qR 型，Ⅲ、aVF 导联 QRS 波群呈 Qr 型。Ⅱ、Ⅲ、aVF 导联 ST 段抬高≤0.1 mV，T 波无明显改变。

临床资料：

男，71 岁，心肌梗死 2 天。

分析：

左心室下壁是由左冠状动脉前降支、回旋支，还有右冠状动脉供血。房室结多由中隔支发出的房室结动脉供血，90% 情况下，中隔支起自右冠状动脉，当右冠状动脉闭塞时易致下壁心肌梗死和房室传导阻滞。急性心肌梗死并发心律失常时，二度房室传导阻滞的发生率为 7%～15%。

诊断：

①窦性心律；②二度Ⅰ型房室传导阻滞；③急性下壁心肌梗死。

50. 双束支阻滞、室性逸搏

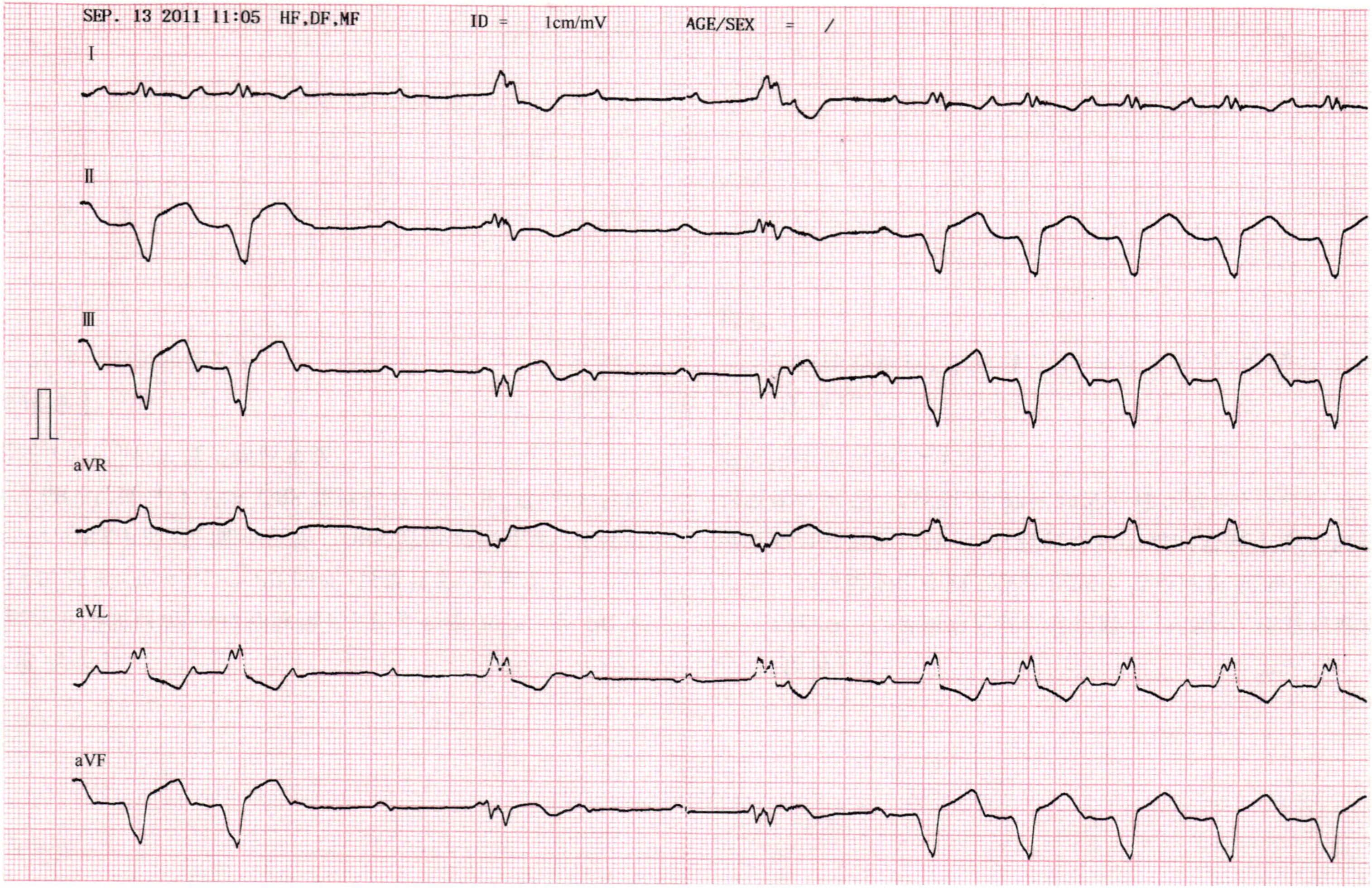

心电图示：

P 波Ⅱ导联直立，aVR 导联倒置，PP 间期规律，PR = 0.24 秒。QRS 波群时限 0.15 秒。第 3、4、5、6、7、8 个 P 波后无相关 QRS 波群，第 3、4 个 QRS 波群与其他 QRS 波群形态不同。

临床资料：

患者，女性，76 岁，因反复心悸、黑矇 2 年余，加重 1 天就诊。两年多前曾因胸痛持续 8 小时余就诊当地医院。

分析：

双侧束支阻滞是指束支的两支同时发生传导阻滞。左束支和右束支均可发生一度、二度或三度阻滞。当双侧束支均为一度时，其传导速度可以相同，亦可不同。其均为二度阻滞时，二者的传导比例可相同，亦可不同。此外，双侧束支又可呈同步或非同步阻滞。从而组合成多种形式的阻滞。正常情况下，激动通过左束支传导抵达心室的时间比右束支要早 0.01 秒，因此心电图上的 PR 间期则是代表快的那侧的束支传导抵达心室的时间。只有在左、右束支阻滞程度不等的情况下，激动经双侧束支下传到达心室的时间出现差异时，才会改变心室除极程序，从而造成 QRS 波群形态和时间的变化。

诊断：

①窦性心律；②双束支阻滞（左束支三度，右束支二度。同比例，同步，不同程度阻滞）；③室性逸搏。

51. 室性期前收缩

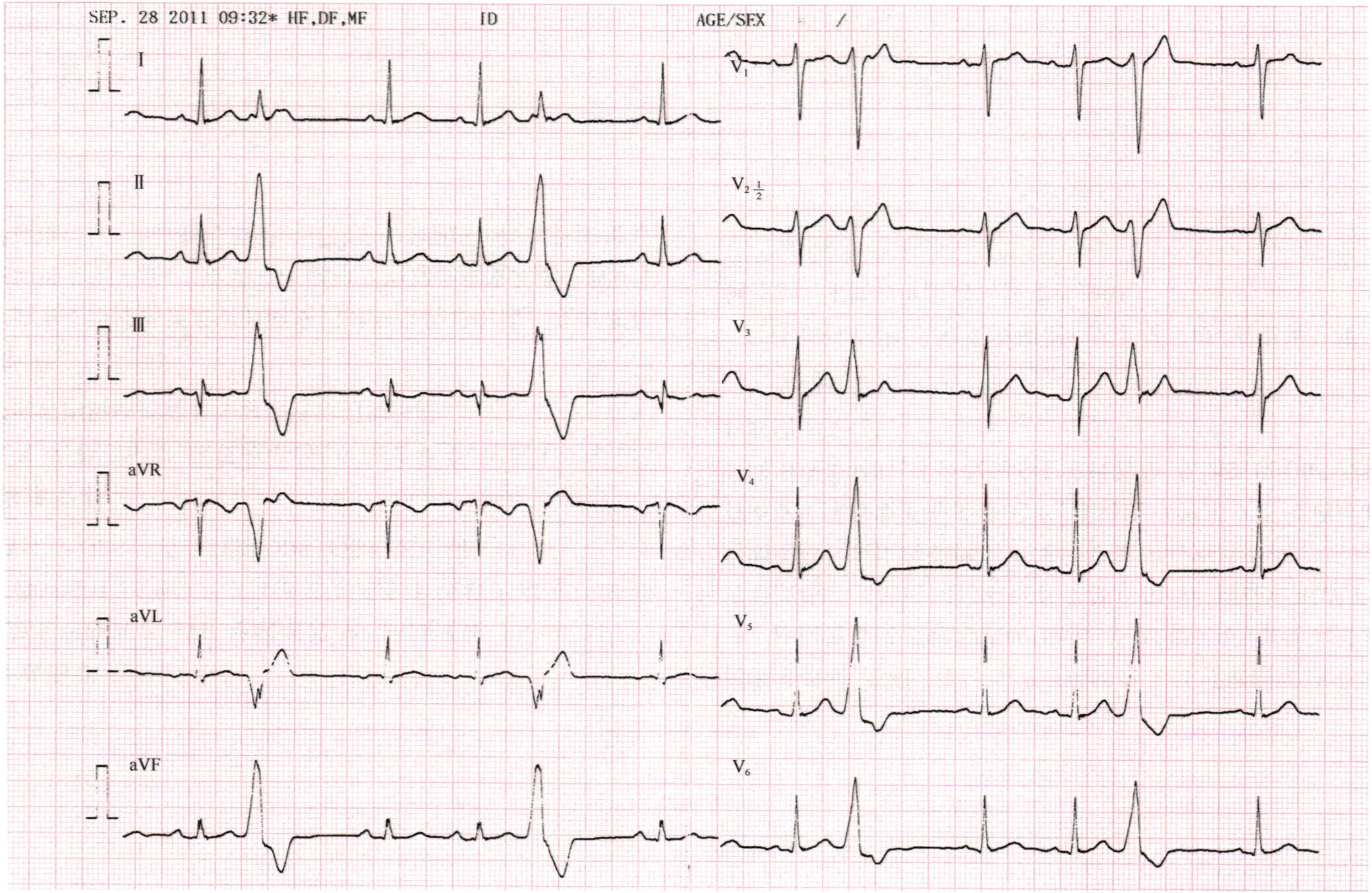
SEP. 28 2011 09:32* HF,DF,MF
ID
AGE/SEX /
I
II
III
aVR
aVL
aVF
V1
V2 1/2
V3
V4
V5
V6

心电图示：

P 波在Ⅱ导联直立，aVR 导联倒置，各导联均见提前出现的宽大畸形 QRS 波群，T 波与主波方向相反，代偿间歇完全。

临床资料：

患者，男性，42 岁，心悸 2 周，加重 1 天就诊。

分析：

各导联均见提前出现的宽大畸形的 QRS-T 波群，T 波与主波方向相反，其前无相关 P 波。根据室性期前收缩发作的个数而分为偶发室性期前收缩（1 ~ 3 个/分）、较频发室性期前收缩（4 ~ 5 个/分）、频发室性期前收缩（6 个/分以上）。

诊断：

①窦性心律；②频发室性期前收缩。

52. 陈旧性下壁心肌梗死

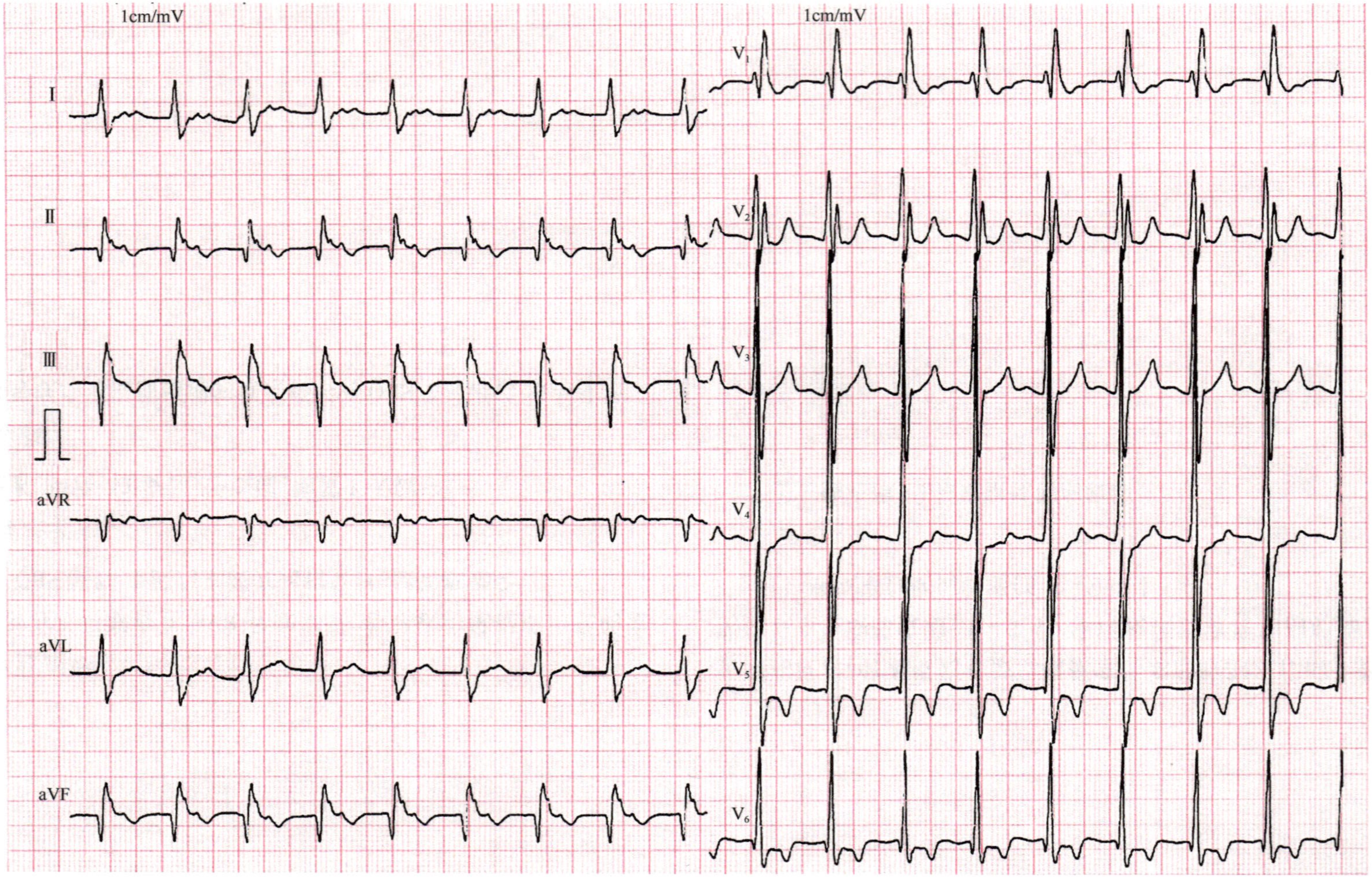

心电图示：

P 波在Ⅱ导联直立，aVR 导联倒置，P 波频率 103 次/分，PR 间期达 0.38 秒，P 波落在 T 波前，QRS 波群增宽达 0.13 秒。V_1 导联 QRS 波群呈 rsR′型，Ⅰ、aVL、V_5、V_6 导联 S 波增宽，V_5 导联 R 波振幅平均 2.7mV，Ⅱ、Ⅲ、aVF 导联 Q 波时限=0.04 秒，Q 波深度大于同导联 R 波的 1/4。V_4 ~ V_6 导联 ST 段压低 0.15 mV。Ⅱ、Ⅲ、aVF、V_5、V_6 导联 T 波倒置，V_4 导联 T 波小于同导联 R 波的 1/10。

临床资料：

男，66 岁，冠心病、心肌梗死 2 年。

分析：

陈旧性心肌梗死是指急性心肌梗死 3 ~6 个月后或更久，ST 段和 T 波已经恢复正常趋于恒定不变，残留下坏死型 Q 波。理论上异常 Q 波将持续存在终身，但随着瘢痕组织的缩小和周围心肌的代偿性肥大，Q 波的宽度和深度在数年后有可能明显缩小。

诊断：

①窦性心动过速；②一度房室传导阻滞；③完全性右束支阻滞；④陈旧性下壁心肌梗死；⑤左心室高电压；⑥心肌缺血。

53. 完全性左束支阻滞、室性期前收缩

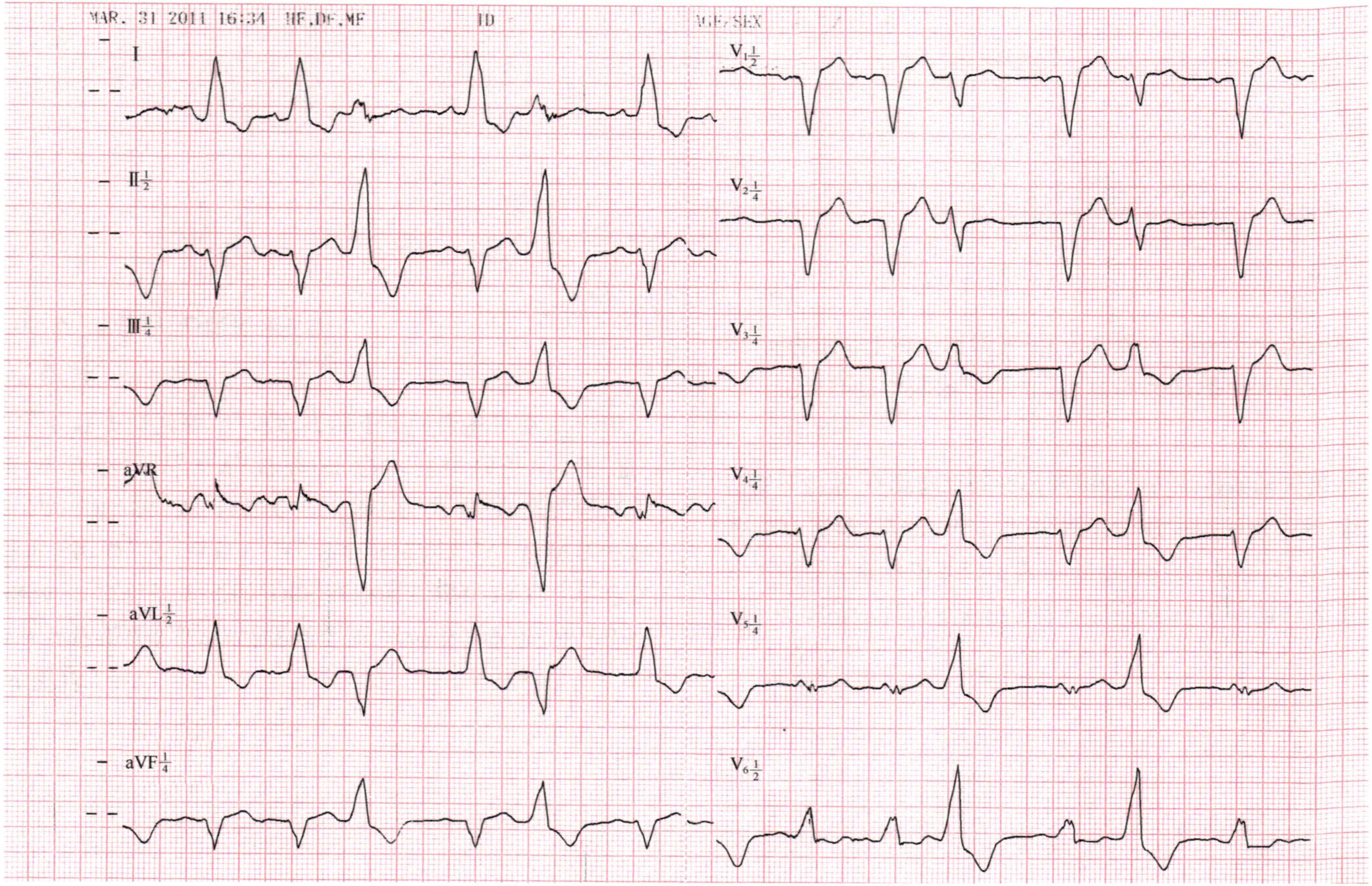

心电图示：

P 波在Ⅱ导联直立，aVR 导联倒置，QRS 时限增宽 = 0.13 秒，Ⅰ、aVL、V_6 导联 QRS 波群呈 R 型，有切迹，V_1、V_2 导联 QRS 波群呈 QS 型。各导联第 3、5 个 QRS 波群提前出现，宽大畸形。V_6 导联 T 波直立。

临床资料：

患者，男性，52 岁，因心悸就诊，有吸烟史多年，可疑高血压史。听诊律不齐，闻及期前收缩。

分析：

单侧束支阻滞是指左或右束支发生传导延缓或中断。当受累的束支传导较对侧束支慢，且两侧束支传导时间差大于 0.04 秒以上时，心电图上就会显示病变一侧束支阻滞的图形。完全性左束支阻滞的心电图诊断标准是 QRS 波群时限≥0.12 秒，Ⅰ、aVL、V_5、V_6 导联呈 R 型，R 波有切迹，V_1、V_2 呈 QS 型或 r S 型，心电轴可左偏。完全性左束支阻滞临床上常见于高血压性心脏病、冠心病，其次是心肌病、心肌瓣膜病等。

诊断：

①窦性心律；②完全性左束支阻滞；③室性期前收缩；④T 波异常。

54. 多源性室性期前收缩

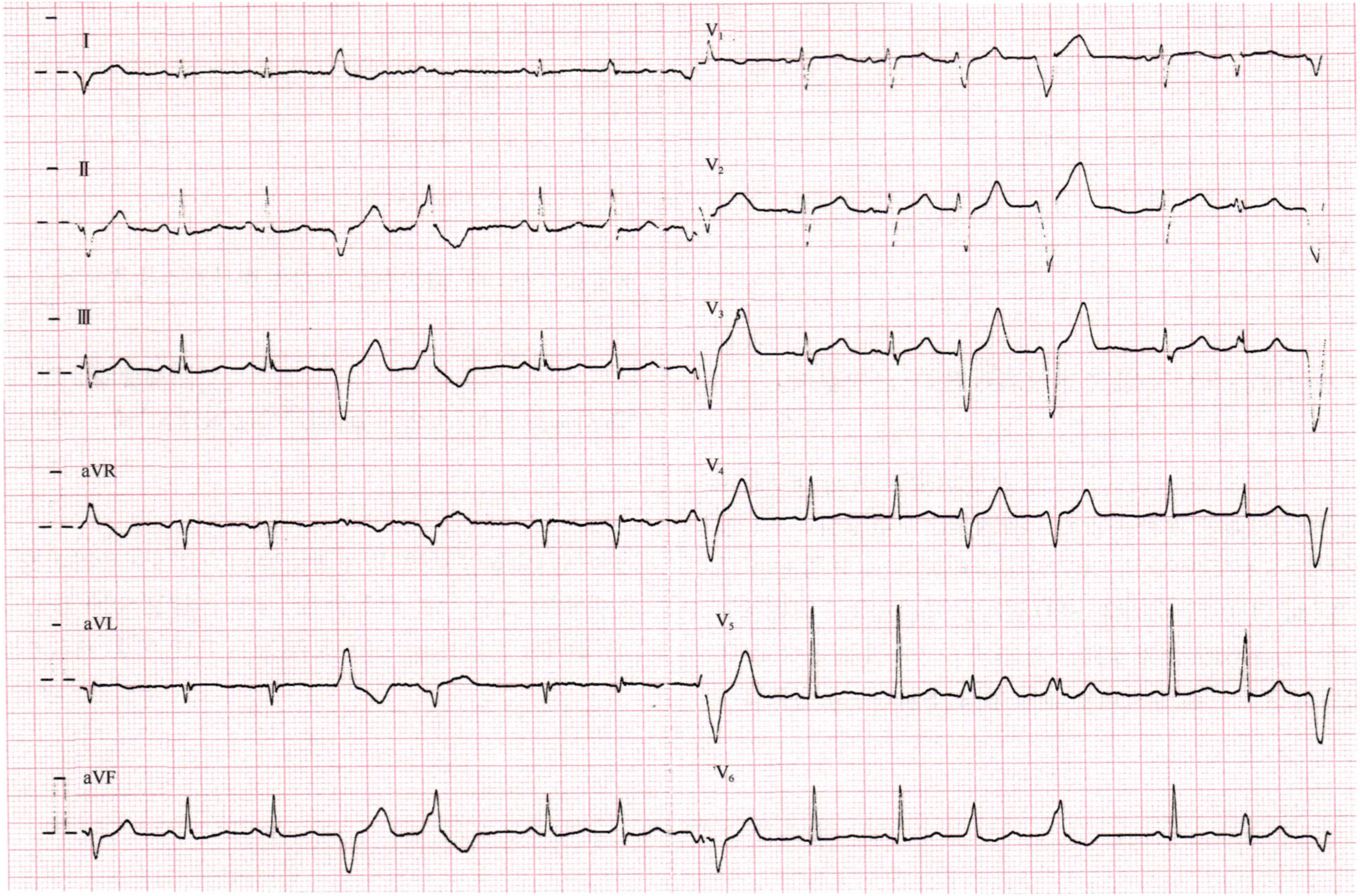

心电图示：

P 波在Ⅱ导联直立，aVR 导联倒置。各导联见提前出现的宽大畸形 QRS 波群，联律间距不等，同导联形态不同。Ⅱ、aVF、V_4 ~ V_6 导联 T 波振幅小于同导联 R 波的 1/10。

临床资料：

患者，男性，56 岁，因心悸 3 个月余就诊，有高血压病史 6 年，心脏听诊示心律不齐，闻及期前收缩。

分析：

心室内多个起搏点发出的室性期前收缩称多源性室性期前收缩。其发生原理主要是心室内的多个起搏点自律性增高或多发性折返现象，激动在心室内发生多处折返，折返途径不同，折返时间不等而引发。在心电图上的表现是在同一个导联上出现提前出现的宽大畸形的 QRS 波群，形态不同，联律间距不等。临床上常见于心肌缺血、心肌病、高血压等。

诊断：

①窦性心律；②多源性室性期前收缩(部分成对出现)；③T 波异常。

55. 左前分支阻滞

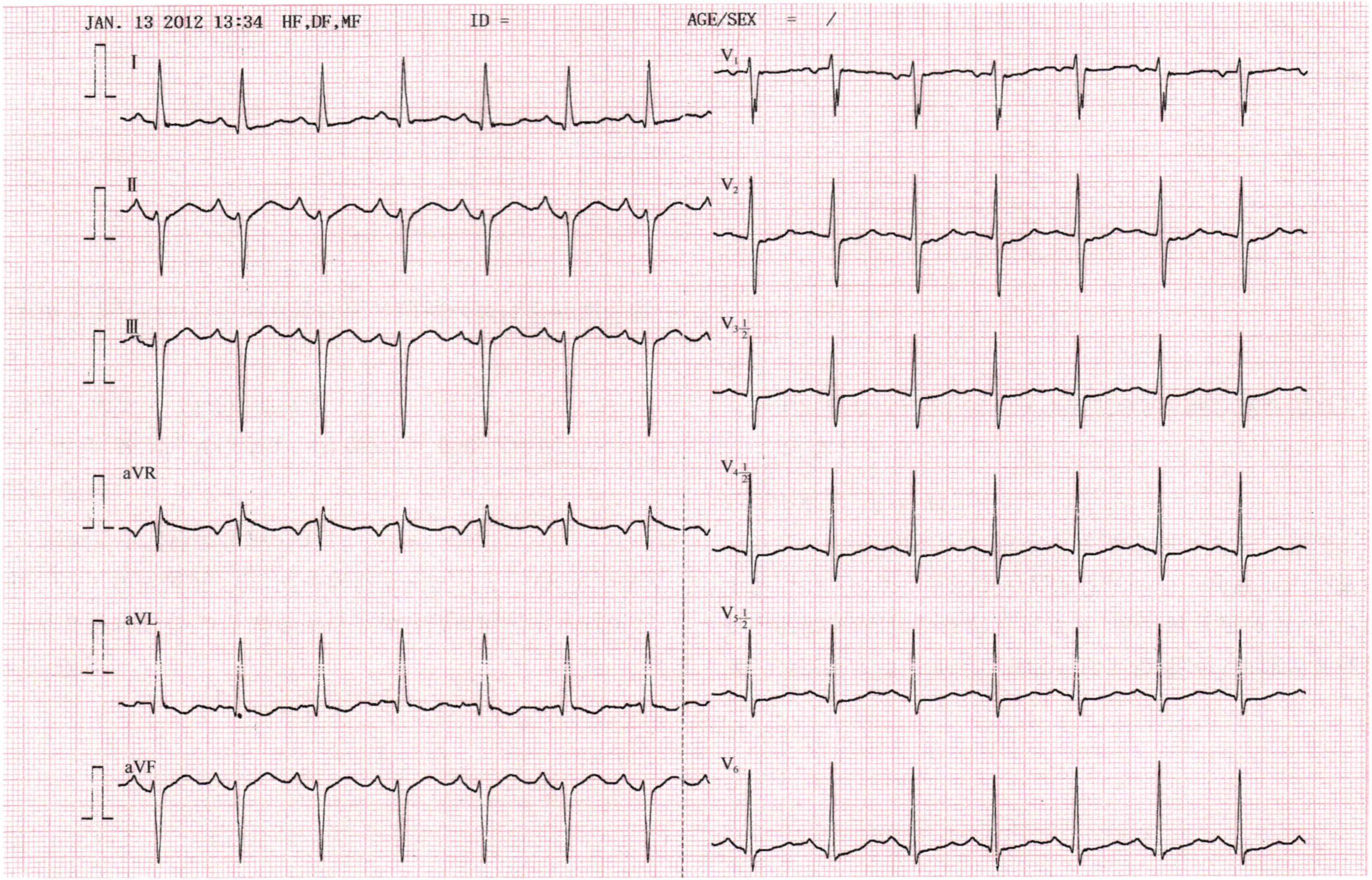
JAN. 13 2012 13:34 HF,DF,MF
ID =
AGE/SEX = /
I
II
III
aVR
aVL
aVF
V_1
V_2
$V_3\frac{1}{2}$
$V_4\frac{1}{2}$
$V_5\frac{1}{2}$
V_6

心电图示：

P 波在Ⅱ导联直立，aVR 导联倒置，Ⅰ、aVL 导联 QRS 波群呈 qR 型，Ⅱ、Ⅲ、aVF 导联 QRS 波群呈 rS 型，心电轴-45°，R_{V_5} = 2.8mV，V_3 ~ V_5 导联 ST 段轻度压低，T 波Ⅰ导联平坦，aVL 导联倒置，V_4 ~ V_6 导联平坦。

临床资料：

患者，男性，62 岁，高血压史 10 余年，无胸闷、胸痛史。

分析：

心室内的传导系统分为左束支和右束支。左束支又常分为三支：左前、左后、左中隔支。左前分支细长，易受损，常见于冠心病患者，其诊断标准为额面 QRS 心电轴左偏-45° ~ -90°，Ⅱ、Ⅲ、aVF 导联 QRS 波群呈 rS 型，$S_{Ⅲ}>S_{Ⅱ}$，Ⅰ、aVL 导联 QRS 波群呈 qR 型，$R_{aVL}>R_{Ⅰ}$，QRS 时限<0.12 秒。

诊断：

①窦性心律；②左前分支阻滞；③左心室高电压；④T 波异常。

（王无锡　李　敏）

56. 窦性静止、交界性期前收缩

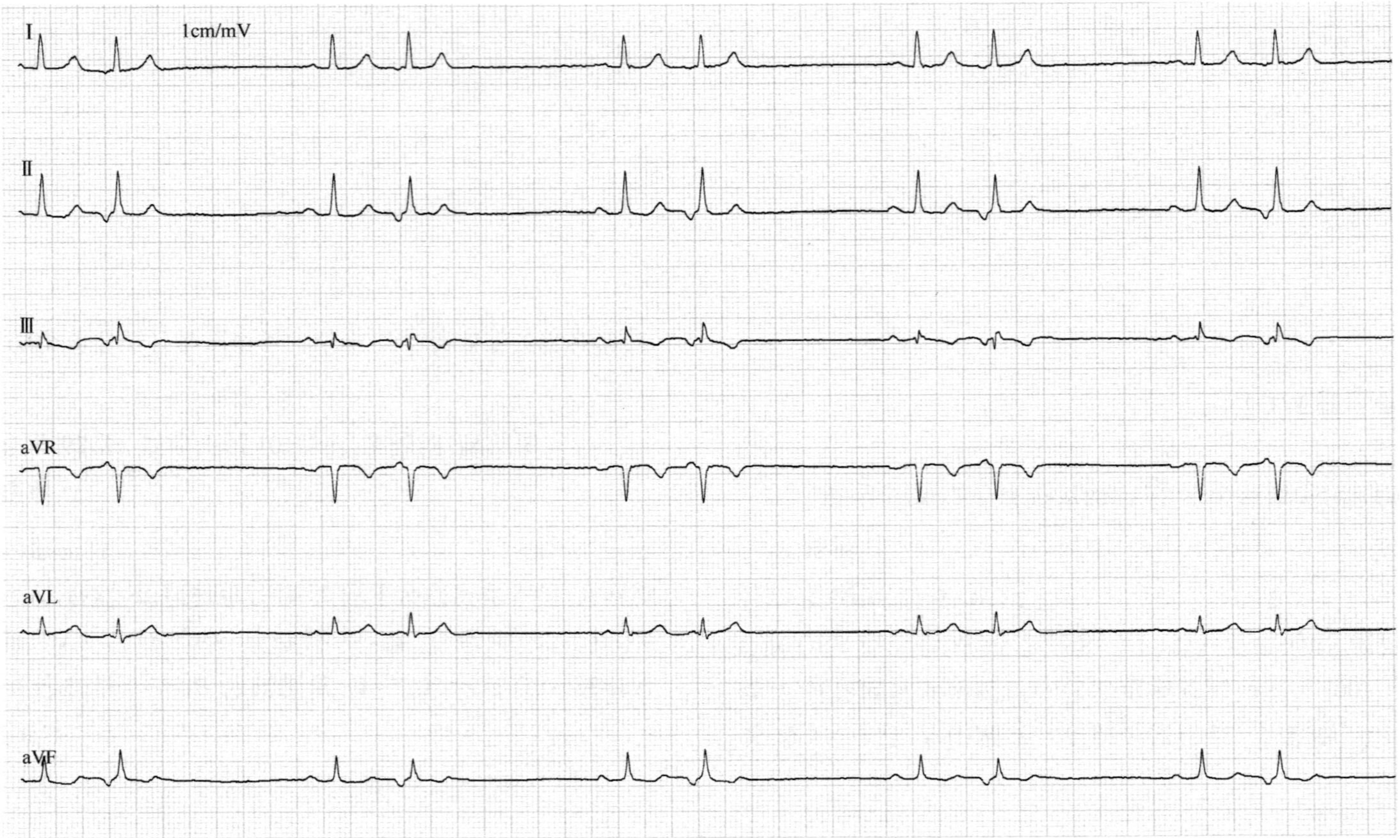

心电图示：

P 波在Ⅱ导联直立，aVR 导联倒置，P 波频率平均 56 次/分，PR 间期=0.20 秒。以Ⅱ导联为例，每个窦性搏动后可见提前出现 P^--QRS-T 波群，P^-R 间期<0.12 秒。窦性搏动与交界性期前收缩交替出现，连续三组以上。期前收缩后代偿间歇达 1.6 秒，QRS 波群形态、时限均正常。

临床资料：

患者，女性，62 岁，因头晕、乏力 1 年余就诊，无晕厥史，否认高血压、糖尿病史。体检：心率 50 次/分，律不齐，各瓣膜区未闻及病理性杂音。

分析：

交界性期前收缩的激动发放后可以同时向心房和心室传导。向心房传导则可出现逆行 P^- 波。逆行 P^- 波可出现在 QRS 波群的前、中、后。如果向心房传导的速度快于向心室传导的速度，逆行 P^- 波则出现在 QRS 波群之前，P^-R 间期应<0.12 秒。如果向心室传导的速度快于向心房传导的速度，逆行 P^- 波则出现在 QRS 波群之后，RP^- 间期应<0.20 秒，如果向心房和向心室传导的速度相同，逆行 P^- 波则出现在 QRS 波群之中，P^- 波与 QRS 波群相重叠，心电图上无法看见逆行 P^- 波。不管 P^- 波出现在 QRS 波群的前、中、后，QRS 波群形态和时限是正常的。

诊断：

①窦性心动过缓；②窦性静止；③交界性期前收缩二联律。

57. 短阵性心房扑动

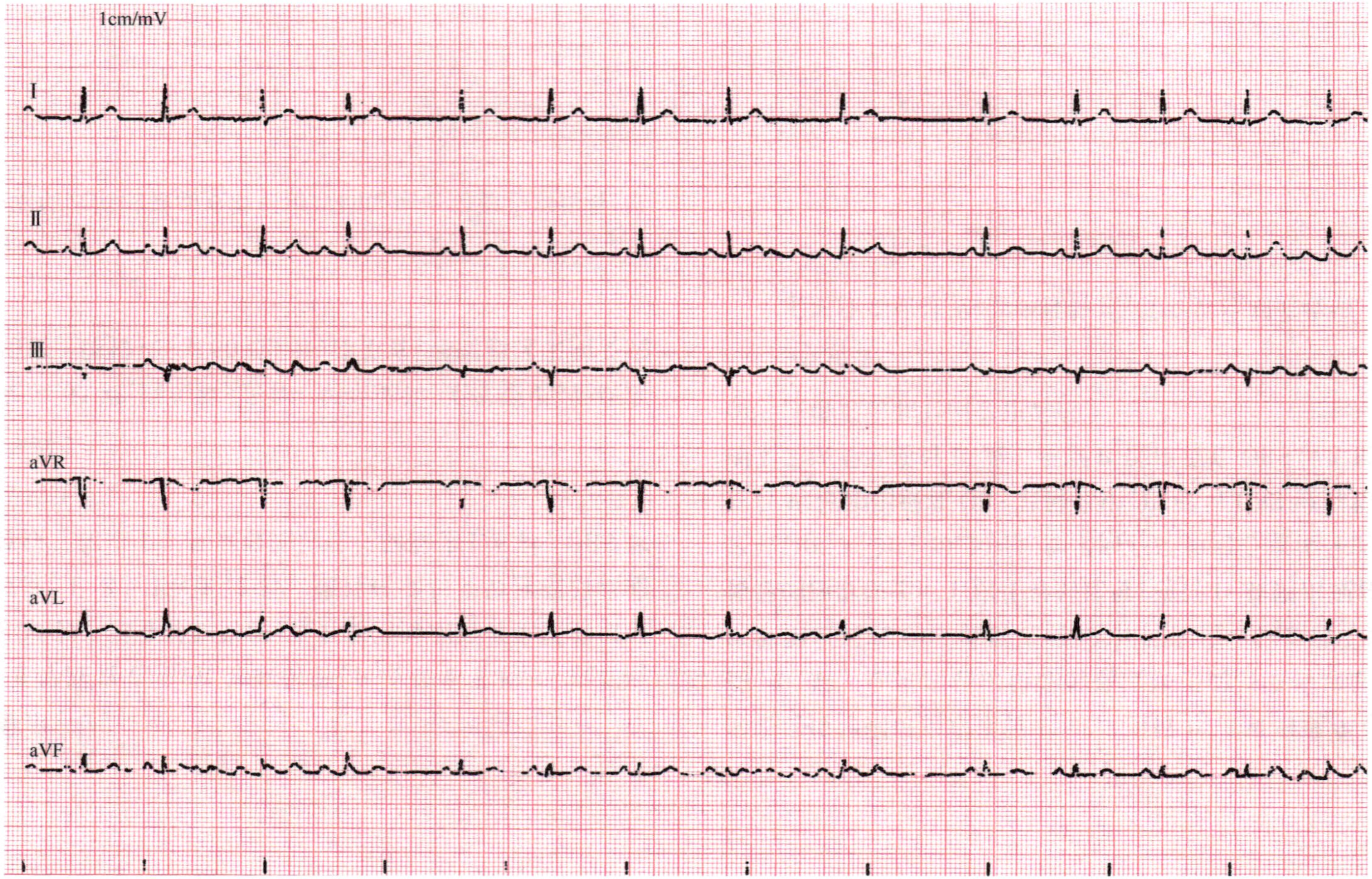

心电图示：

P 波在Ⅱ导联直立，aVR 导联倒置，PR 间期 0.16 秒，P 波频率 83 次/分，各导联同步第 3、4、5、6、7、8、13、14、15、16、17、18 个波是"F"波，频率约 275 次/分。QRS 波群形态、时限均正常。

临床资料：

患者，男性，73 岁，因心悸 3 天就诊，有高血压史多年，血压控制尚可。心脏听诊示心率 80 次/分，律不齐，各瓣膜区未闻及病理性杂音。

分析：

看似异位的心房除极波其频率已经超过了阵发性房性心动过速的范围（160 ~ 250 次/分）。心房波的形态、间距、大小都相同，频率在 275 次/分，应该是"F"波。心房扑动可以是短暂的、阵发性的。在一份心电图中可以同时记录到心房扑动和窦性心律。

诊断：

①窦性心律；②短阵性心房扑动。

58. 房性期前收缩、心肌缺血

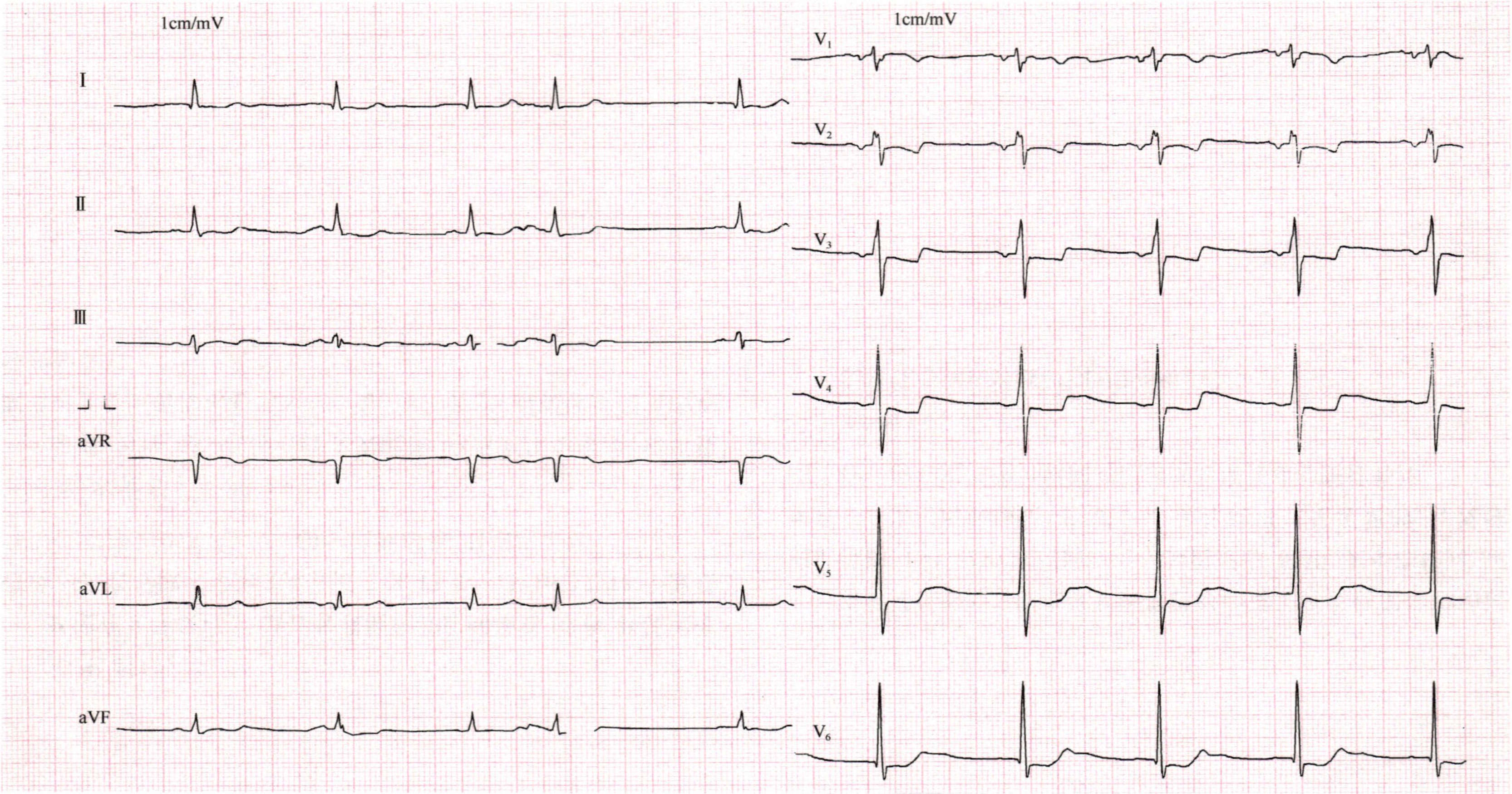

心电图示：

P 波在Ⅱ导联直立，aVR 导联倒置，PR 间期 0.16 秒，P 波频率 58 次/分，肢导联同步第 4 个 P′波提前出现。QRS 波群形态、时限均正常。Ⅰ、Ⅱ导联 ST 段轻压低，$V_2 \sim V_6$ 导联 ST 段压低 0.075mV。$V_3 \sim V_6$ 导联 T 波负正双向。

临床资料：

患者，女性，62 岁，因反复胸痛 2 个月余就诊，有高血压史 10 余年。体检示心率 56 次/分，律不齐。

分析：

心室除极是通过心室的传导系统完成的，而心室复极则是通过心脏代谢完成。心脏代谢受血供、压力和温度等因素影响。因此当心室的血供、压力和温度有所改变时则可影响心室的复极。心电图上心室的复极波是 T 波，所以一旦受影响时，心室复极波 T 波就会有所改变。当心脏血供受到影响时，T 波可以表现为高尖、平坦或倒置。

诊断：

①窦性心动过缓；②房性期前收缩；③心肌缺血。

59. 房性期前收缩未下传

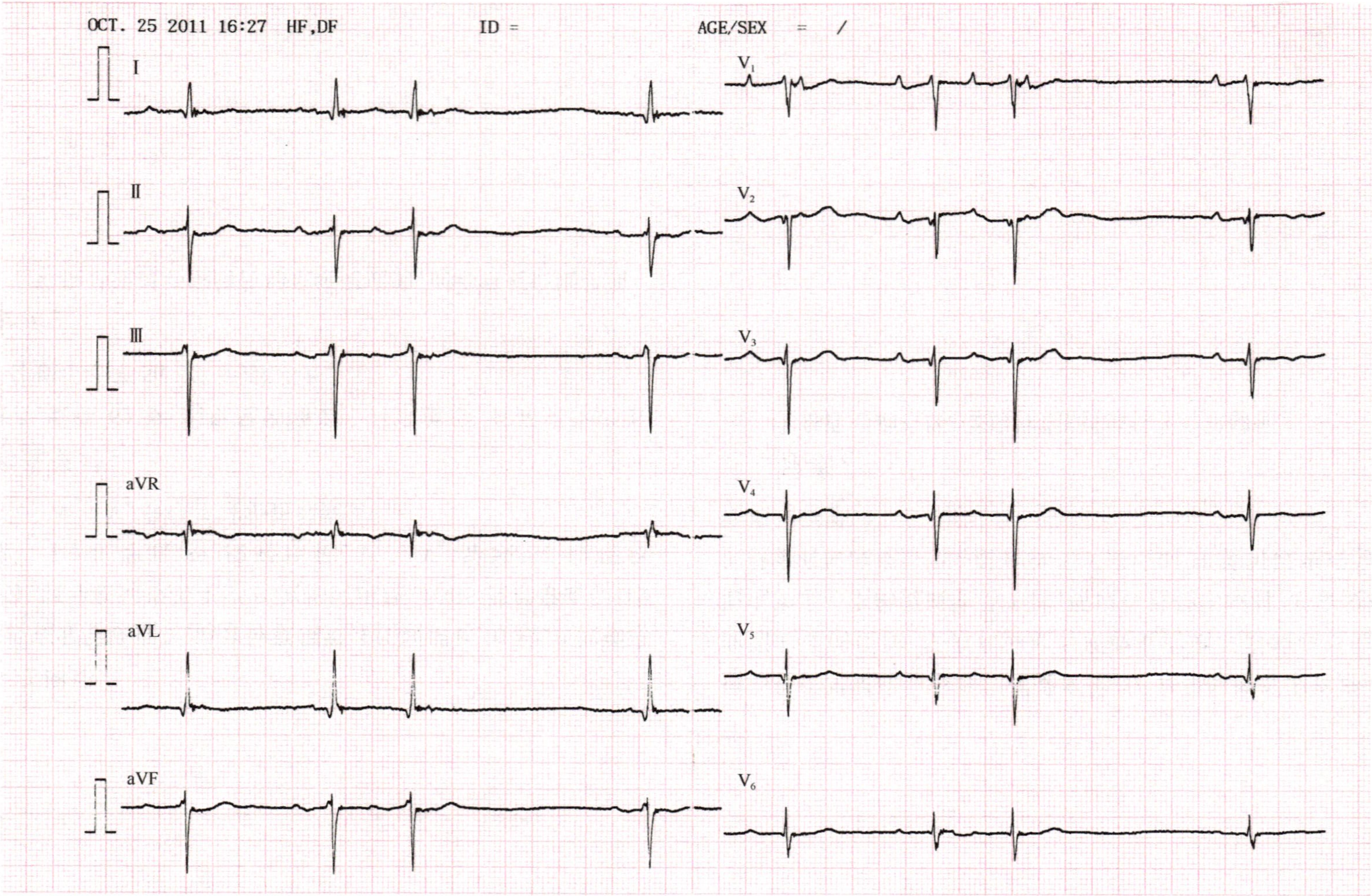

心电图示：

P 波在Ⅱ导联直立，aVR 导联倒置，PR 间期 0.26 秒，十二导联同步见提前的 P′波，以 V_1 导联为例，第 2、4、5 个 P′波提前出现。第 2、5 个 P′波后无 QRS-T 波群。QRS 波群形态、时限均正常。Ⅰ、aVL、V_2 ~ V_5 导联见 q 波，V_4、V_5 导联 R/S<1，心电轴左偏-70°。T 波在Ⅰ、aVL 导联平坦。

临床资料：

男，59 岁，心肌梗死 3 年，心悸 3 天。

分析：

房性期前收缩的心电图表现可有 3 种：①房性期前收缩激动心房下传至心室时，恰逢房室交界区处于应激期，P′波顺利下传，QRS 波群形态、时间正常。②房性期前收缩来得稍早，激动心房后下传至心室时，恰逢房室交界区处于相对不应期，激动虽能下传，则时间延缓，使 QRS 波群形态和时间都发生改变，常呈右束支阻滞图形。③房性期前收缩来的更早，激动心房后下传至心室时，恰逢房室交界区处于绝对不应期，则 P′波不能下传，其后无 QRS 波群称房性期前收缩未下传。房性期前收缩还可以成对出现，以多源性房性期前收缩、房性期前收缩伴室内性差异性传导、房性心动过速等形式出现。

诊断：

①窦性心律；②频发房性期前收缩成对出现，部分未下传；③一度房室传导阻滞；④陈旧性广泛前壁心肌梗死；⑤心电轴左偏-70°；⑥极度顺钟向转位；⑦T 波异常。

60. 窦性静止

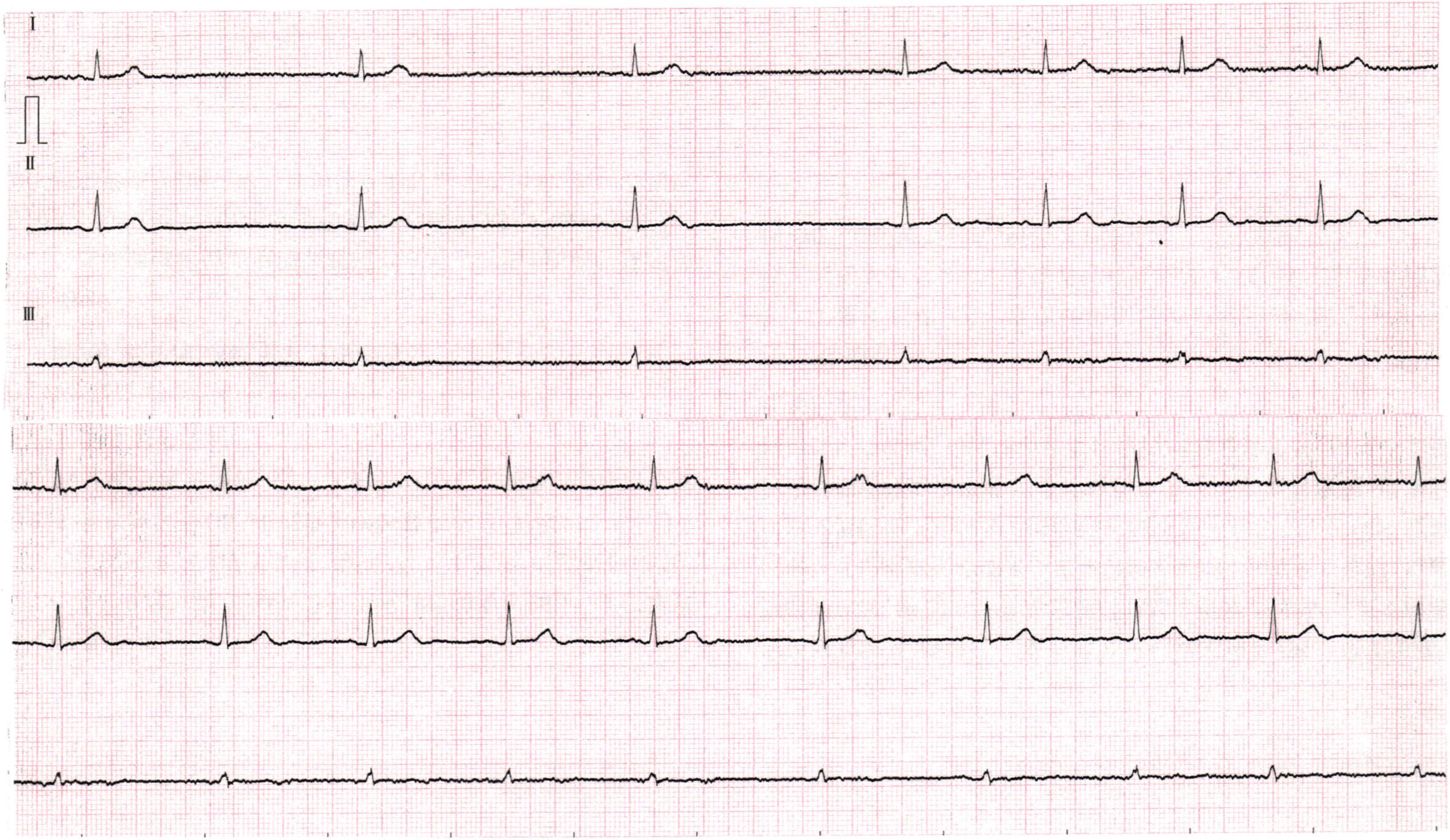

心电图示：

P 波在Ⅱ导联直立，PR 间期 0.16 秒，PP 互差>0.12 秒，心室率平均 50 次/分，可见长 PP 间期，第 1、3 个 PP 间期为 2.18 秒，第二个 PP 间期长达 2.20 秒，与短 PP 间期之间无倍数关系，QRS 波群形态、时限均正常。

临床资料：

患者，男性，67 岁，因反复心悸、黑矇 3 个月余就诊，伴头昏，否认晕厥史。体检示心率 53 次/分，律不齐，各瓣膜区未闻及病理性杂音。

分析：

窦性静止是窦房结在一定时间内不能形成并发出激动。产生机制是窦房结纤维化，P 细胞和过渡细胞的数量减少，自律性显著降低。常见于冠心病、三“S”综合征患者。窦房结的电位很低，心电图上无法表现窦房结电位，只能通过心房除极波间接地来判断激动是否来自于窦房结。当窦房结无激动发出时，则无心房除极波出现。心电图表现为在一段长 PP 间期内无 P-QRS-T 波群，长 PP 间期与短 PP 间期不成倍数关系。

诊断：

①窦性心动过缓伴不齐；②窦性静止。

61. 一度房室传导阻滞、陈旧性前间壁心肌梗死

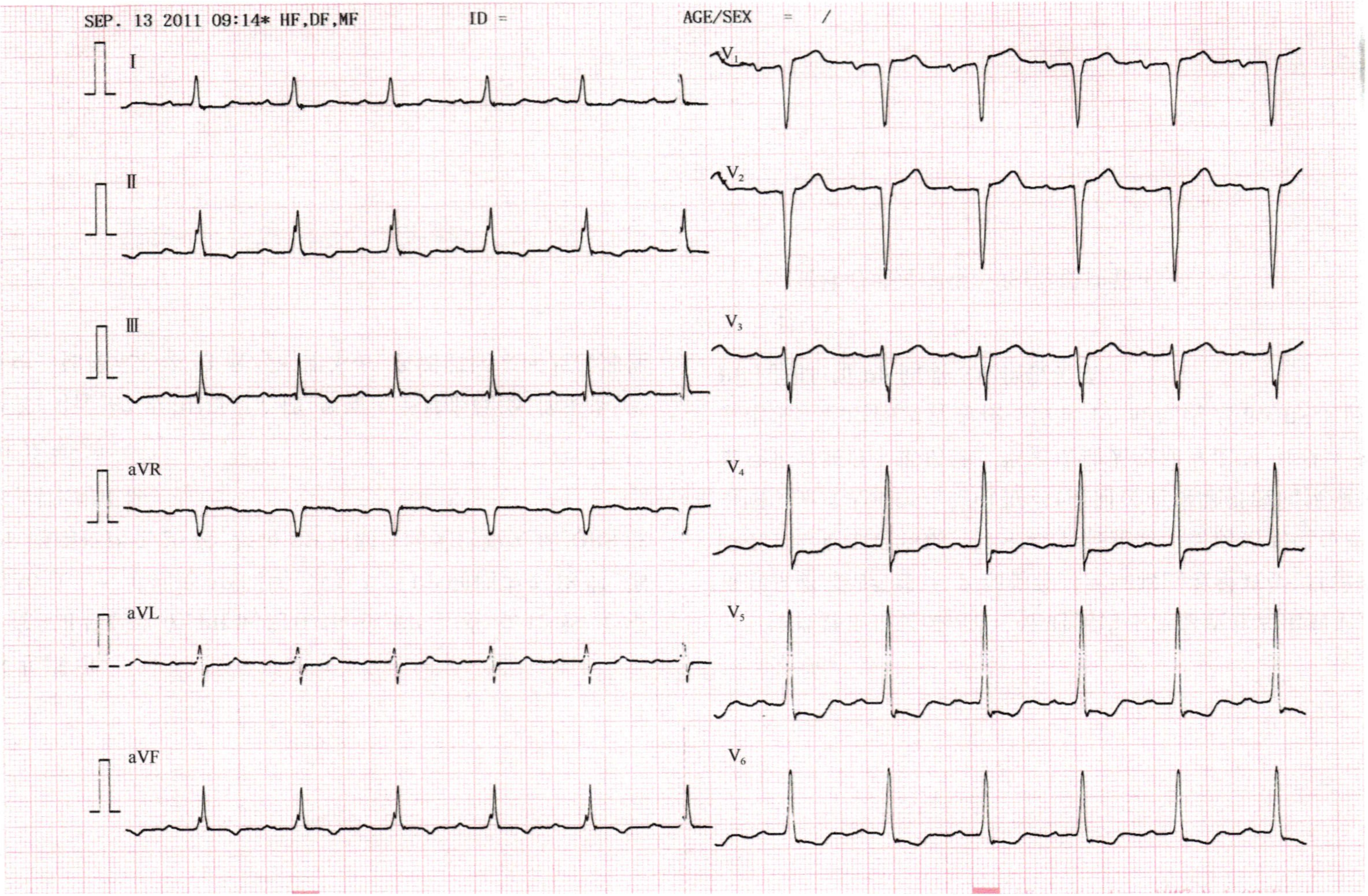

心电图示：

P 波在Ⅱ导联直立，aVR 导联倒置。PR 间期 0.24 秒。P 波频率 81 次/分。QRS 波群时限正常，V_1、V_2 导联 QRS 波群呈 QS 型。$V_4 \sim V_6$ 导联 ST 段压低 0.1 ~ 0.15mV，Ⅱ、Ⅲ、aVF 导联 T 波倒置，V_5、V_6 导联负正双向，V_4 导联低平。

临床资料：

患者，女性，65 岁，因反复胸痛 1 年余就诊，多为劳累后发作，通常持续 5 ~ 10 分钟，最长曾有 3 小时余。有高血压史，否认糖尿病史。

分析：

心肌梗死的心电图定位诊断是根据坏死性 Q 波、ST 段和 T 波的改变出现于所在导联确定。其中，坏死性 Q 波为重要依据。出现在Ⅱ、Ⅲ、aVF 导联，为下壁心肌梗死；出现在 $V_1 \sim V_3$ 导联为前间壁心肌梗死；出现在 $V_3 \sim V_5$ 导联为前壁心肌梗死；出现在 $V_1 \sim V_5$ 导联为广泛性前壁心肌梗死；出现在 $V_5 \sim V_6$ 导联为侧壁心肌梗死；出现在Ⅰ、aVL 导联为高侧壁心肌梗死。出现在 $V_7 \sim V_9$ 导联为后壁心肌梗死。

诊断：①窦性心律；②一度房室传导阻滞；③陈旧性前间壁心肌梗死；④心肌缺血。

62. 间歇性预激综合征

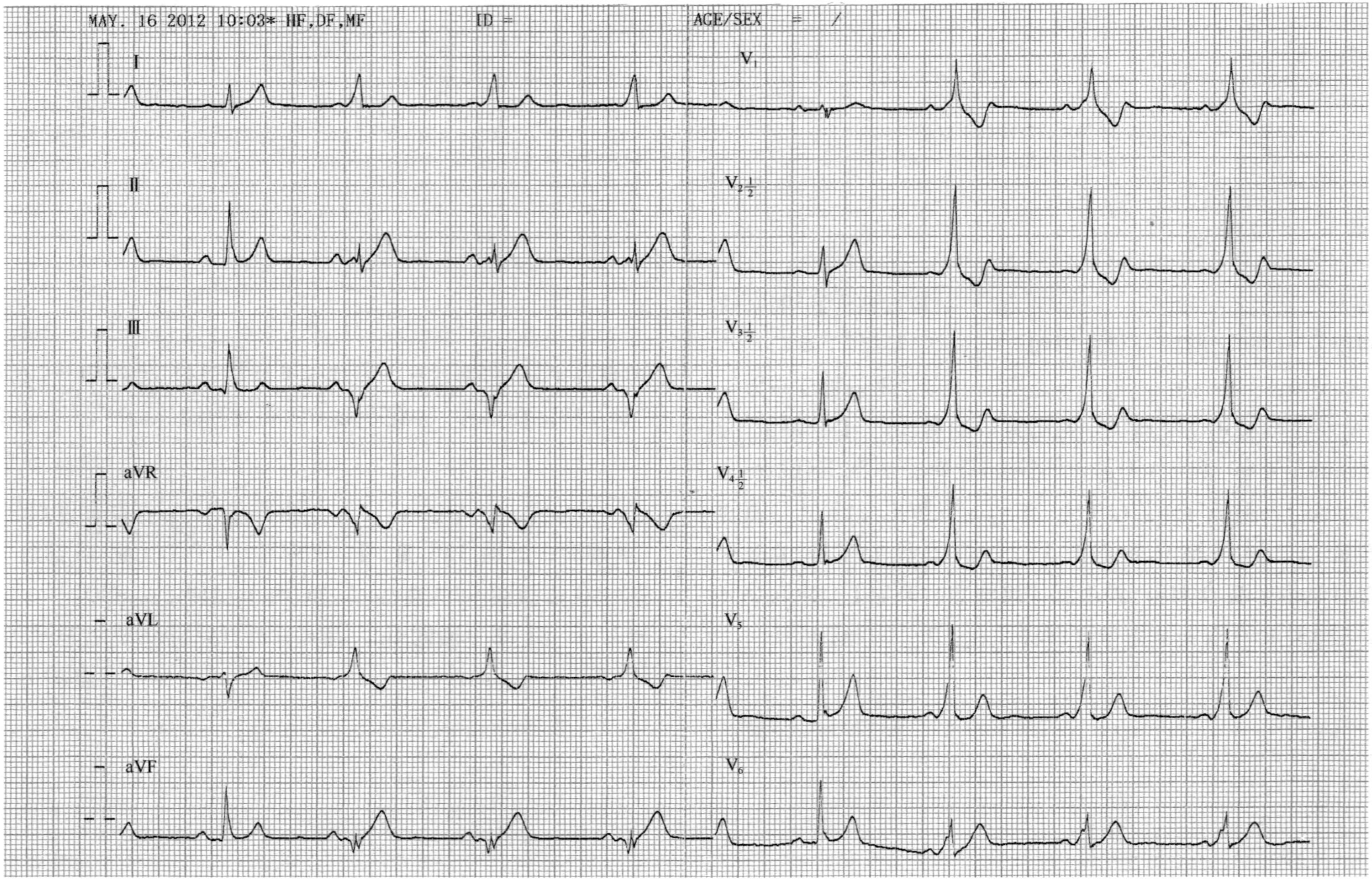

MAY. 16 2012 10:03* HF,DF,MF
ID =
AGE/SEX = /
I
II
III
aVR
aVL
aVF
V_1
$V_2\frac{1}{2}$
$V_3\frac{1}{2}$
$V_4\frac{1}{2}$
V_5
V_6

心电图示：

P 波在Ⅱ导联直立，aVR 导联倒置，PR 间期 0.10～0.18 秒，P 波频率 58 次/分，各导联除第一个 QRS 波群，余 QRS 波群均宽大畸形，起始见“Δ”波，V_1～V_6 导联主波均向上，ST-T 呈继发性改变。

临床资料：

患者，女性，53 岁，反复心悸、心慌 3 个月余。

分析：

间歇性预激综合征的发生机制可能是旁路发生了二度前向阻滞，即在 PP 间期基本匀齐时发生的间歇性预激则相当于旁道前向传导发生二度Ⅱ型传导阻滞，此时窦性激动沿房室交界区下传心室，PR 间期正常，QRS 波群正常，起始无“Δ”波，一旦旁道前向阻滞消失后，窦性激动沿旁道下传，先激动心室，则出现预激综合征的波形。

诊断：

①窦性心动过缓；②间歇性预激综合征。

63. 高度房室传导阻滞、室性逸搏

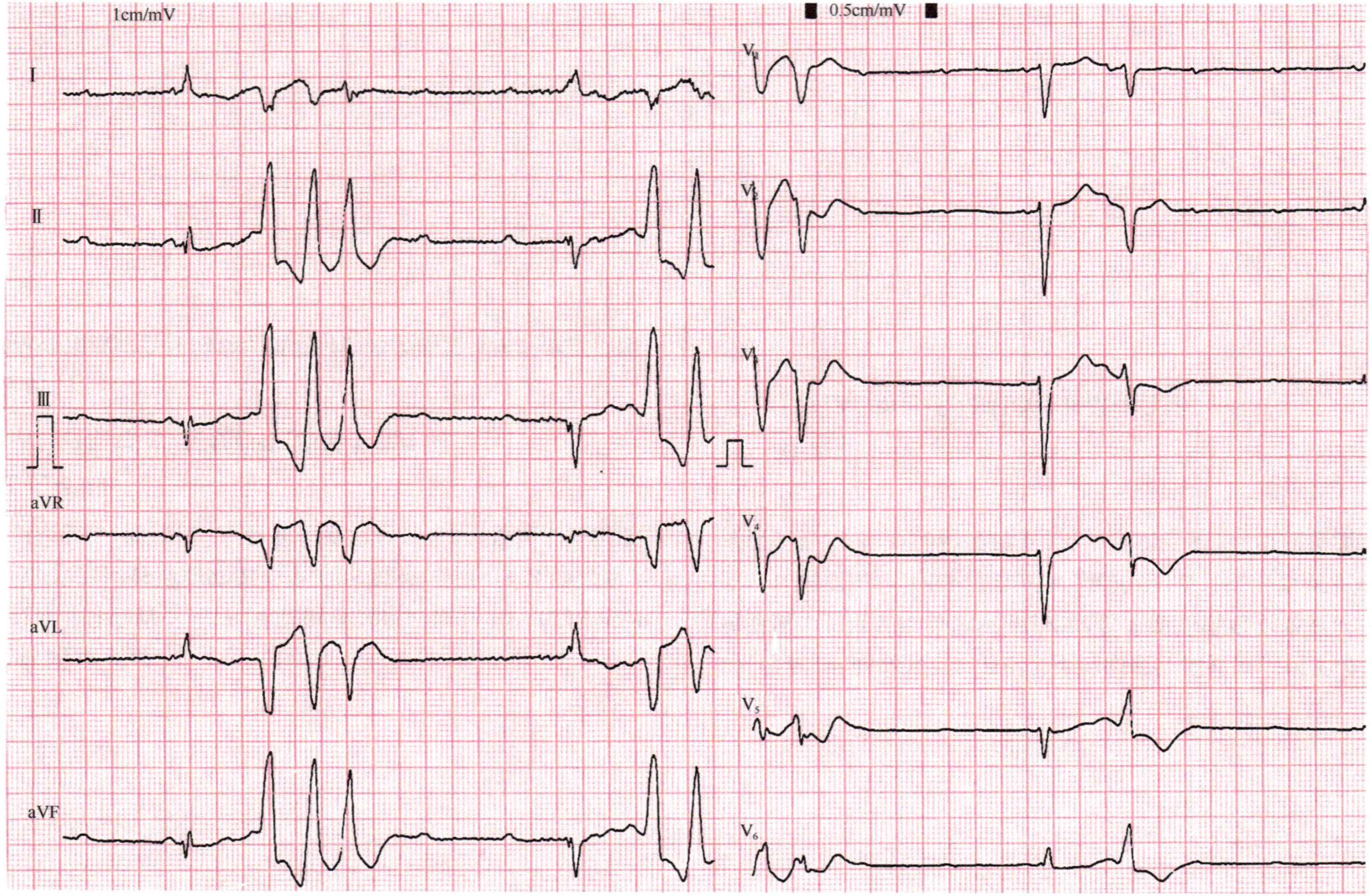

心电图示：

P 波在Ⅱ导联直立，aVR 导联倒置，P 波频率 88 次/分，大部分 P 波后脱落 QRS 波群。肢导联除第 2 个 P 波下传外，其余 P 波均未下传。肢导联第 2、3、4、6、7 个 QRS 波群提前出现且宽大畸形（2、3、4 个 QRS 连续出现），肢导联第 5 个 QRS 为延迟出现的宽大畸形的 QRS 波群，形态与第 2、3、4 个 QRS 有所不同。

临床资料：

女，88 岁，胸闷、头晕一周。

分析：

高度房室传导阻滞是指室上性激动出现超过 2∶1 以上的房室传导阻滞。P 波与 QRS 波群大部分无关，出现房室分离。少数 P 波能下传至心室。由于存在房室传导阻滞连续多个 P 波没能通过交界区下传至心室，因此由低位起搏点发出激动。一般而言高度房室传导阻滞的心室激动多来自于房室结，故其频率不慢，QRS 时限正常。如果又逢交界区起搏点的自律性也降低，则由更低的起搏点心室被动性的发出一次激动，为室性逸搏。

诊断：

①窦性心律；②高度房室传导阻滞；③频发室性期前收缩部分构成短阵性室性心动过速；④室性逸搏。

64. 心房扑动、完全性右束支阻滞

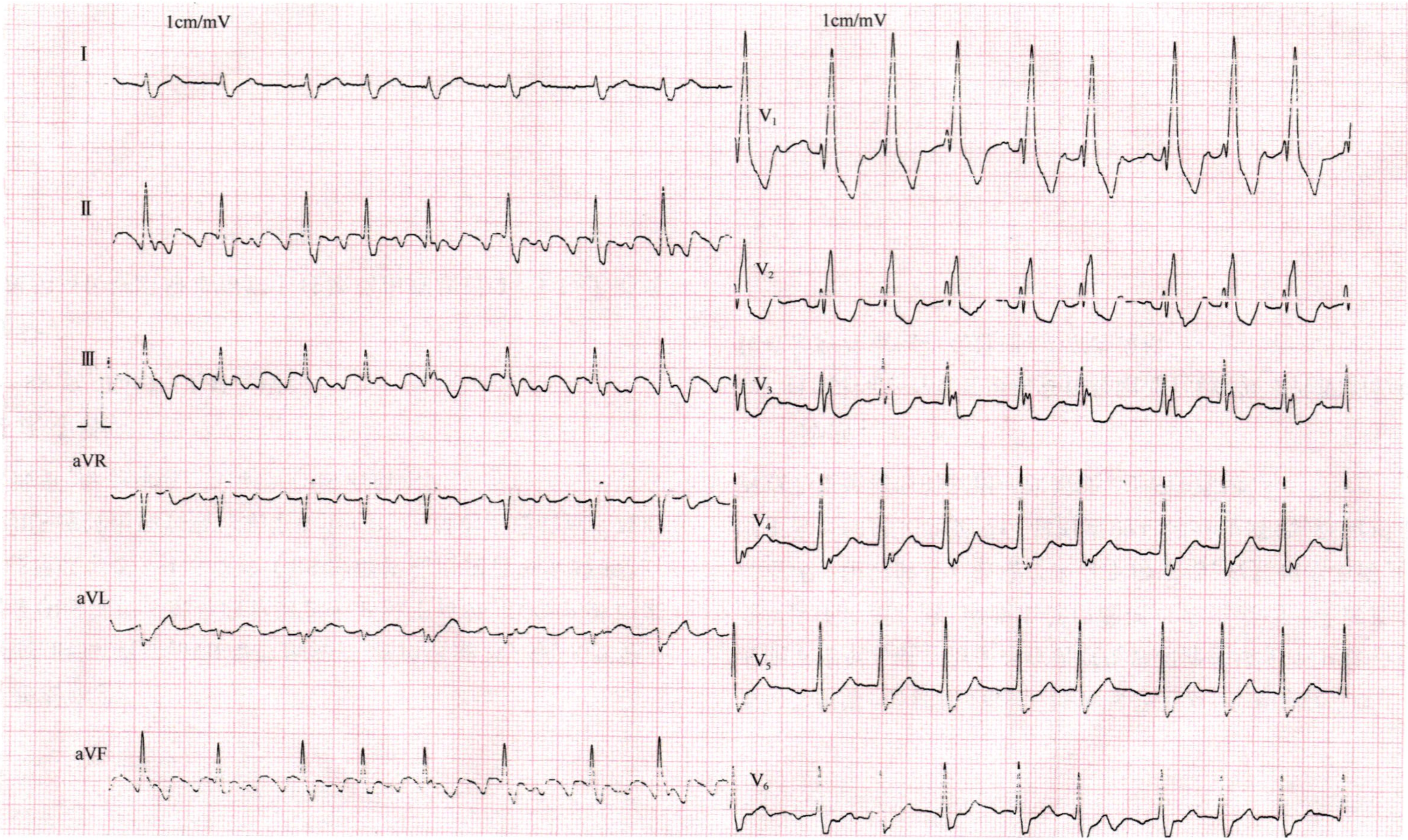

心电图示：

窦性 P 波消失，代之以形态、间距及振幅绝对规则呈锯齿状的“F”波，频率 273 次/分，房室传导比例为 2∶1～3∶1，QRS 波群增宽，V_1 导联 QRS 波群呈 rsR′型，V_5、V_6 导联 S 波增宽，V_1、V_2 导联 ST-T 呈继发性改变，V_3、V_4、V_5 导联 ST 段压低 0.1～0.25mV。

临床资料：

女，72 岁，冠心病、高血压十余年。

分析：

当心房异位起搏点的频率达到 250～350 次/分时即是心房扑动，它可为阵发性，也可为持续性，但一般心房扑动的持续时间较心房颤动为短。心房扑动的心室率因房室传导比例不同而不等。当心房扑动的频率在 300 次/分时，若房室传导比例为 2∶1，心室率即为 150 次/分；如房室传导比例为 4∶1，心室率约为 75 次/分且较规则。房室传导比例不规则时心室率亦不整。运动可使心房扑动心室率加倍，按摩颈动脉窦后又可使心室率减倍。心房扑动时在心室的传导是正常的，所以 QRS 波群与窦性心律相同，也可因心室内差异或束支阻滞而变形。

诊断：

①异位心律——心房扑动（2∶1～3∶1 传导）；②完全性右束支阻滞；③ST 段异常。

65. 完全性右束支阻滞、右心室肥大

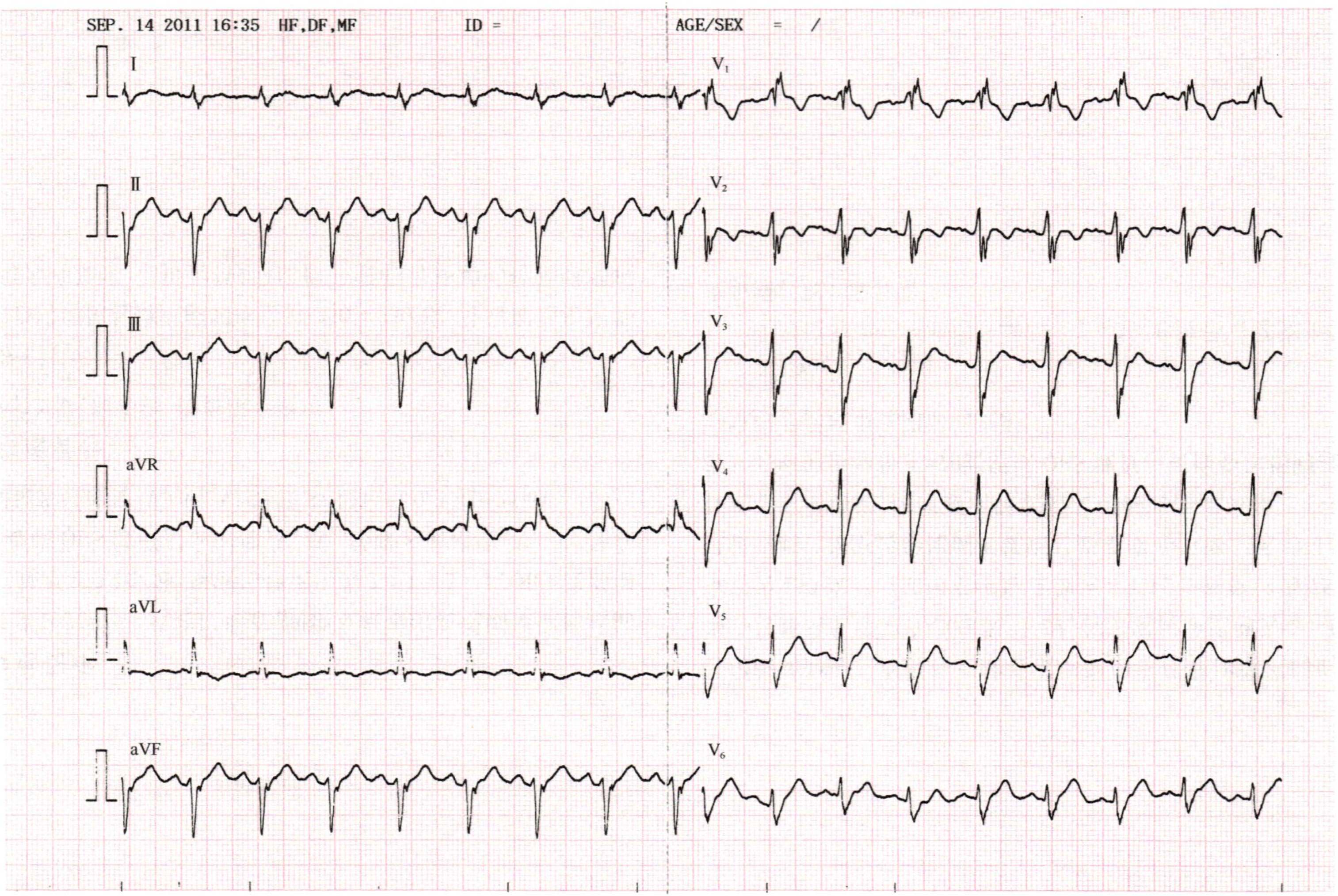

心电图示：

P 波在Ⅱ导联直立，aVR 导联倒置，P 波频率 115 次/分，PR 间期 0.15 秒。QRS 波群时限 0.12 秒，V_1 导联 QRS 波群呈 rsR′型，Ⅰ、V_5、V_6 导联 S 波增宽，心电轴左偏 -90°，aVR 导联 QRS 波群呈 qR 型，V_5、V_6 导联 S 波加深。

临床资料：

患者，女性，42 岁，因胸闷 2 年余就诊，查体：心率 57 次/分，律齐，胸骨左缘第 2 肋间（2～3）/6 级收缩期杂音。

分析：

发生于右束支传导系统内的阻滞性传导延缓或阻滞性传导中断称右束支阻滞。产生机制可能是右束支相对不应期病理性延长，占据整个心动周期，每次室上性激动下传均落在右束支相对不应期，使传导速度显著减慢，当左右束支传导时差大于 0.04 秒时，则可表现为右束支阻滞。还有一种情况就是右束支绝对不应期病理性延长占据整个心动周期，每次室上性激动均落在右束支绝对不应期，发生中断表现为右束支阻滞。同时右心室肥大与扩大，右心室压力增高的情况下也易致右束支受损。

诊断：

①窦性心动过速；②完全性右束支阻滞；③右心室肥大。

（王无锡　董志珍）

66. 右心房、右心室肥大

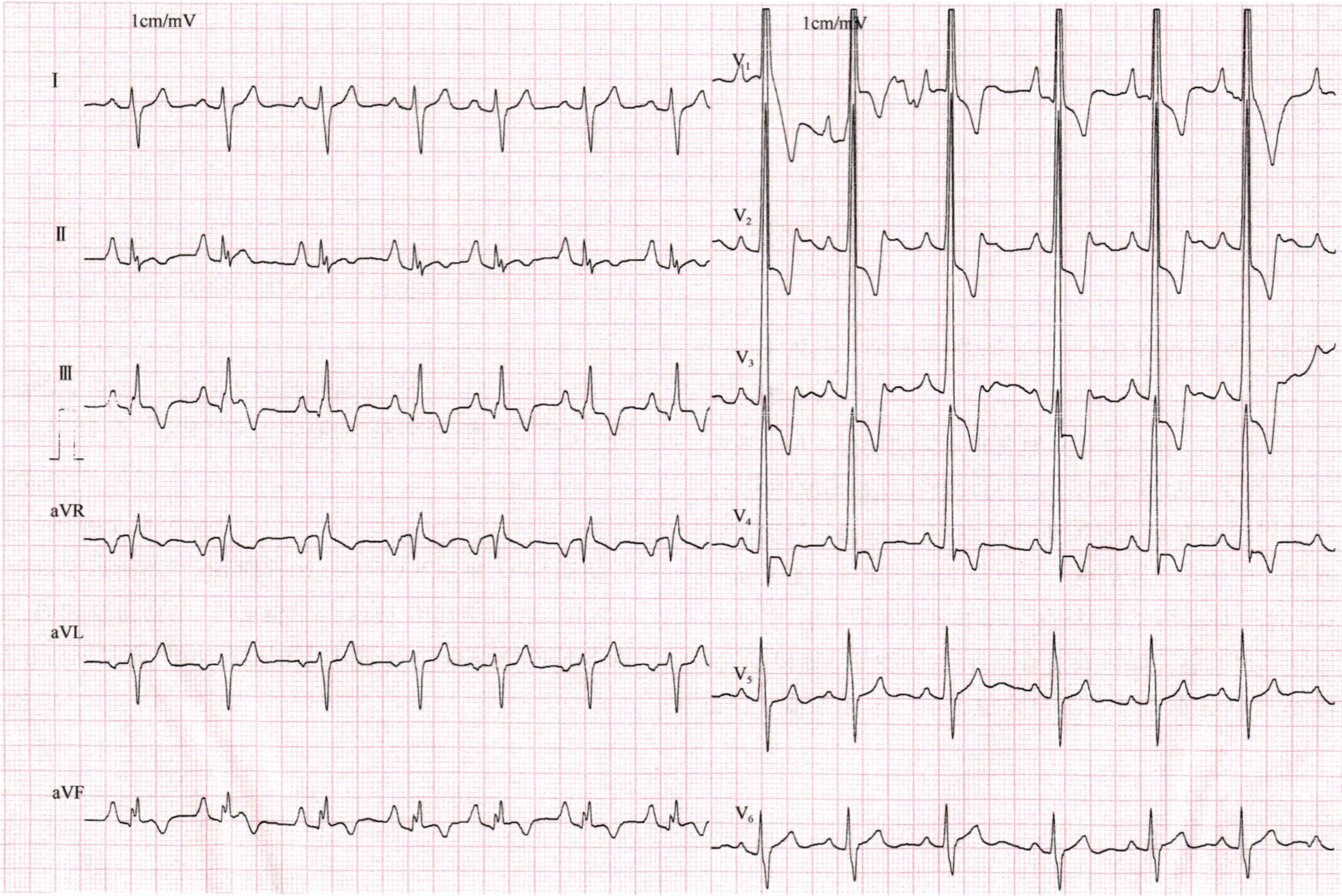

心电图示：

Ⅱ导联 P 波直立，aVR 导联 P 波倒置，P 波频率平均 83 次/分，PP 互差>0.12 秒，PR 间期 0.20 秒，Ⅱ、Ⅲ、aVF 导联 P 波振幅 0.30～0.45 mV，V_1、V_2 导联 P 波振幅 0.30～0.45mV。Ⅱ导联 P 波时限=0.11 秒。QRS 波群时限正常，心电轴右偏+120°，aVR 导联呈 QR 型，Q/R = 1。V_1 导联 QRS 波群呈 qR 型，$R_{V_1} + S_{V_5} >$ 1.2mV。ST 段 V_1 ～ V_4 导联压低 0.05 ～ 0.3mV。T 波Ⅲ、aVF、V_1～V_4 导联倒置，Ⅱ导联正负双向。

临床资料：

男，63 岁，气喘、胸闷。

分析：

右心室肥大对心电活动的影响机制与左心室肥大不同。左心室肥大主要是“量”的变化，而右心室肥大则不同。生理情况下，右心室的厚度仅为左心室壁的 1/4～1/3，所以左心室的向量占优势。右心室轻度肥大时其向量可以被左心室抵消，只有当右心室壁的厚度达到相当程度时，才会使综合向量由左心室优势转向为右心室优势。右心室位于心脏的右前方，由于肥厚程度不同，因此右心室肥厚的 QRS 综合向量除了向右前增大外，有时亦可向后增大，使右心室肥厚的心电图改变颇为复杂，总体来说是位于右心室面导联（V_1、aVR）的 R 波增高，而位于左心室面导联（Ⅰ、aVL、V_6）的 S 波加深。

诊断：

①窦性心律不齐；②右心房肥大；③右心室肥大。

67. 心房颤动、室性逸搏

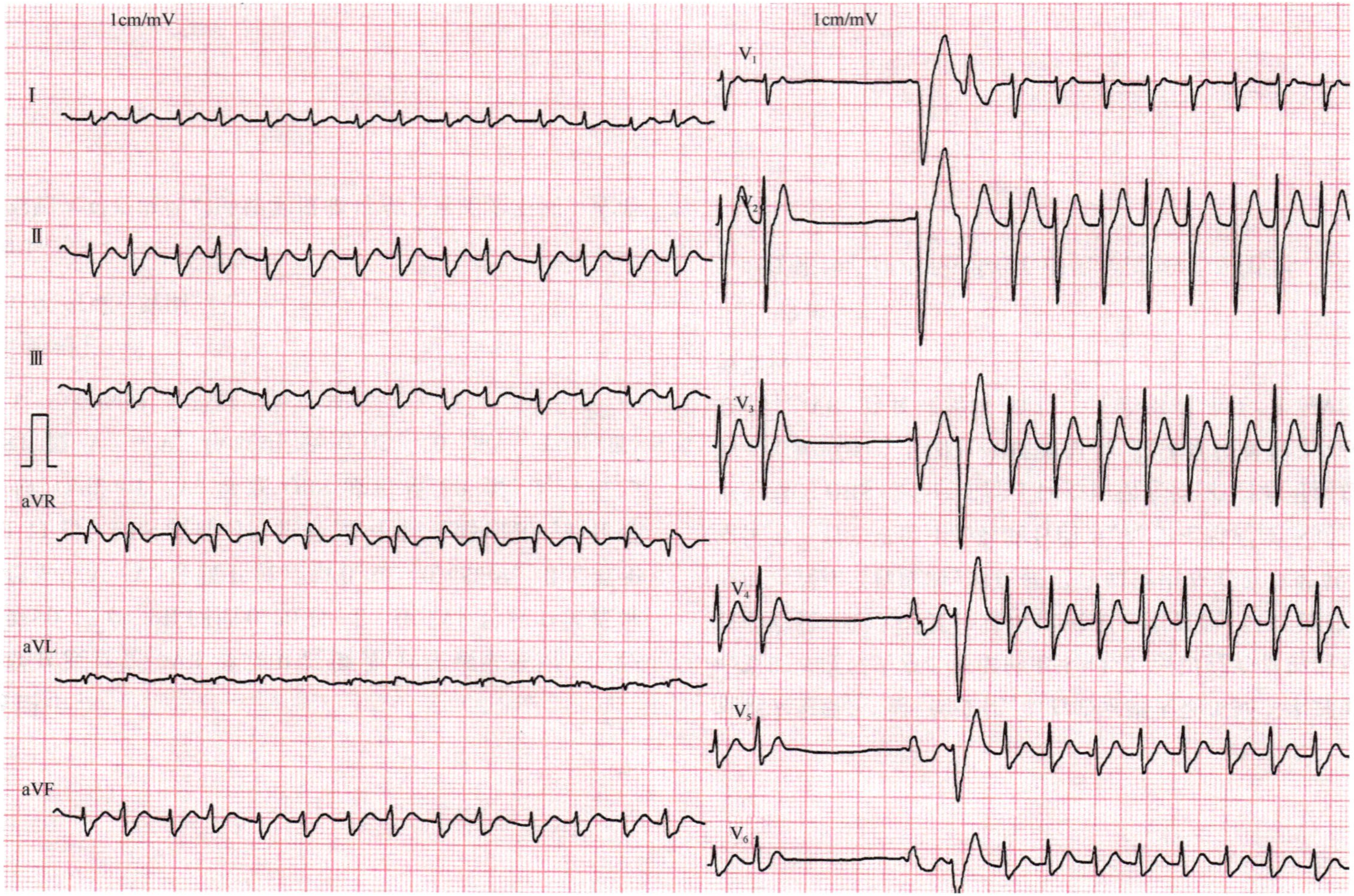

心电图示：

未见窦性 P 波。RR 间期不匀齐，QRS 波群形态、时限正常。胸导联长 RR 间期后见宽大畸形的 QRS 波群，紧接其后为另一形态不同的宽大畸形的 QRS 波群。Ⅱ、Ⅲ、aVF、V_3 ~ V_6 导联 ST 段压低 0.1 ~ 0.25mV。

临床资料：

男，48 岁，胸痛 1 小时。

分析：

心房颤动心室率过快以及长期心房颤动心房肌纤维化时其“f”波可被掩盖而不清楚。心房颤动时 RR 间期不规则，在一个较长的间歇后，如果“f”波仍然没有下传，则由低位起搏点交界区发出冲动。如果此时交界区起搏点暂时受到抑制，则由心室被动性延迟发出冲动，为室性逸搏，对心脏有着保护作用。心房颤动，特别是缓慢型，可同时合并其他心律失常，常见合并的心律失常为室性期前收缩，交界性逸搏或室性逸搏，阵发性室性心动过速等。发生的原因可能是由于心肌本身的损伤，也可以见于洋地黄药物引起。

诊断：

①异位心律——心房颤动；②室性逸搏；③室性期前收缩；④ST 段异常。

68. 右心室肥大

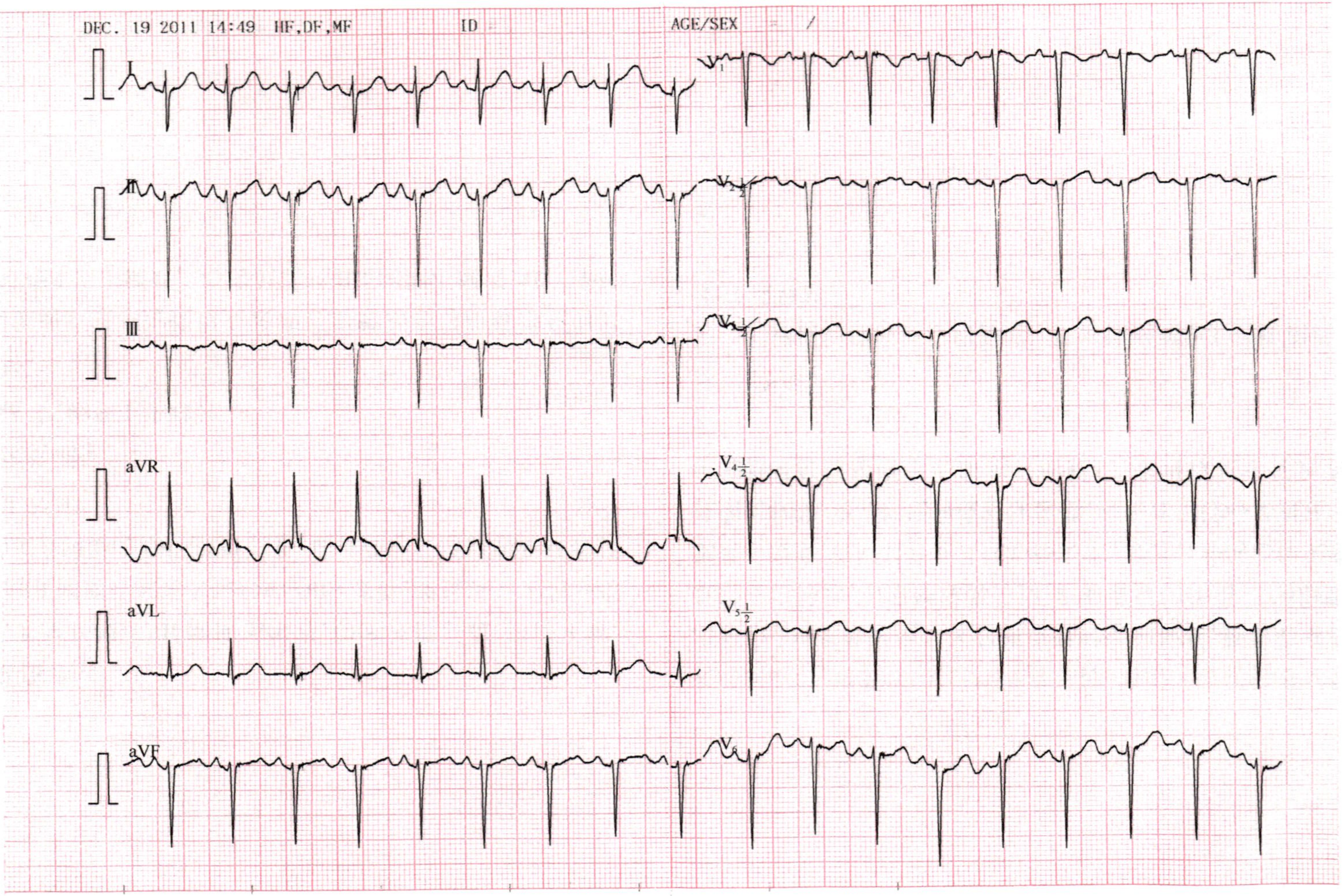
DEC. 19 2011 14:49 HF,DF,MF
ID
AGE/SEX
I
II
III
aVR
aVL
aVF
V_1
V_2
V_3
V_4
V_5
V_6

心电图示：

Ⅱ导联 P 波直立，aVR 导联 P 波倒置，P 波频率 125 次/分，PR 间期 0.16 秒。QRS 波群时限正常，心电轴右偏+254°，aVR 导联 QRS 波群呈 qR 型，R_{aVR}=1.2mV，V_1 ~ V_6 导联 QRS 波群呈 rS 型。

临床资料：

患者，女性，56 岁，因活动后气促 3 年余就诊，体检：心率 110 次/分，律齐，胸骨左缘第 2 肋间 3/6 级收缩期杂音。

分析：

右心室轻度肥大时，产生的除极向量会被左心室的除极向量抵消，只有当右心室肥厚达相当程度时，除极向量足以减弱或抵消左心室除极向量时，其产生的向量会影响 QRS 综合心电向量的方向和大小。心电图才会表现右心室肥大的特征。心电图诊断右心室肥大敏感性比左心室肥大低，但特异性高于左心室肥大。

诊断：

①窦性心动过速；②右心室肥大。

69. 心房颤动伴长 RR 间期

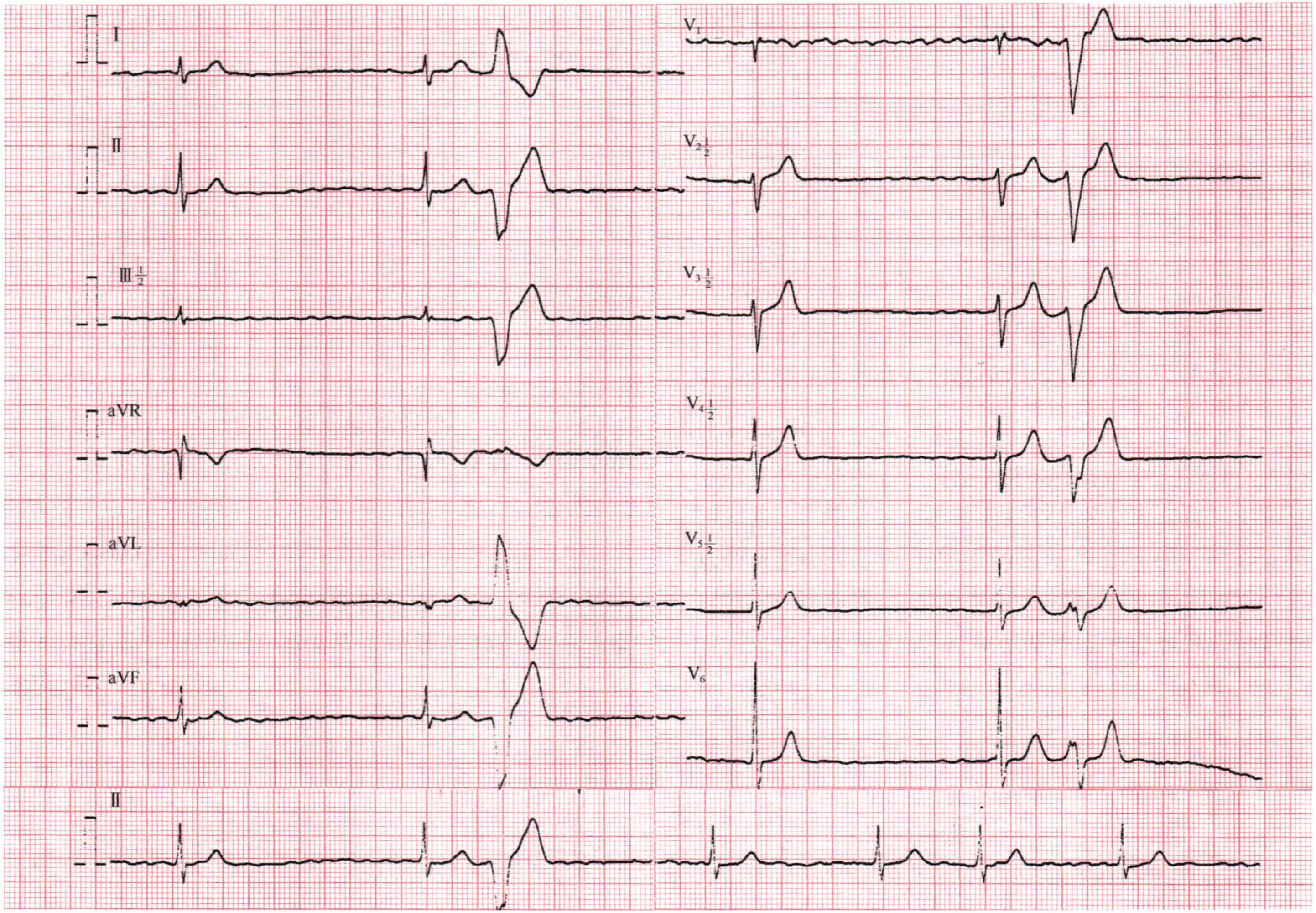

心电图示：

窦性 P 波消失，代之以大小、形态、间隔均不同的“f”波，QRS 波群时限、形态正常，RR 间期绝对不规则，心室率平均 50 次/分。同步各导联第一个长 RR 间期达 1.92 秒，各联第 3 个 QRS-T 波群提前出现宽大畸形。

临床资料：

患者，男性，63 岁，因心悸 2 个月余就诊，有高血压史，自诉血压控制尚可。

分析：

窦性 P 波消失代之以大小、形态、间隔均不同的颤动波“f”波，通常以 V_1 导联最明显。颤动波的频率为 350 ~ 600 次/分，心室节律绝对不规则。“f”波下传至心室的过程中，在心室的传导是正常的，所以 QRS 波群形态、时限均正常。心房颤动时，RR 间期不规则，若出现大于 1.5 秒以上的长 RR 间期 3 次以上，平均心率<50 次/分，同时出现交界性或室性逸搏 3 次以上应考虑是否同时存在二度房室传导阻滞，而不是立即诊断二度房室传导阻滞。因为很多这种情况，患者复律后并无房室传导阻滞，所以诊断心房颤动合并房室传导阻滞时，要结合临床病史和用药的情况加以综合分析。

诊断：

①异位心律——心房颤动偶伴长 RR 间期；②室性期前收缩。

70. 窦性静止、交界性逸搏

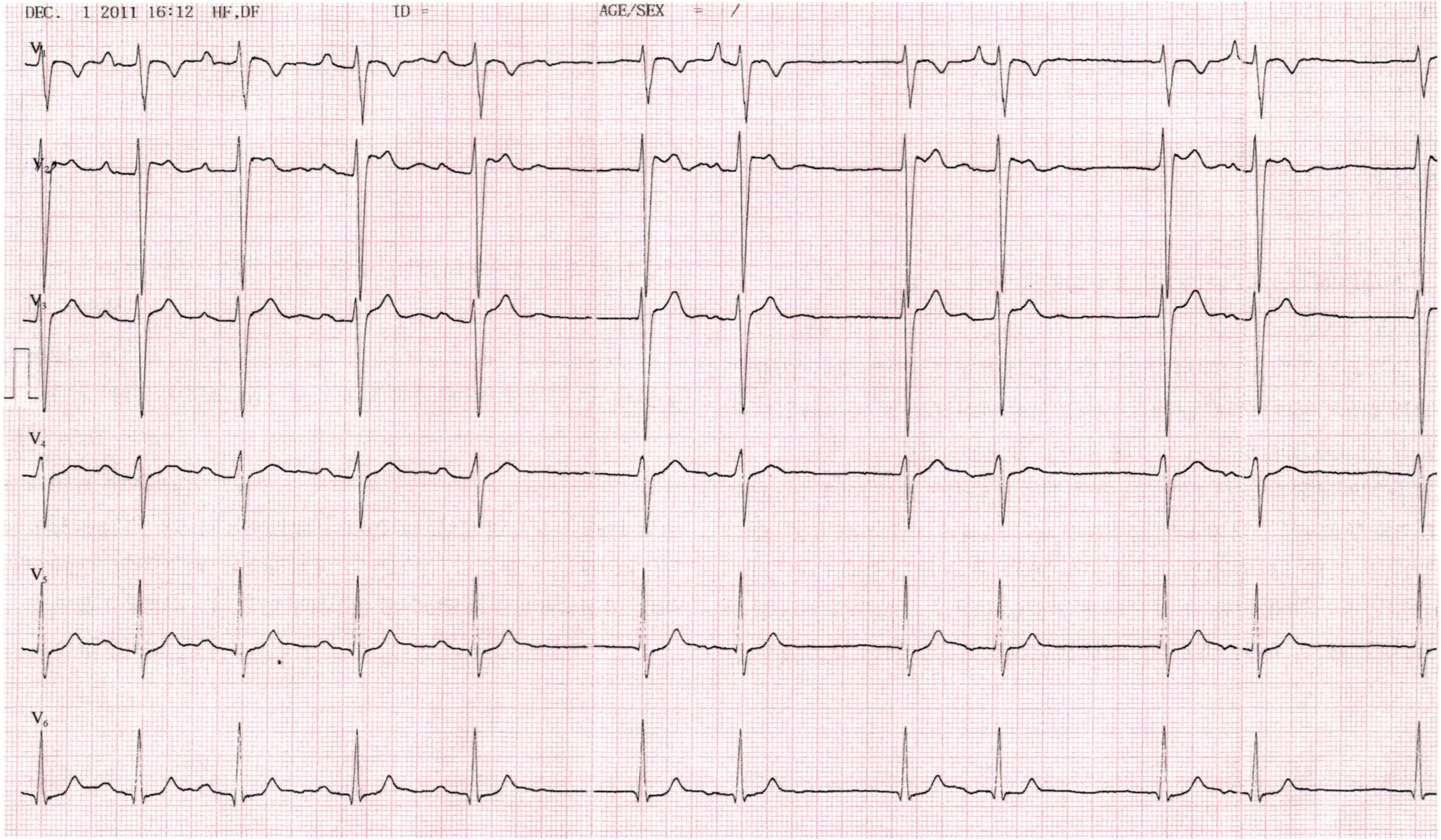

心电图示：

各导联 P 波频率平均 68 次/分，PP 互差>0.12 秒，PR 间期 0.28 秒。图中连续 5 个搏动后见一长间歇，长间歇后出现延迟的 QRS 波群（6、8、10），QRS 波群时限、形态正常。每个延迟出现的 QRS 波群后见提前出现 P′-QRS-T 波群，P′R>0.12 秒，形态与窦性 P 波不同，连续出现三组。

临床资料：

女，76 岁，心悸 1 周。

分析：

慢快综合征在心电图上的表现为以慢节律为主，偶有快速的心律失常。以窦性停搏、窦房阻滞、窦性心动过缓为主，可同时伴有房性心动过速、心房颤动、房性期前收缩等快速心律失常。快速心律失常发生的电生理基础是由于窦房结器质性病变使其功能受损，窦性心律频率减慢而窦房结以下部位易损性的敏感性增高。

诊断：

①窦性心律不齐；②一度房室传导阻滞；③窦性静止；④房性期前收缩二联律（假性夺获二联律）；⑤交界性逸搏。

71. 急性心内膜下心肌梗死

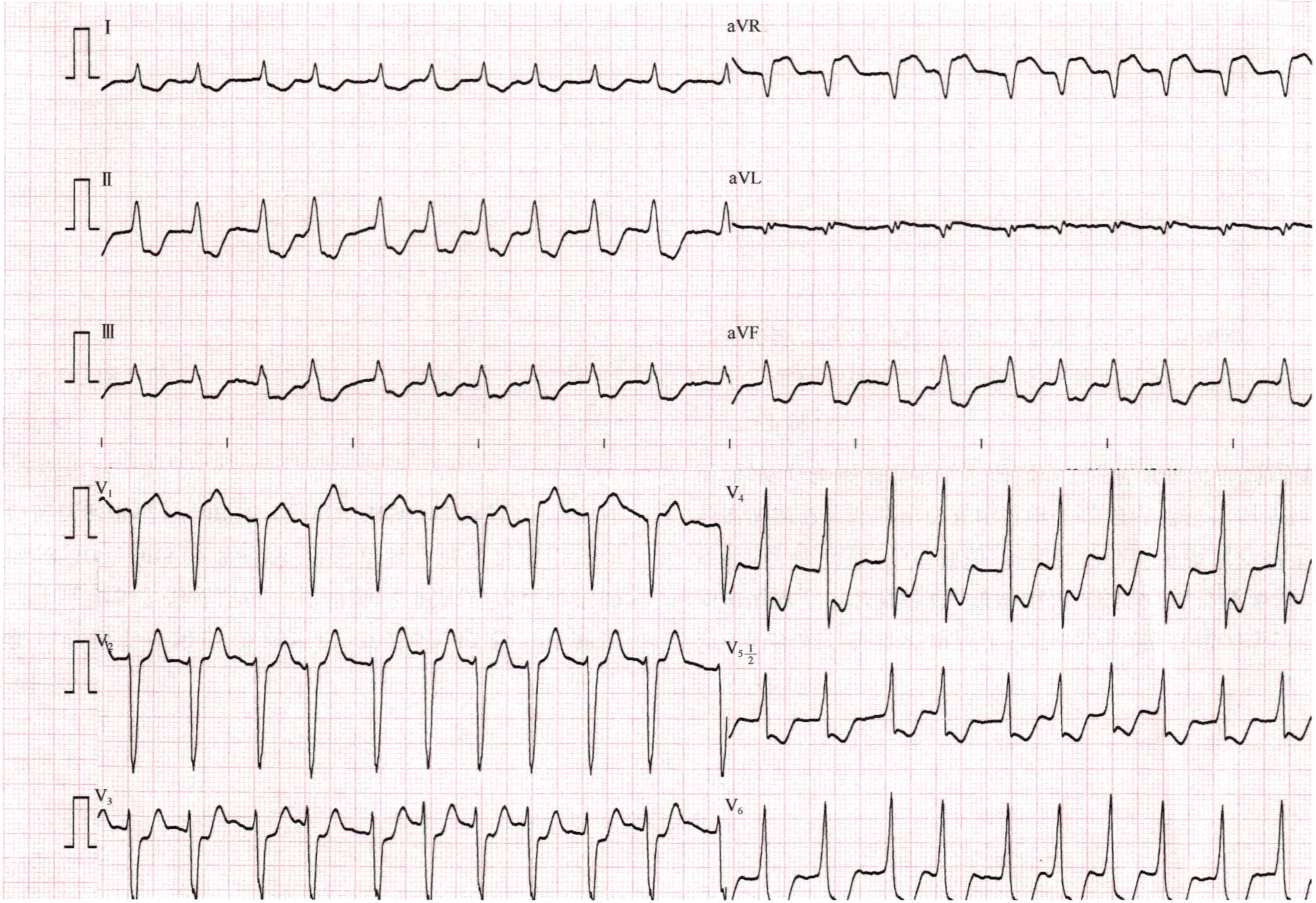

心电图示：

窦性 P 波消失，QRS 波群时限、形态正常，RR 间期绝对不齐，心室率平均 130 次/分。Ⅰ、Ⅱ、Ⅲ、aVF、V_3 ~ V_6 导联 ST 段压低 0.1 ~ 0.6mV，aVR 导联 ST 段抬高 0.25mV，Ⅰ、Ⅱ、Ⅲ、aVF、V_4 ~ V_6 导联 T 波倒置，aVR 导联 T 波直立。

临床资料：

女，69 岁，胸痛 1 小时。

分析：

急性心内膜下心肌梗死归于特殊类型的心肌梗死，属急性无 Q 波型心肌梗死。在心电图上主要为 ST 段及 T 波改变。心内膜下心肌损伤表现 ST 段急剧下降，在 ST 段显著下降的导联上，T 波深倒。aVR 导联 ST 段抬高。QRS 波群暂时可没有明显变化或 R 波稍有降低。

诊断：

①异位心律——快速心房颤动；②急性心内膜下心肌梗死。

72. 不完全性干扰性房室分离、交界性逸搏心律

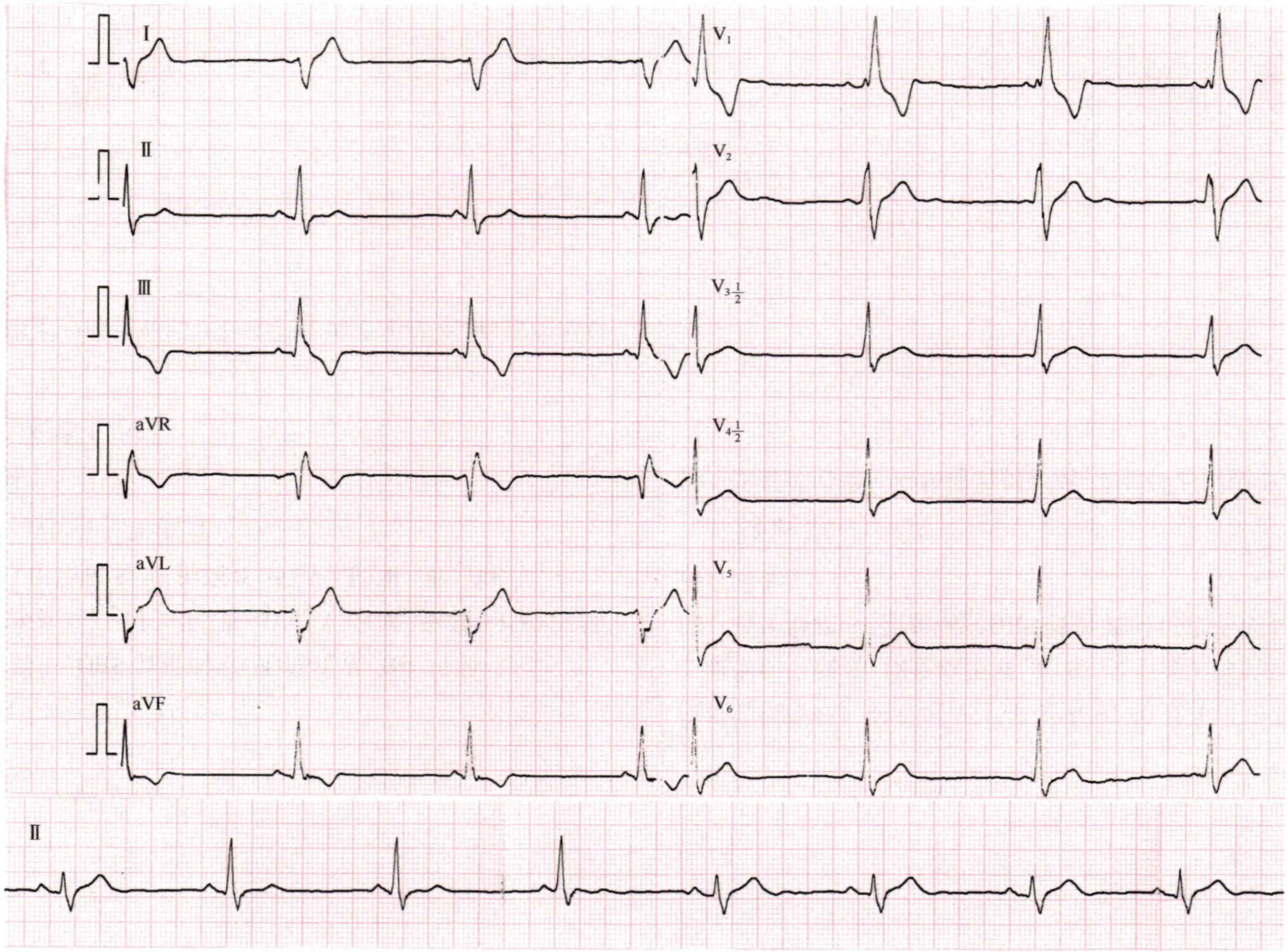

心电图示：

P 波在Ⅱ导联直立，aVR 导联倒置，P 波频率平均 48 次/分，PR 间期 0.17 秒，PP 间期互差 0.16 秒。同步各导联及长Ⅱ导联第 2、3、4 个 P 波与 QRS 波群无固定关系，PR 间期长短不一，并见延迟出现的连续 3 个 QRS 波群，QRS 时限 0.14 秒。V_1 导联 QRS 波群呈 rsR′型，Ⅰ、$V_3 \sim V_6$ 导联 S 波增宽。

临床资料：

患者，男性，68 岁，因乏力、活动后气短就诊，心脏听诊示心率慢，48 次/分，律不齐。

分析：

正常的心肌细胞在一次兴奋后具有较长的不应期，因而对于两个频率相近的激动，前一个激动的不应期必然影响后面激动的形成和传导，这种现象称为干扰。正常情况下，窦房结的频率较其低位起搏点为快，故能抑制低位起搏点使其不能发出激动。当窦房结的频率由于某些原因慢于低位起搏点的频率，或者两者频率相接近时，低位起搏点便有机会发出逸搏心律控制心室，并抢先使交界区处于生理不应期之中，此时窦房结的激动经心房下传至交界区时，则正值该区处于有效不应期之际，因而发生一系列干扰，称为干扰性房室脱节，按其程度可分为不完全性干扰性房室脱节和完全性干扰性房室脱节。

诊断：

①显著窦性心动过缓伴不齐（HR<50 次/分）；②完全性右束支阻滞；③不完全性干扰性房室分离伴交界性逸搏心律。

73. 三度房室传导阻滞、交界性逸搏心律

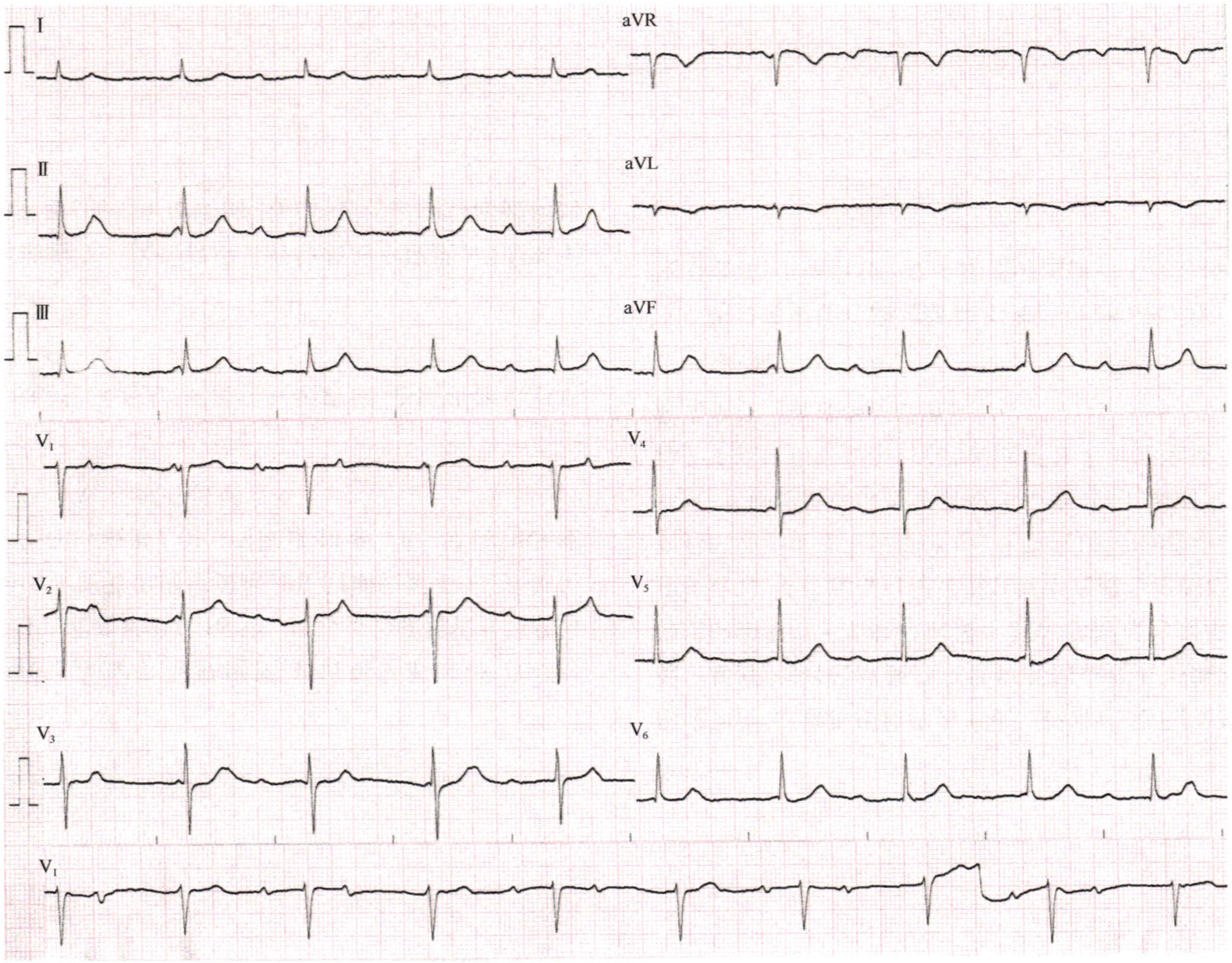

心电图示：

P 波在Ⅱ导联直立，aVR 导联倒置，P 波频率 88 次/分，P 波与 QRS 波群无固定关系，P 波在 QRS 波群的前、中、后（以长 V_1 导联为例，第 1 个 P 波在 QRS 之后，第 2 个 P 波在 QRS 之内，第 3 个 P 波在 QRS 之前）。PP 规则，RR 规则，PP 频率>RR 频率，QRS 波群形态、时限均正常，频率 58 次/分。

临床资料：

患者，女性，76 岁，因晕厥一天就诊，共发作 2 次晕厥，均为无诱因下发生。2 年前体检发现心率慢，心电图示阵发性二度Ⅱ型房室传导阻滞，拒绝安装起搏器。心脏听诊：心率 42 次/分，律齐。

分析：

在窦性停搏、显著窦性心动过缓、房室传导阻滞或期前收缩等情况出现，其后都有一个长的间歇，如果使心室搏动发生过长间歇时，低位起搏点交界区便逃脱窦房结的控制而发出一次激动，称为交界性逸搏。交界性逸搏是一种被动性异位搏动，是防止心室长时间停搏的一种保护性措施，是在一个较长间歇后延迟出现的 QRS 波群，其形态和时限与窦性下传者相同，偶可伴非时相性室内差异传导而略呈畸形。连续 3 个或 3 个以上交界性逸搏构成交界性逸搏心律，其频率为 40～70 次/分。

诊断：

①窦性心律；②三度房室传导阻滞；③交界性逸搏心律。

74. 左心房、左心室肥大

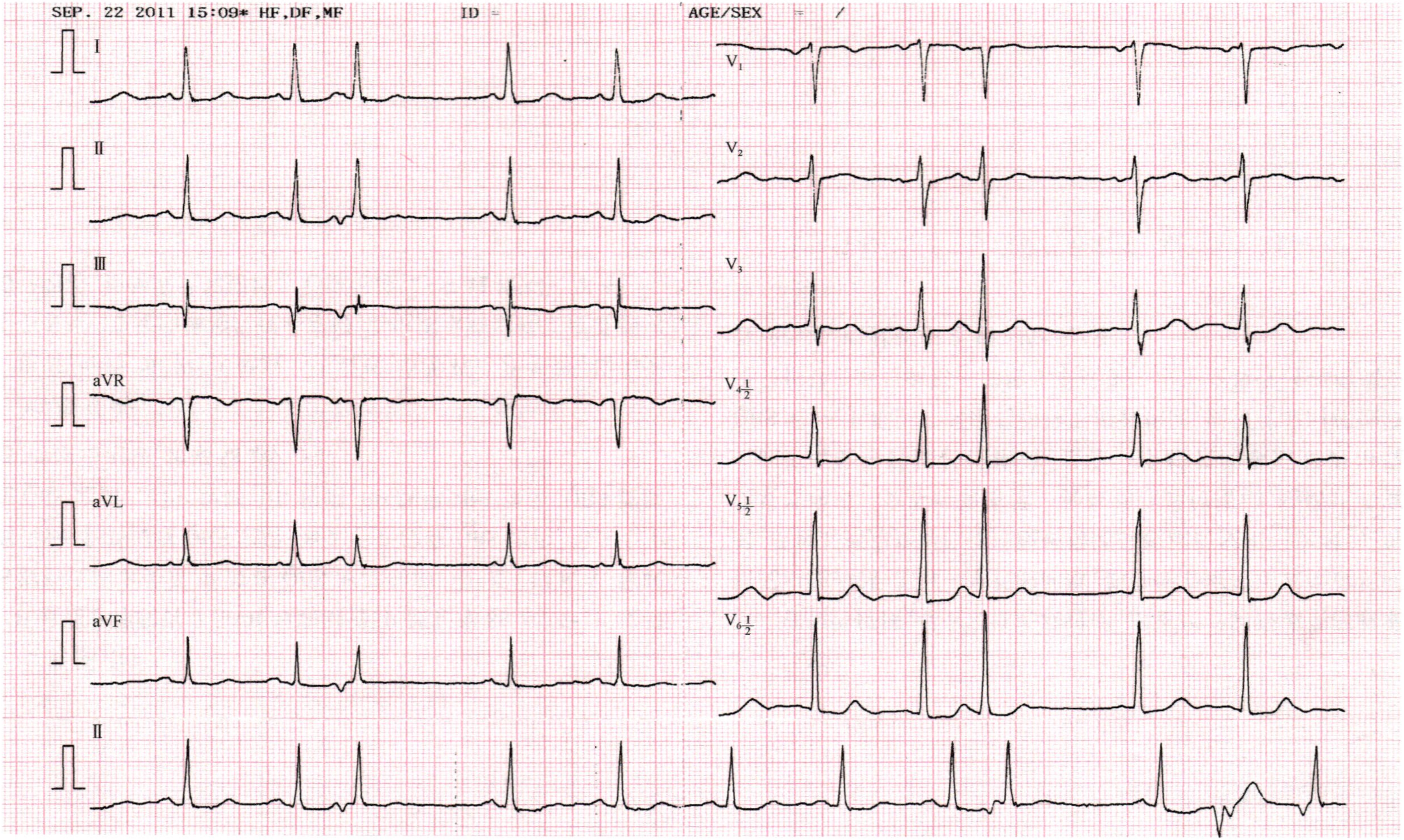

SEP. 22 2011 15:09* HF,DF,MF
ID =
AGE/SEX = /
I
II
III
aVR
aVL
aVF
II
V1
V2
V3
V4 1/2
V5 1/2
V6 1/2

心电图示：

P 波在Ⅱ导联直立，aVR 导联倒置，Ⅱ导联 P 波有切迹，频率 75 次/分。PR 间期 0.16 秒，P 波Ⅱ导联时限 = 0.12 秒。同步各联第 3 及长Ⅱ导联第 3、9、11 个 P′波提前出现，联律间期不相等，代偿间歇不完全。长Ⅱ导联第 11 个 QRS 波群提前出现，宽大畸形。$R_{V_5}=3.8mV$，$S_{V_1}=1.3mV$，$R_{V_5}+S_{V_1}=5.1mV$。Ⅰ、Ⅱ、$V_4\sim V_6$ 导联 ST 段压低 0.05 ~ 0.2mV。

临床资料：

患者，女性，65 岁，因心悸 3 天就诊。有高血压，风湿性心脏病史多年。

分析：

P 波代表心房除极，P 波前 1/3 为右心房除极，中 1/3 为左右心房同时除极，后 1/3 为左心房除极。左心房肥大时，其除极时间延长，势必影响到整个心房的除极时间，使 P 波时间增宽。心电图上表现为 P 波时限增宽≥0.12 秒，P 波有切迹，呈双峰状，V_1 导联 P 波呈正负双向，负向波加深。临床上常见于二尖瓣狭窄的患者，所以将这种 P 波称为“二尖瓣型”P 波。

诊断：

①窦性心律；②左心房肥大；③左心室肥大；④房性期前收缩；⑤室性期前收缩。

75. 急性广泛前壁心肌梗死(一)

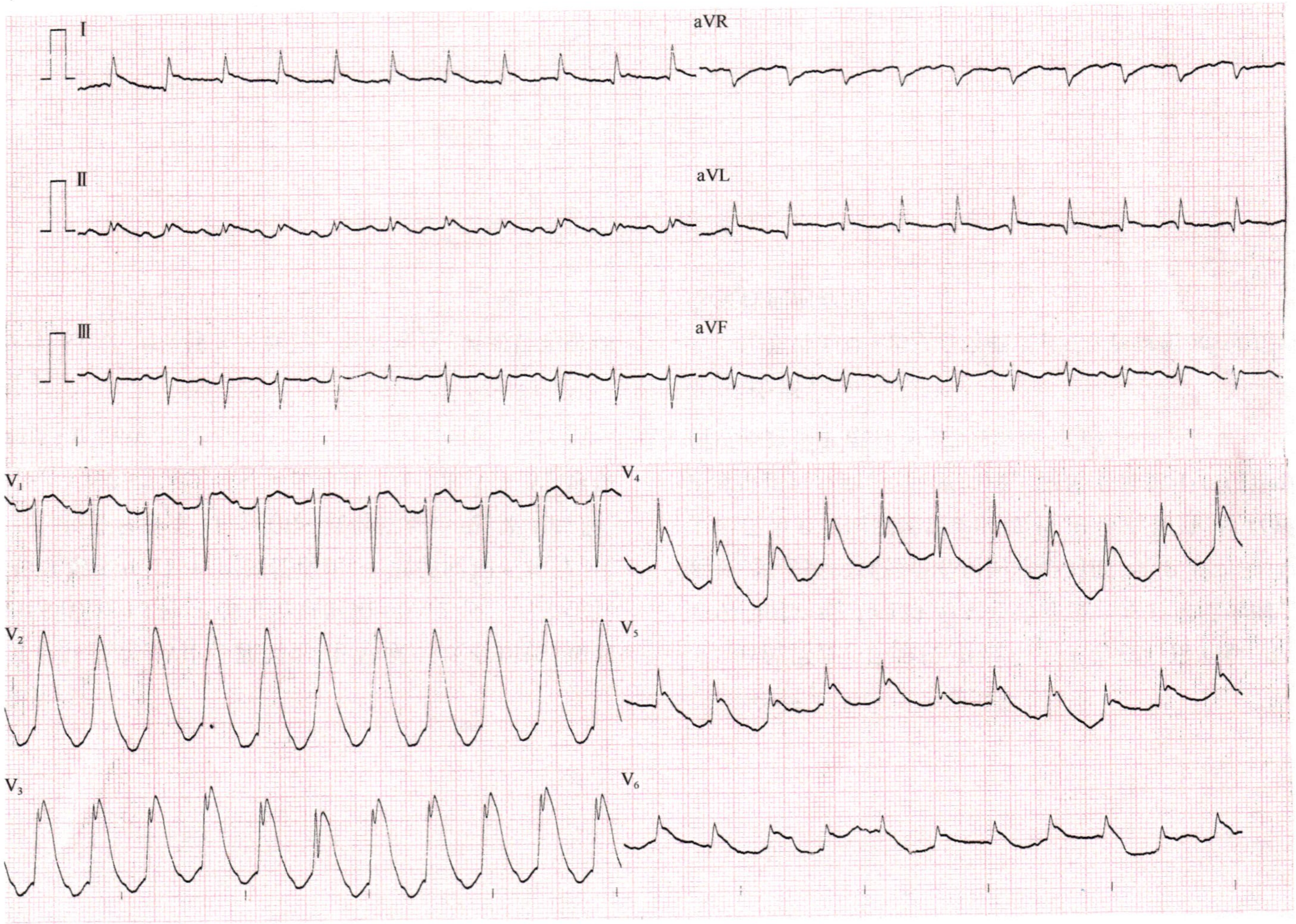

心电图示：

Ⅱ导联 P 波直立，aVR 导联 P 波倒置，P 波频率 136 次/分，PR 间期 0.17 秒，QRS 波群时限正常。V_1 ~ V_6 导联 ST 段抬高 0.2 ~ 1.8mV，Ⅰ、aVL 导联抬高 0.05 ~ 0.1mV，T 波与 ST 段融合。

临床资料：

男，64 岁，胸痛 9 小时。

分析：

心肌梗死是指冠状动脉闭塞引起的供血区心肌发生坏死，坏死的心肌细胞失去电活动能力，因此梗死后的向量改变具有背离梗死区的特点。急性心肌梗死时常发生 3 种心电向量改变：Q 波向量背离梗死区；ST 向量指向损伤区，T 向量背离缺血区。因此同一帧心电图上可以出现梗死性 Q 波、ST 段抬高及 T 波倒置。急性心肌梗死的 ST 段抬高，有时可与 QRS 波群等高，抬高的 ST 段貌似宽 QRS 的一部分，呈"巨 R 型"。容易误诊为宽 QRS 心动过速。此时，要仔细阅图分析，同步记录的非梗死导联则可以区别 QRS 波群是否增宽。

诊断：

①窦性心动过速；②急性广泛前壁心肌梗死。

76. 急性广泛前壁心肌梗死(二)

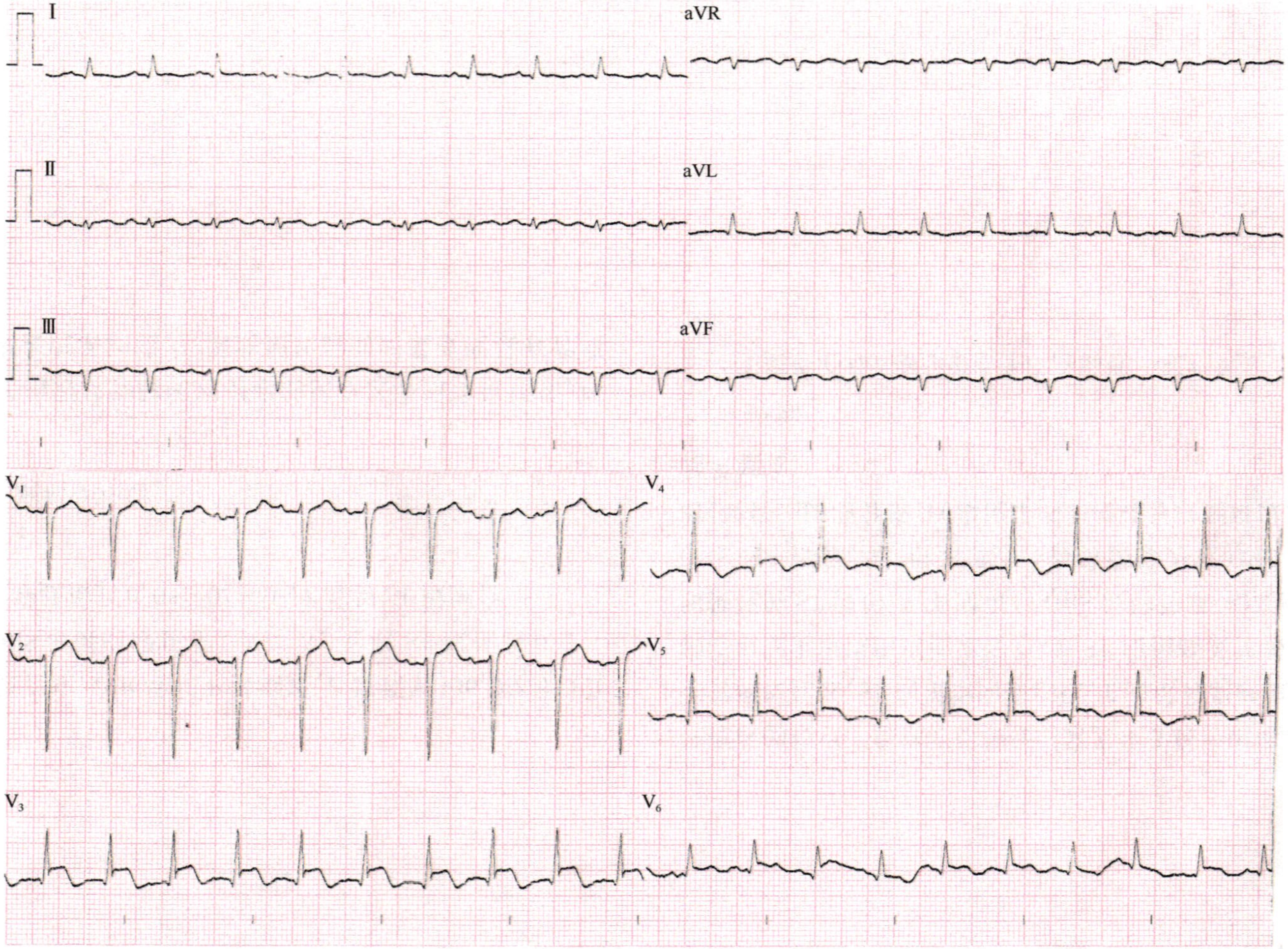

心电图示：

Ⅱ导联P波直立，aVR导联P波倒置，P波频率136次/分，PR间期0.17秒，QRS波群时限正常。V_2～V_6导联ST段抬高0.1～0.2mV，较图75急性广泛前壁心肌梗死（一）有明显改善。Ⅰ、Ⅱ、aVL、V_2～V_6导联ST段明显下降。

临床资料：

男，64岁，胸痛9小时。

分析：

经过积极治疗，冠状动脉血供得到缓解，心肌缺血状态得以改善。心电图显示ST段有明显下降。

诊断：

①窦性心动过速；②急性广泛前壁心肌梗死。

77. 亚急性下壁心肌梗死、室性期前收缩

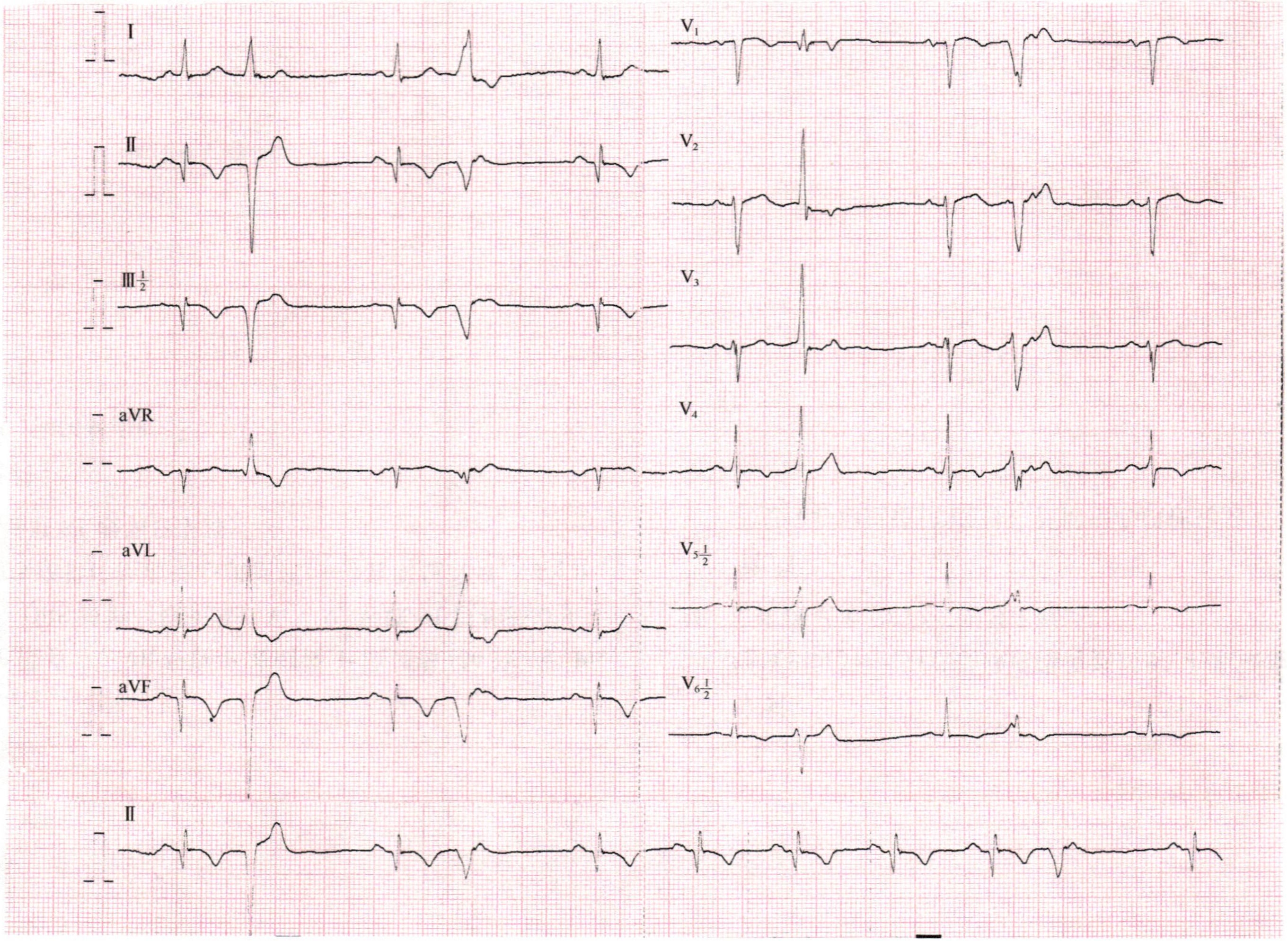

心电图示：

Ⅱ导联 P 波直立，aVR 导联 P 波倒置，P 波频率 75 次/分，PR 间期 0.16 秒，QRS 波群时限正常。Ⅱ、Ⅲ、aVF 导联 QRS 波呈 QR 型，Q 波振幅大于同导联 R 波的 1/4，Q 波时限=0.04 秒，同步各导联第 2、4 个及长Ⅱ导联第 2、4、10 个 QRS-T 波群提前出现宽大畸形，同一导联 QRS-T 波群形态不同，联律间期相等，代偿间歇完全。ST 段无明显偏移，Ⅱ、Ⅲ、aVF、V_5、V_6 导联 T 波倒置。

临床资料：

女，69 岁，心肌梗死 3 个月余。

分析：

多形性室性期前收缩是指同一导联中，联律间期相等但 QRS 形态不同的室性期前收缩。其产生原理尚未阐明，可能由于以下几种情况：①折返时间相同的多源性室性期前收缩；②单源性室性期前收缩伴心室内差异性传导；③室性期前收缩逆传至房室结后，通过另一途径下传至心室时发生心室内差异性传导。多形性室性期前收缩常见于洋地黄中毒和器质性心脏病患者。临床意义和多源性室性期前收缩相似。

诊断：

①窦性心律；②亚急性下壁心肌梗死；③室性期前收缩（呈多形性）。

78. 急性下壁心肌梗死、二度房室传导阻滞

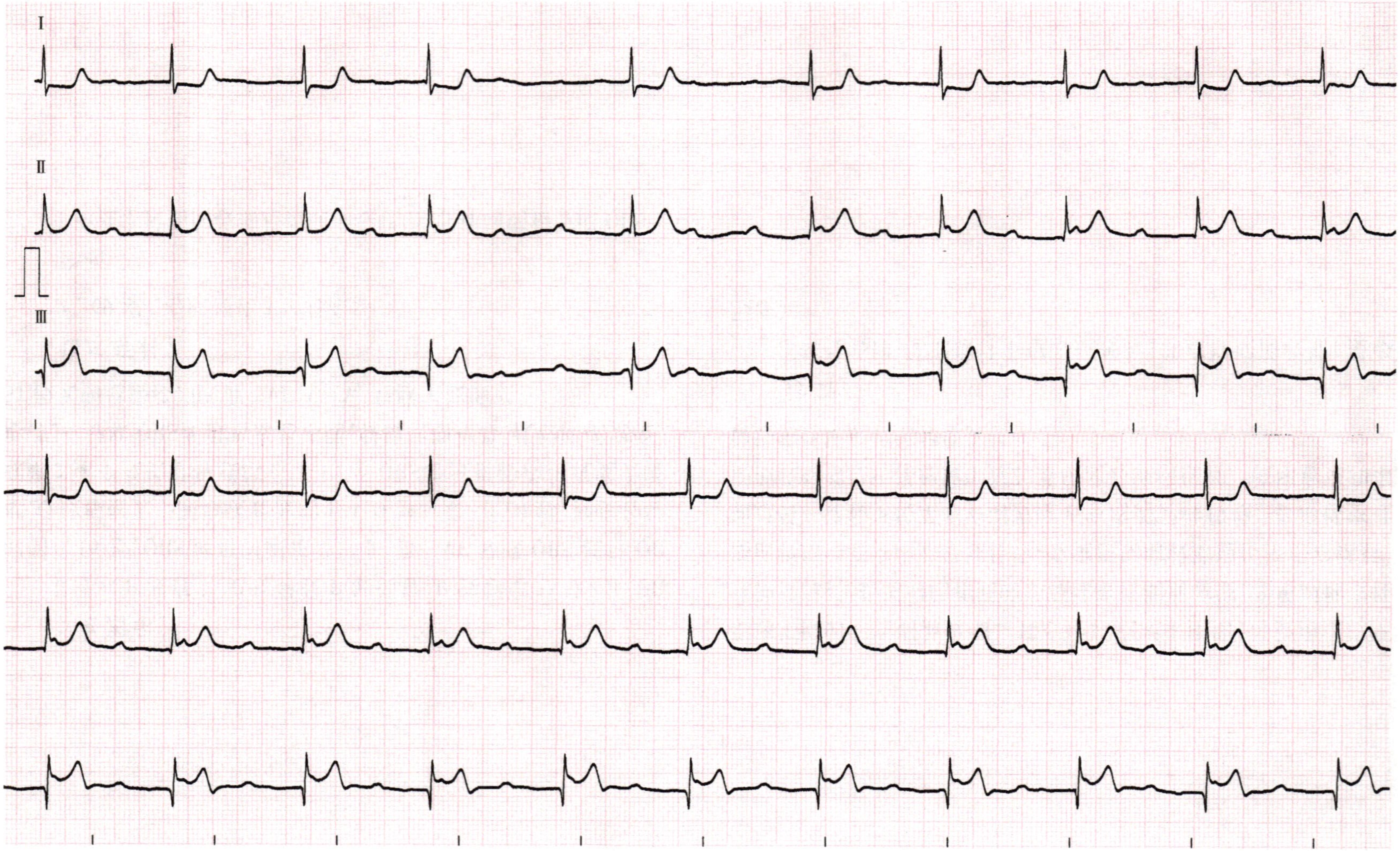

心电图示：

P 波在Ⅱ导联直立，频率 115 次/分，P 波与 QRS 波群部分无固定关系，大部分呈 2∶1 传导。QRS 波群时限均正常，长间歇后见一延迟出现的 QRS-T 波群。Ⅱ导联 QRS 波群呈 qR 型，Ⅲ导联呈 QR 型，QⅢ>1/4 R。Ⅱ、Ⅲ导联 ST 段抬高 0.1～0.15 mV，Ⅰ导联 ST 段压低 0.05～0.075 mV。

临床资料：

男，63 岁，胸痛 1 天入院。

分析：

正常的一个心动周期是由窦房结发出冲动激动心房，再下传至心室。心房和心室之间有恒定的关联。当心房和心室之间没有关联，即产生房室分离。由于房室交界区的病理性改变而造成的房室分离称三度房室传导阻滞。三度房室传导阻滞使室上性激动完全不能下传至心室。因此心房和心室各受一个起搏点控制，形成心电图上 P 波与 QRS 波群无关，各自有规律搏动的现象。至于心室的控制点在交界区还是在心室则要注意 QRS 波群的频率及波形和时限。

诊断：

①窦性心动过速；②二度房室传导阻滞（2∶1 传导），一过性三度房室传导阻滞；③交界性逸搏；④急性下壁心肌梗死。

79. 急性下壁、右心室心肌梗死、二度房室传导阻滞

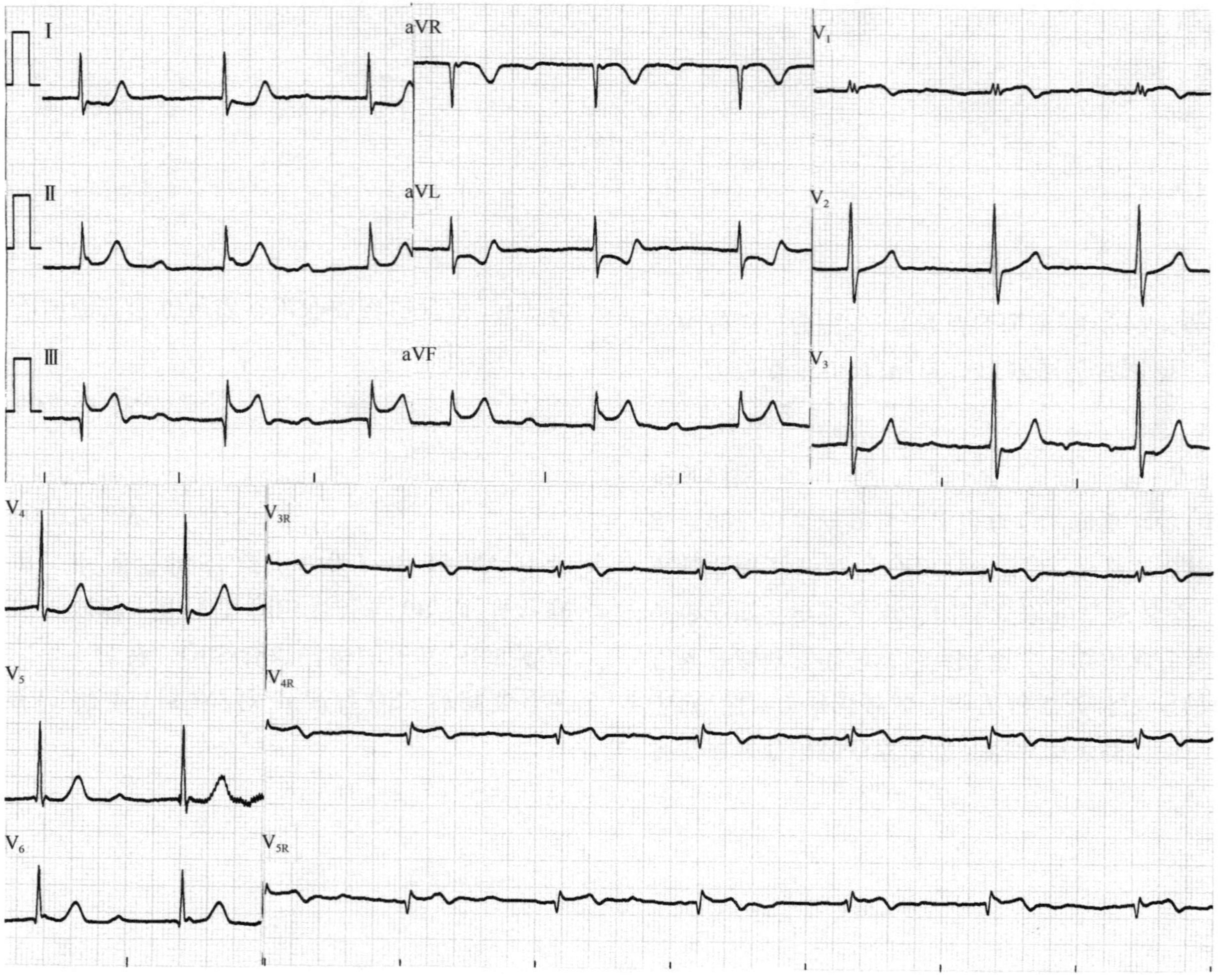

心电图示：

P 波在Ⅱ导联直立，aVR 导联倒置，P 波频率 115 次/分，P 波与 QRS 波群有固定关系，呈 2∶1 房室传导。QRS 时限正常。Ⅲ导联见深 Q 波，V_{3R}、V_{4R} 导联呈 rsr′型，r′>r。Ⅱ、Ⅲ、aVF 导联 ST 段抬高 0.1～0.15 mV，Ⅰ、aVL 导联 ST 段压低≤0.1mV，V_{3R}、V_{4R}、V_{5R} 导联 ST 段抬高 0.075～0.1mV，V_3、V_4 导联 ST 段压低 0.075mV。T 波无明显改变。

临床资料：

男，61 岁，胸痛一天入院。

分析：

单纯的右心室梗死比较少见，绝大多数并发于左心室心肌梗死。左心室下壁是由左冠状动脉的前降支、回旋支还有右冠状动脉供血。所以当下壁心肌梗死时要高度警惕是否存在右心室心肌梗死。常规的下壁心肌梗死时要加做 V_{3R}～V_{5R} 导联心电图。右心室心肌梗死时，心电图上 V_{4R} 导联 ST 段抬高很重要。如果 ST 段 V_{4R} 抬高≥0.1mV，是重要的诊断依据，要考虑下壁合并右心室梗死。

诊断：

①窦性心动过速；②二度房室传导阻滞；③急性下壁、右心室心肌梗死；④不完全性右束支阻滞。

80. 急性前壁、高侧壁心肌梗死

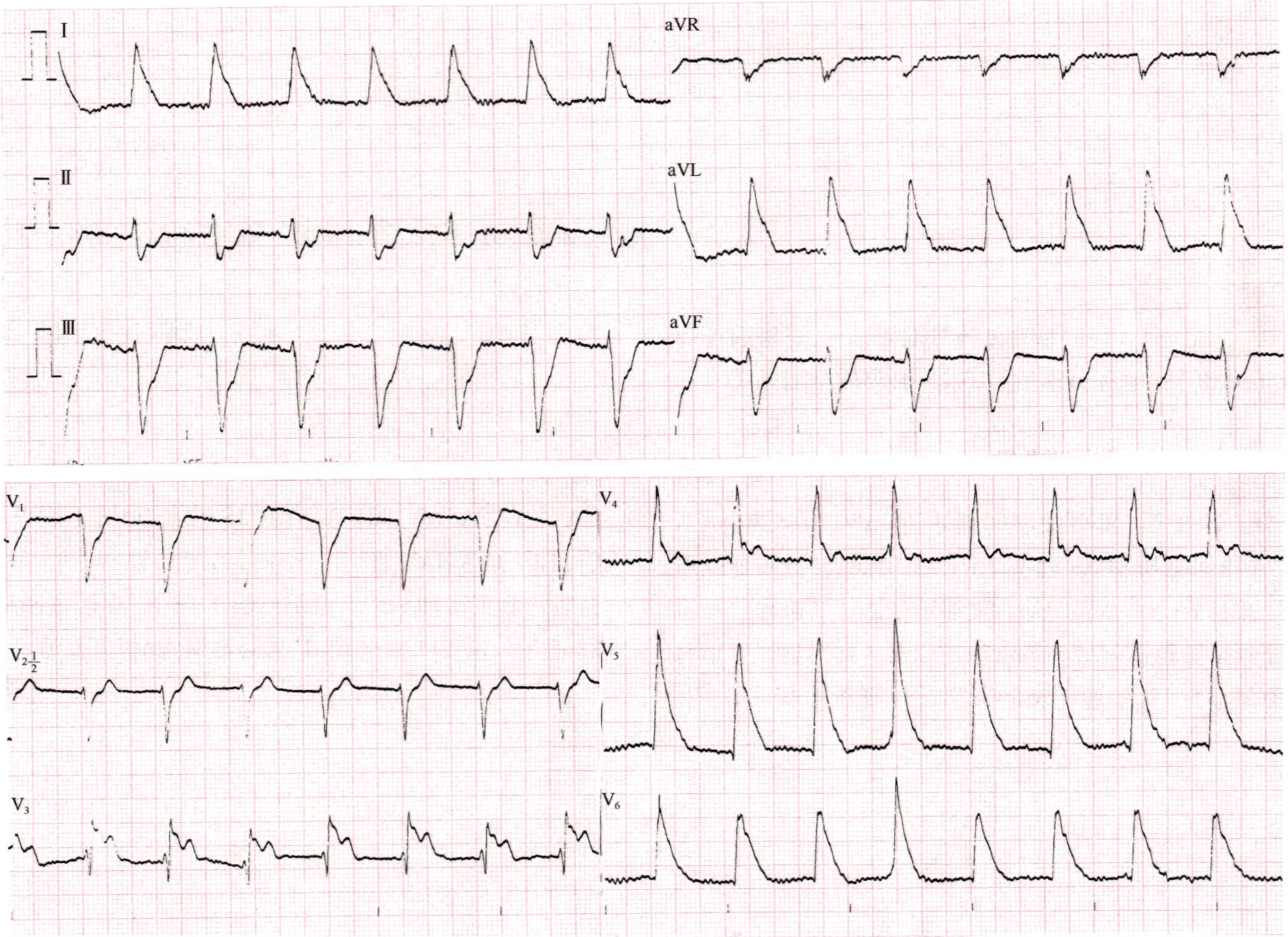

心电图示：

P 波在Ⅱ导联直立，PR 间期 0.16 秒。QRS 波群时限 0.10 秒。Ⅰ、aVL、V_3 ~ V_6 导联 ST 段抬高≤1.4mV，Ⅱ、Ⅲ、aVF、V_1 导联 ST 段下移≤0.8mV。

临床资料：

男，42 岁，胸痛 2 天。

分析：

心肌梗死在心电图上的表现是坏死性 Q 波及 ST 段的改变，也可以表现为“巨 R”波形。“巨 R”波形是 ST 段抬高后与 QRS 波等高相融合，往往容易误诊为宽 QRS（Ⅰ、aVL、V_5、V_6 导联 QRS 波群看似宽大）。同步心电图可以进一步分析，本例 V_2 导联 ST 段没抬高，所以 QRS 波群不显示增宽。

诊断：

①窦性心律；②急性前壁、高侧壁心肌梗死（“巨 R”型）。

81. 急性前壁心肌梗死、左心室肥大

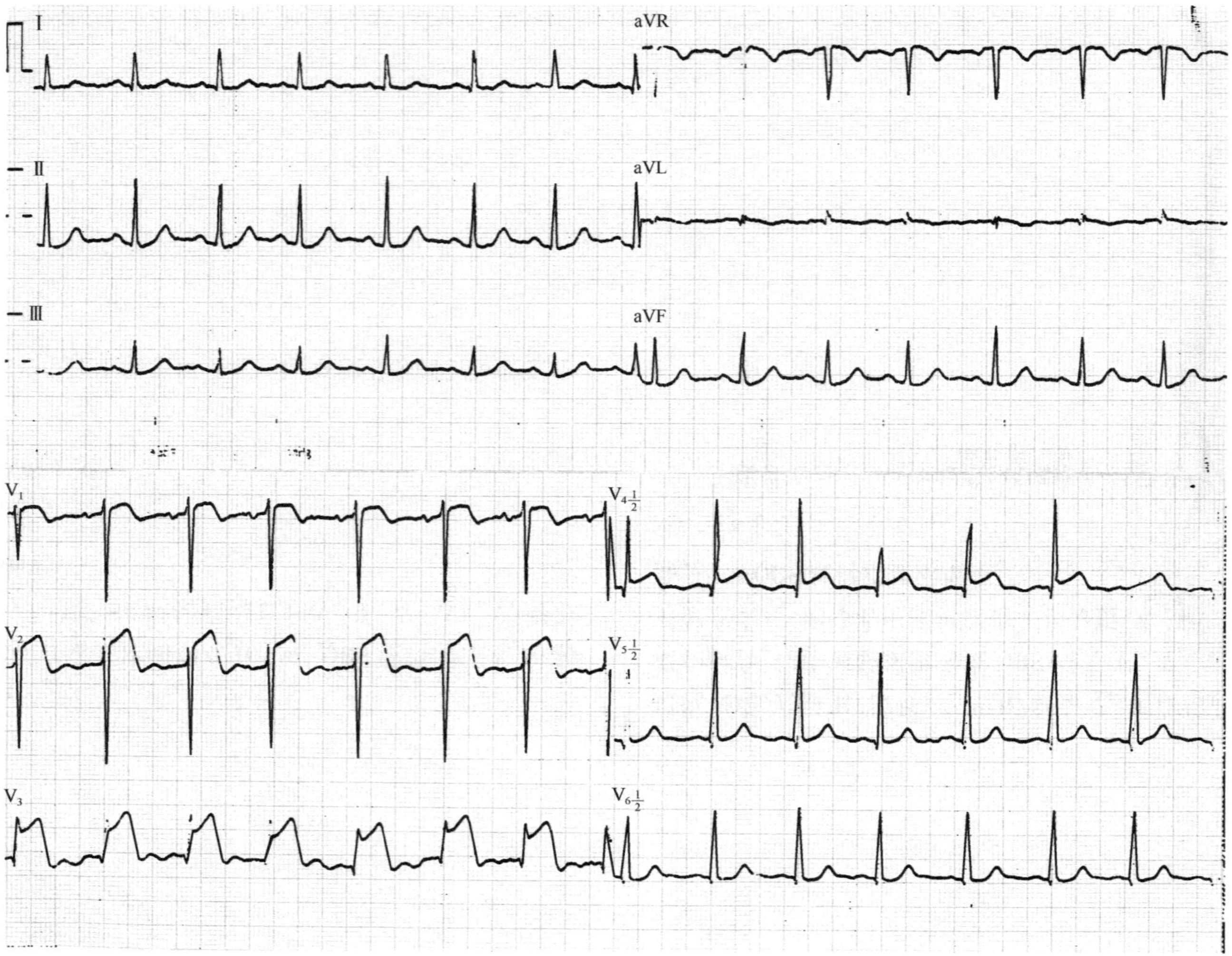

心电图示：

P 波在Ⅱ导联直立，aVR 导联倒置，P 波频率 86 次/分，PR 间期 0.16 秒。QRS 波群时限均正常，$R_{V_5}=3.7mV$，$S_{V_1}=1.8mV$。$V_1 \sim V_4$ 导联 ST 段弓背向上抬高 0.15 ~ 0.55mV，$V_2 \sim V_4$ 导联 T 波起始与 ST 段融合成单向曲线。

临床资料：

男，58 岁，胸痛 5 小时。

分析：

冠心病主要是冠状动脉粥样硬化所致。随着动脉粥样硬化的发展，冠状动脉的狭窄程度决定心绞痛的发作。狭窄程度加重，甚至发生闭塞，则从心肌缺血发展为心肌梗死。急性心肌梗死的损伤型 ST 段抬高时，由于闭塞的冠状动脉支配的是某一部分心肌，故心电图的改变是节段性的。当 $V_1 \sim V_4$ 导联出现急性心肌梗死的特征性改变时，则表示是冠状动脉前降支闭塞。

诊断：

①窦性心律；②左心室肥大；③急性前壁心肌梗死。

82. 亚急性广泛性前壁心肌梗死

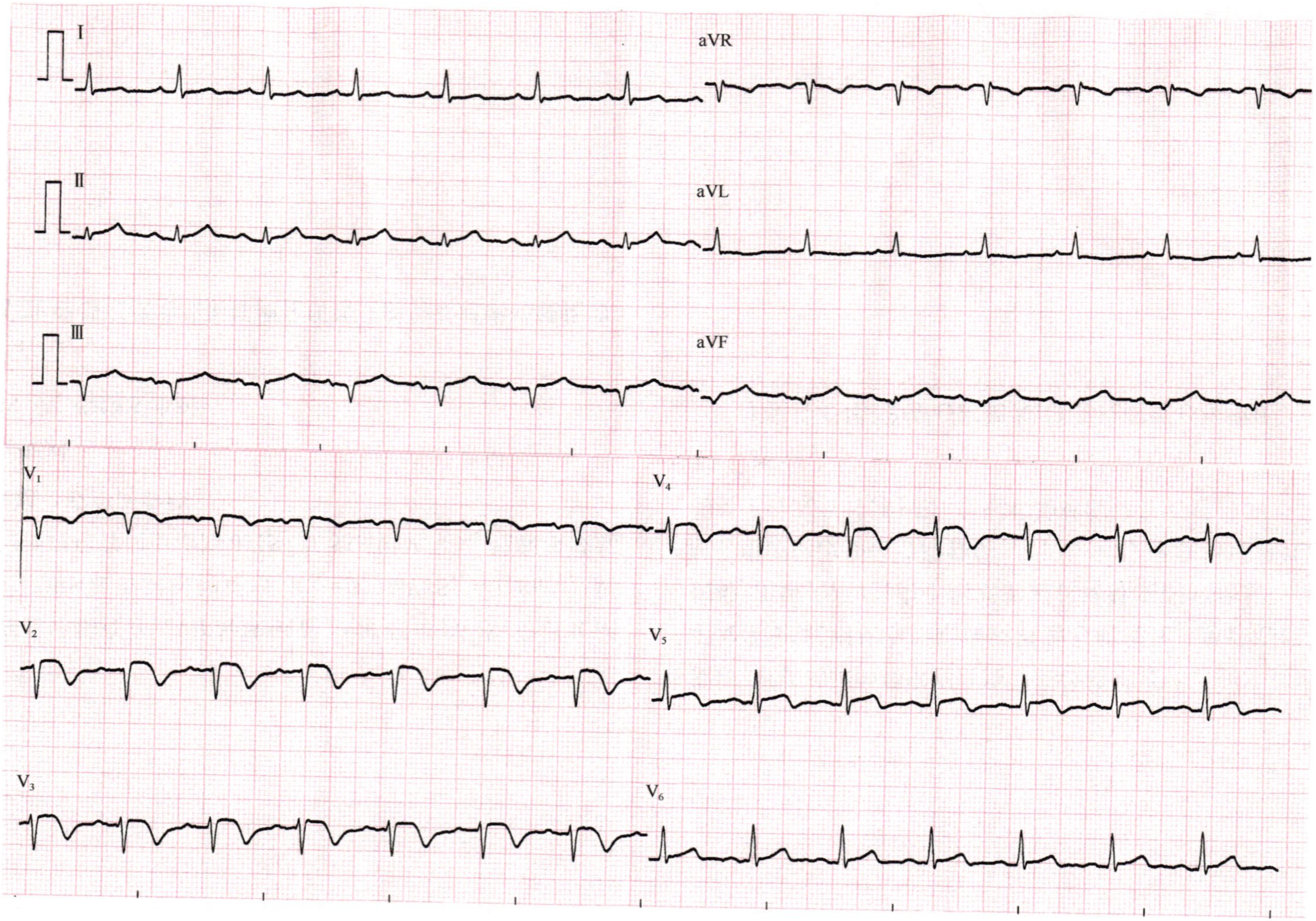

心电图示：

P 波在Ⅱ导联直立，aVR 导联倒置，P 波频率 83 次/分，PR 间期 0.20 秒，P 波时限 0.12 秒。QRS 波群时限正常，V_1 导联 QRS 波群呈 QS 型，V_2 导联 QRS 波群呈 rS 型，r 波纤细。各胸导联 R+S（绝对值）<1.0mV。$V_4 \sim V_6$ 导联 ST 段抬高 ≤0.1mV，V_2、V_3 导联 ST 段抬高 ≤0.15mV。$V_2 \sim V_4$ 导联 T 波倒置，V_5 导联 T 波正负双向。

临床资料：

女，67 岁，心肌梗死 2 个月余。

分析：

心肌梗死的亚急性期出现于梗死后数周至数月，此期以坏死及缺血图形为主要特征。抬高的 ST 段基本恢复至等电位线。缺血性 T 波由倒置较深逐渐变浅，坏死性 Q 波持续存在。这标志着急性心肌梗死已过渡至亚急性期。

诊断：

①窦性心律；②P 波增宽；③亚急性广泛前壁心肌梗死；④低电压。

83. 陈旧性下壁心肌梗死、T 波高尖

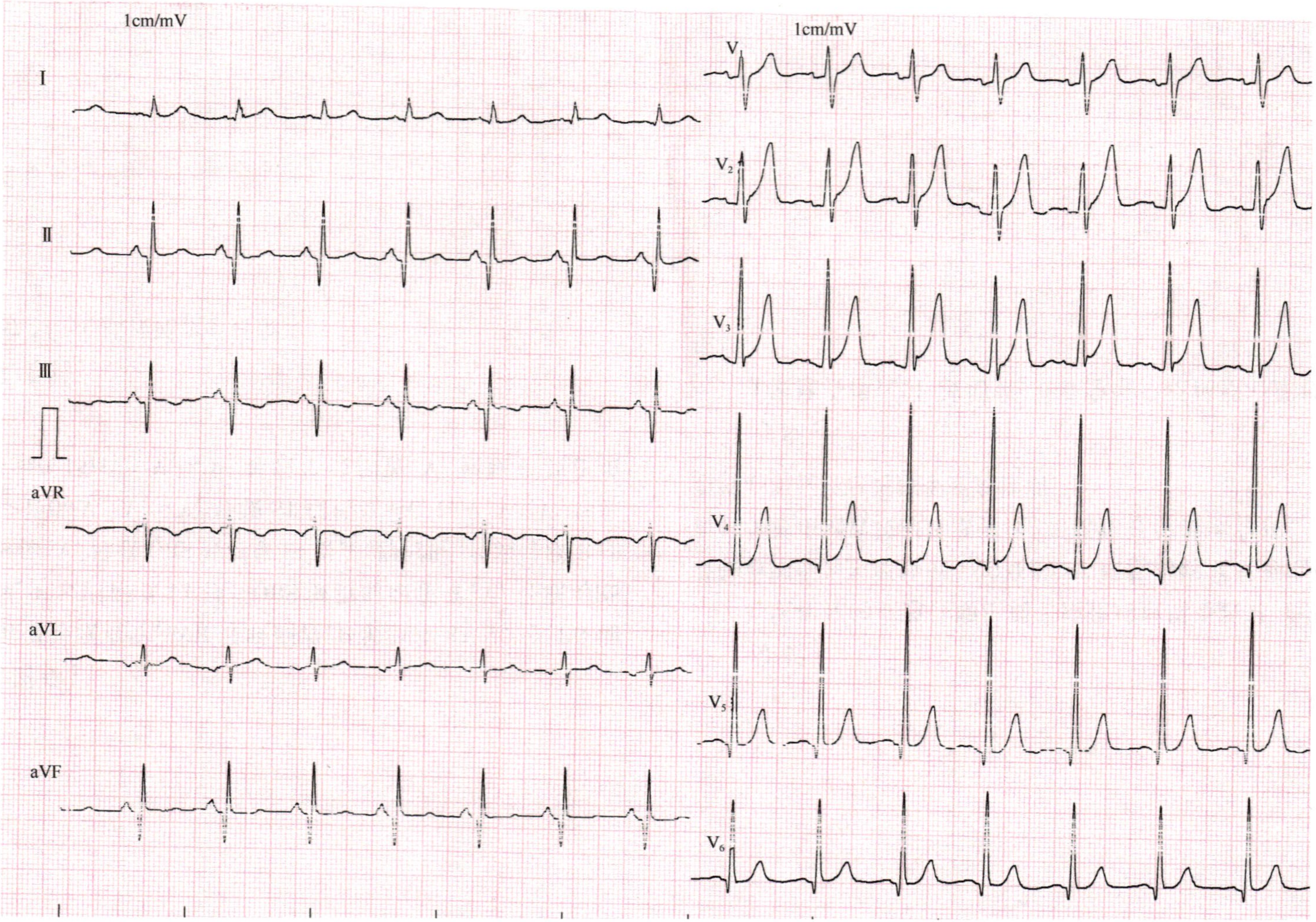

心电图示：

P 波在Ⅱ导联直立，aVR 导联倒置，P 波频率 91 次/分，PR 间期 0.13 秒。QRS 波群时限正常，Ⅱ、Ⅲ aVF 导联 QRS 波群呈 QR 型，Ⅱ、Ⅲ、aVF 导联 q 波振幅大于同导联 R 波的 1/4。ST 段无明显偏移，$V_2 \sim V_4$ 导联 T 波高尖。

临床资料：

女 ，70 岁，冠心病，心肌梗死病史 3 年，胸痛 6 小时就诊。

分析：

患者以往曾有心肌梗死的病史，临床以胸痛的症状再度表现时，则要高度警惕是否有再梗的早期心电图改变。两肢对称的 T 波高尖是急性心肌梗死超急性期的心电图改变之一。还要配合其他的临床资料和相关检查才能确定是否发生再梗。

诊断：

①窦性心律；②陈旧性下壁心肌梗死；③T 波高尖。

84. 心房颤动、T 波高尖

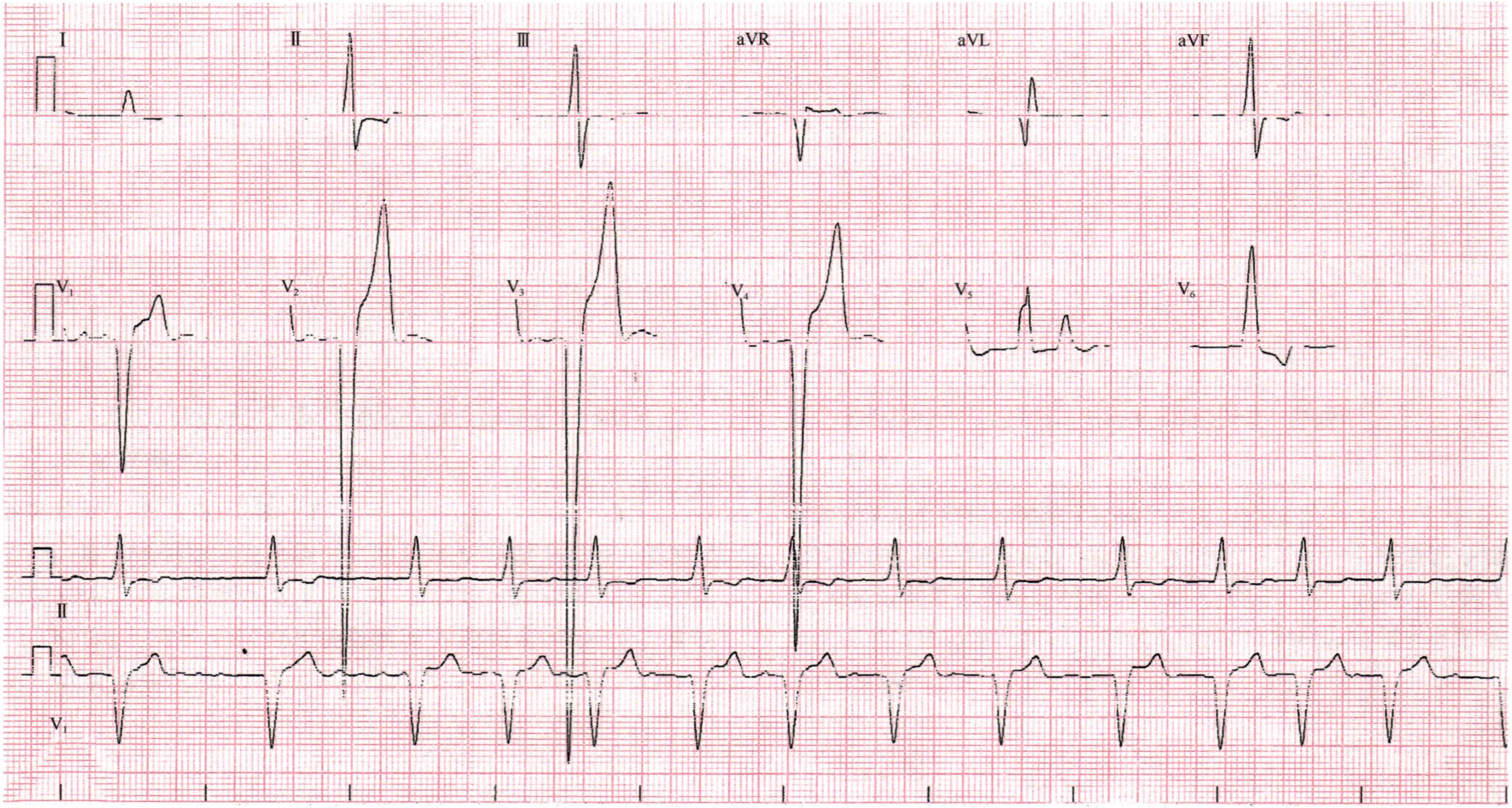

心电图示：

窦性 P 波消失，代之以“f”波，RR 间期不匀齐。QRS 波群时限 0.12 秒，Ⅰ、V_5 导联 QRS 波群呈 R 型，R 波有切迹。V_2 ~ V_4 导联 T 波高尖，Ⅱ、V_6 导联 T 波倒置，aVF 负正双向。

临床资料：

患者胸闷、胸痛 5 小时，肌钙蛋白增高。

分析：

冠状动脉粥样硬化引起的冠状动脉狭窄是心肌缺血的最主要原因。心肌缺血的心电图表现主要为复极过程的变化。心内膜下心肌缺血时，复极仍由心外膜向心内膜进行，电穴在前，电源在后。面向心外膜的导联出现 T 波直立。由于缺血，心室肌部分复极推迟，与其相应方向相反的 T 向量不复存在，故直立的 T 波通常高耸。前壁心内膜下心肌缺血时 V_2 ~ V_4 导联可出现高尖呈帐篷样的 T 波。

T 波高耸还可见于超急性心肌梗死，变异性心绞痛等疾病。

诊断：

①异位心律——心房颤动；②T 波高尖；③完全性左束支阻滞。

85. 冠状 T 波

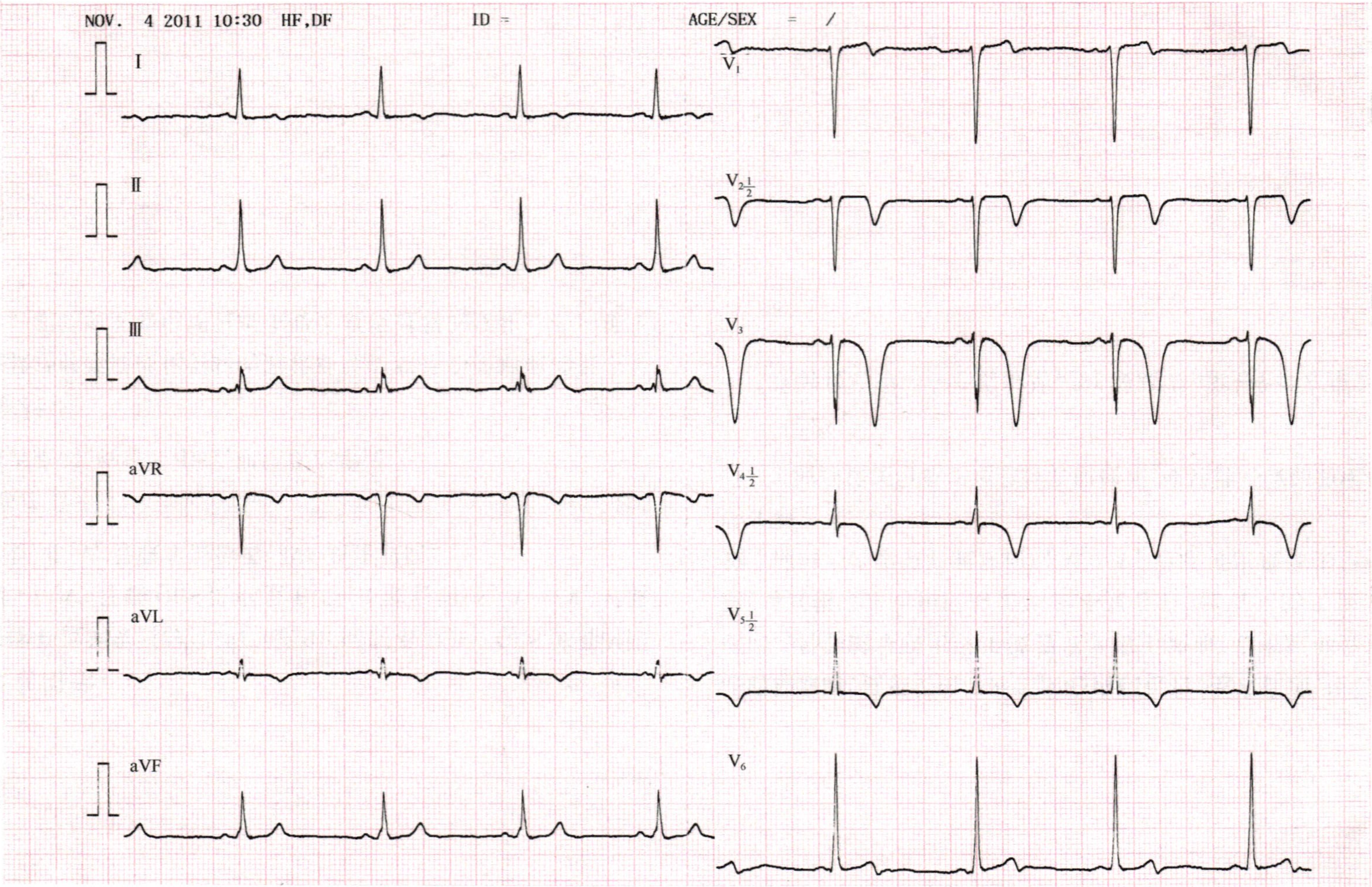
NOV. 4 2011 10:30 HF,DF
ID =
AGE/SEX = /
I
II
III
aVR
aVL
aVF
V1
V2½
V3
V4½
V5½
V6

心电图示：

P 波在Ⅱ导联直立，aVR 导联倒置，P 波频率 58 次/分，PR 间期0.12 秒。QRS 波群形态、时限正常。ST 段无明显偏移。$V_2 \sim V_5$ 导联 T 波深倒置，振幅最深达 1.5 mV，两肢对称。

临床资料：

男，78 岁，冠心病。

分析：

T 波代表心室肌的复极，而复极受 3 种因素的影响。血供、压力和温度，所以当血供受到影响时，则首先表现在 T 波的改变上。典型的缺血性 T 波为冠状 T 波，无论是直立或倒置，T 波双肢对称，顶端或底端尖锐。心肌是否发生缺血，取决于冠状动脉的供血量、左心室负荷和血氧水平三者之间的平衡。其中最重要的因素是冠状动脉的供血量。当冠状动脉供血量下降≥70% 时，心肌的负荷会增加，而发生心肌缺血。

诊断：

①窦性心动过缓；②冠状 T 波。

86. 心肌缺血

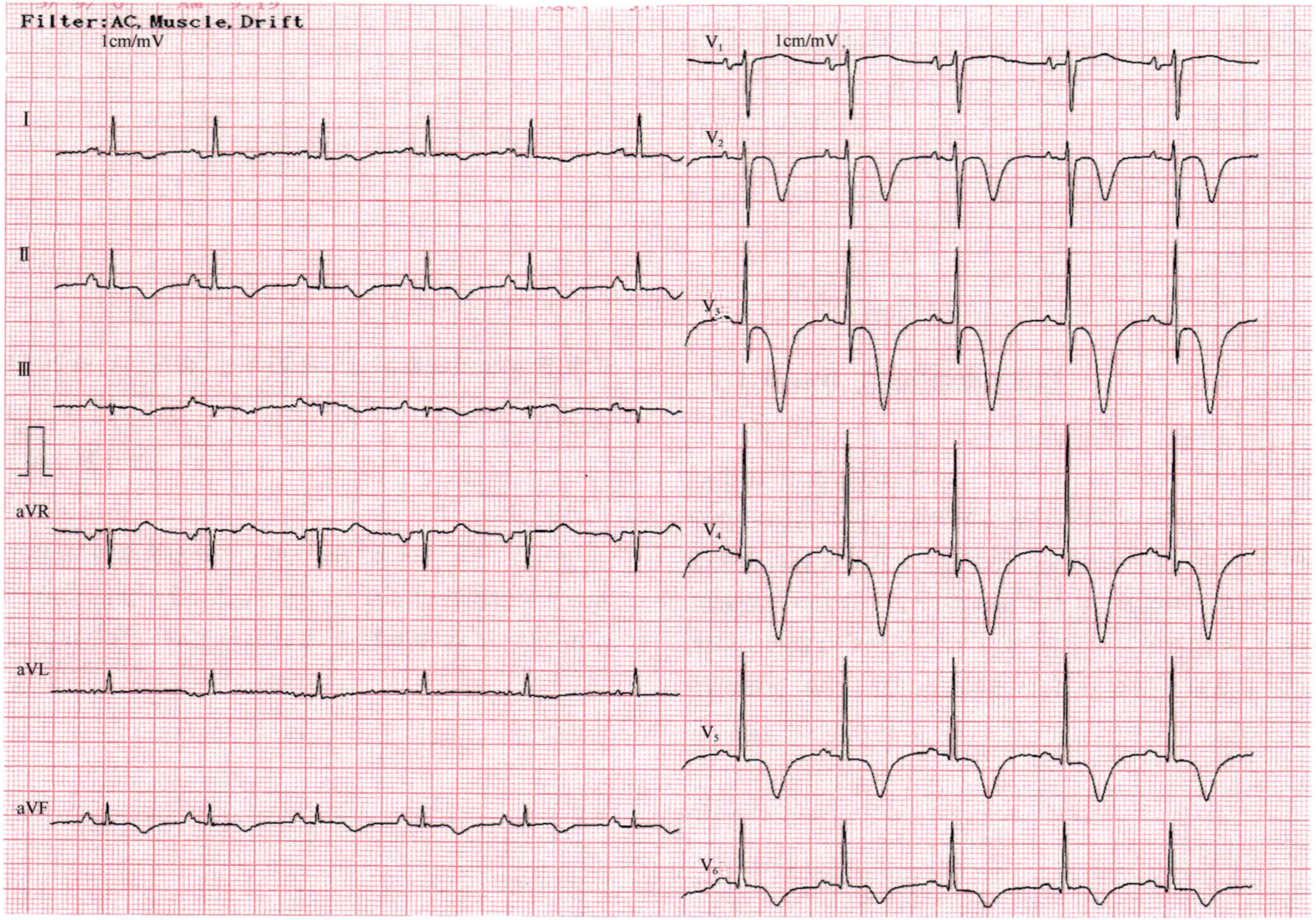

Filter:AC, Muscle, Drift
1cm/mV
I
II
III
aVR
aVL
aVF
V1
1cm/mV
V2
V3
V4
V5
V6

心电图示：

P波在Ⅱ导联直立，aVR导联倒置，P波频率71次/分，PR间期0.17秒。QRS波群形态、时限正常。$V_3 \sim V_6$导联ST段压低≤0.1 mV，Ⅰ、Ⅱ、aVF导联T波倒置，$V_2 \sim V_6$导联T波深倒，两肢对称，振幅最深达1.7 mV。

临床资料：

女，81岁，高血压，冠心病。

分析：

T波倒置的原因很多，最常见的有心肌缺血，如心绞痛、冠状动脉功能不全与心肌梗死；药物影响，如奎尼丁、锑剂；心室肥厚伴劳损等。在判断T波倒置的临床意义时，应结合患者的年龄、临床表现、心电图显示倒置T波的形态及其有无ST段和其他波形变异进行分析。

诊断：

①窦性心律；②心肌缺血（冠状T波）。

（盛红专　王无锡）

87. 左心室肥大、T 波高尖

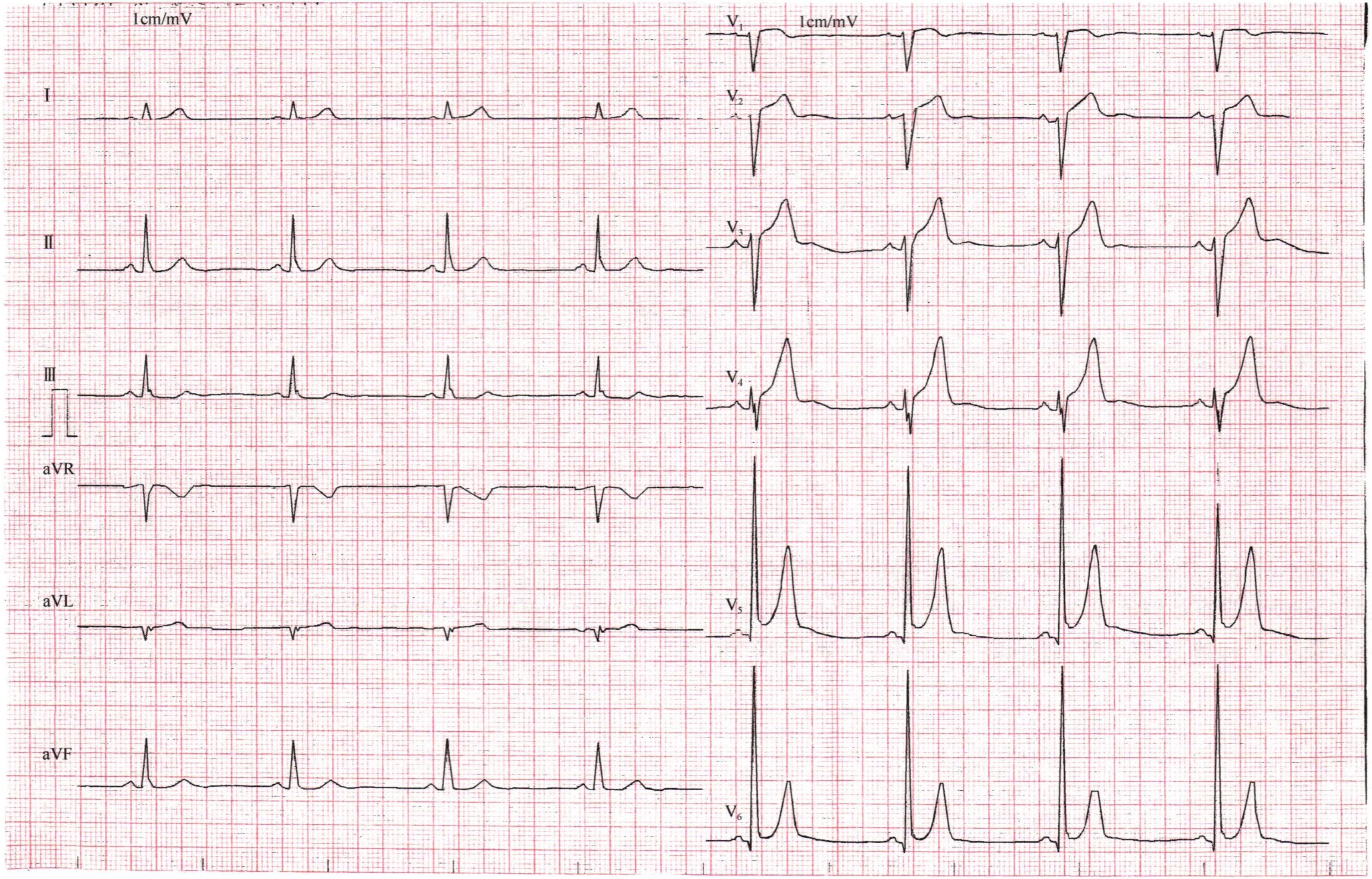

心电图示：

P 波在Ⅱ导联直立，aVR 导联倒置，P 波频率 56 次/分，PR 间期 0.15 秒。QRS 波群时限正常，$R_{V_5}=3.6mV$，$S_{V_1}=0.8mV$，$R_{V_5}+S_{V_1}=4.4mV$，$V_4\sim V_6$ 导联 ST 段轻抬高，$V_4\sim V_6$ 导联 T 波高尖。

临床资料：

男，69 岁，高血压、胸痛 2 天。

分析：

T 波形态的改变可以有很多种情况。早期复极综合征、高血钾、胸壁比较薄、心绞痛、心肌梗死超急性期等都可以出现 T 波高尖。明确 T 波高尖的原因要结合临床基础情况，以及相关检查综合进行判断。有临床症状，心电图 T 波高尖，高度怀疑心肌梗死时，一定要给予心电图动态观察。

诊断：

①窦性心动过缓；②左心室肥大；③T 波高尖。

88. 急性下壁、右心室心肌梗死

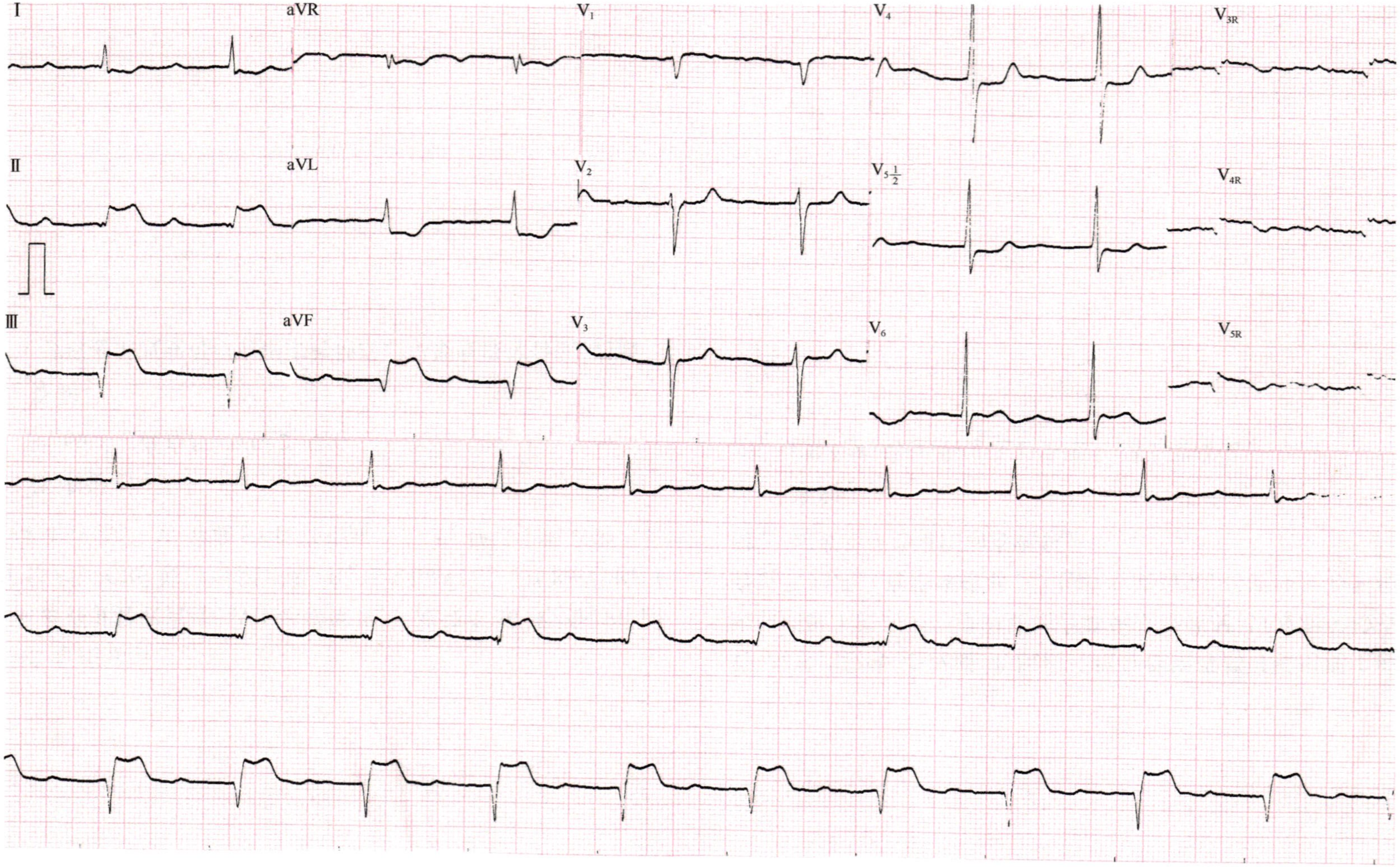

心电图示：

P 波在Ⅱ导联直立，aVR 导联倒置，P 波频率 60 次/分，PR 间期 0.45 秒。QRS 波群时限正常，Ⅱ、Ⅲ、aVF、V_{3R}、V_{4R}、V_{5R} 导联呈 qr 型。Ⅱ、Ⅲ、aVF 导联 ST 段抬高 0.35～0.45mV，V_{3R}、V_{4R}、V_{5R} 导联 ST 段抬高 0.1～0.15mV。Ⅰ、aVL、V_4、V_5 导联 ST 段压低 0.1～0.2mV，Ⅱ、Ⅲ、aVF 导联 T 波与 ST 段融合。

临床资料：

男，57 岁，头晕、胸痛、胸闷 1 天。

分析：

急性心肌梗死并发心律失常发生率达 80%～90%，并发严重心律失常是引起猝死的主要原因之一。心律失常的发生与心肌的缺血、损伤和再灌注损伤有关。急性心肌梗死并发房室传导阻滞的发生率为 13.4%～20.0%。一度房室传导阻滞的发生率为 7.0%～19.0%。房室传导阻滞多在发病后 72 小时。以下壁或下壁合并后壁，右心室心肌梗死多见，多由右冠状动脉闭塞所致，阻滞部位多在房室结。

诊断：

①窦性心律；②一度房室传导阻滞；③急性下壁、右心室心肌梗死。

89. 急性广泛前壁心肌梗死、窦性心动过速

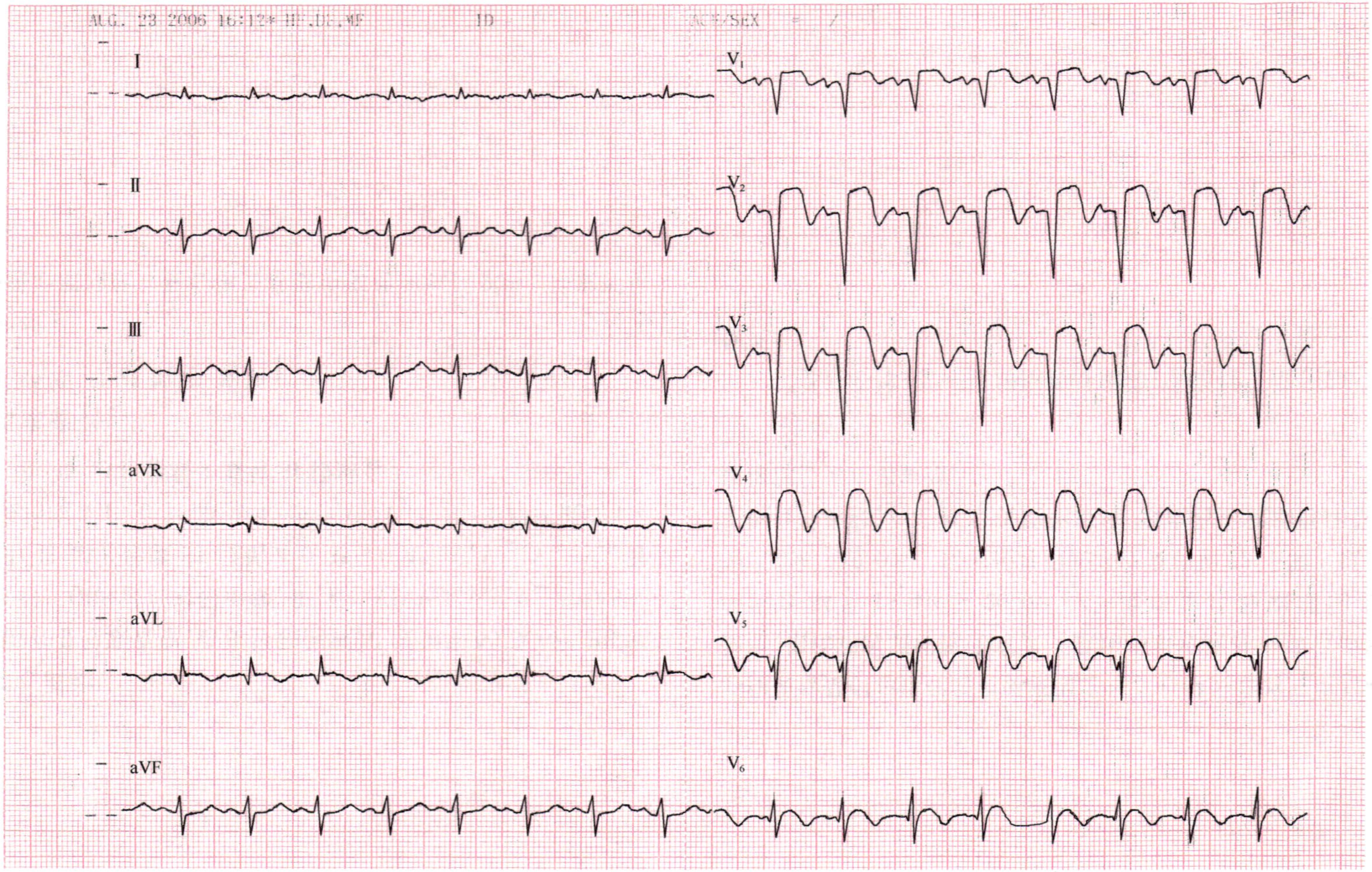

心电图示：

P 波在Ⅱ导联直立，aVR 导联倒置，P 波频率 115 次/分，PR 间期 0.14 秒。QRS 波群时限正常，aVL 导联呈 qR 型，q 波振幅大于同导联 R 波的 1/4，$V_1 \sim V_5$ 导联呈 QS 型，V_6 导联见 q 波。$V_1 \sim V_6$ 导联 ST 段弓背向上抬高 0.1 ~ 0.55 mV，aVL、$V_2 \sim V_6$ 导联 T 波倒置。

临床资料：

女，76 岁，胸闷 2 天。

分析：

急性心肌梗死的心电图诊断既要定期，也要定位，缺一不可。冠状动脉闭塞引起心肌缺血、损伤、坏死，心电图则出现急性心肌梗死表现：R 波降低、坏死性 Q 波、ST 段与 T 波融合成单向曲线弓背向上抬高或无坏死性 Q 波伴 ST 明显压低。这些心电图表现出现在 $V_1 \sim V_6$ 导联，则诊断为广泛性前壁心肌梗死。

诊断：

①窦性心动过速；②急性广泛前壁心肌梗死。

90. 急性广泛前壁心肌梗死、短阵性室性心动过速

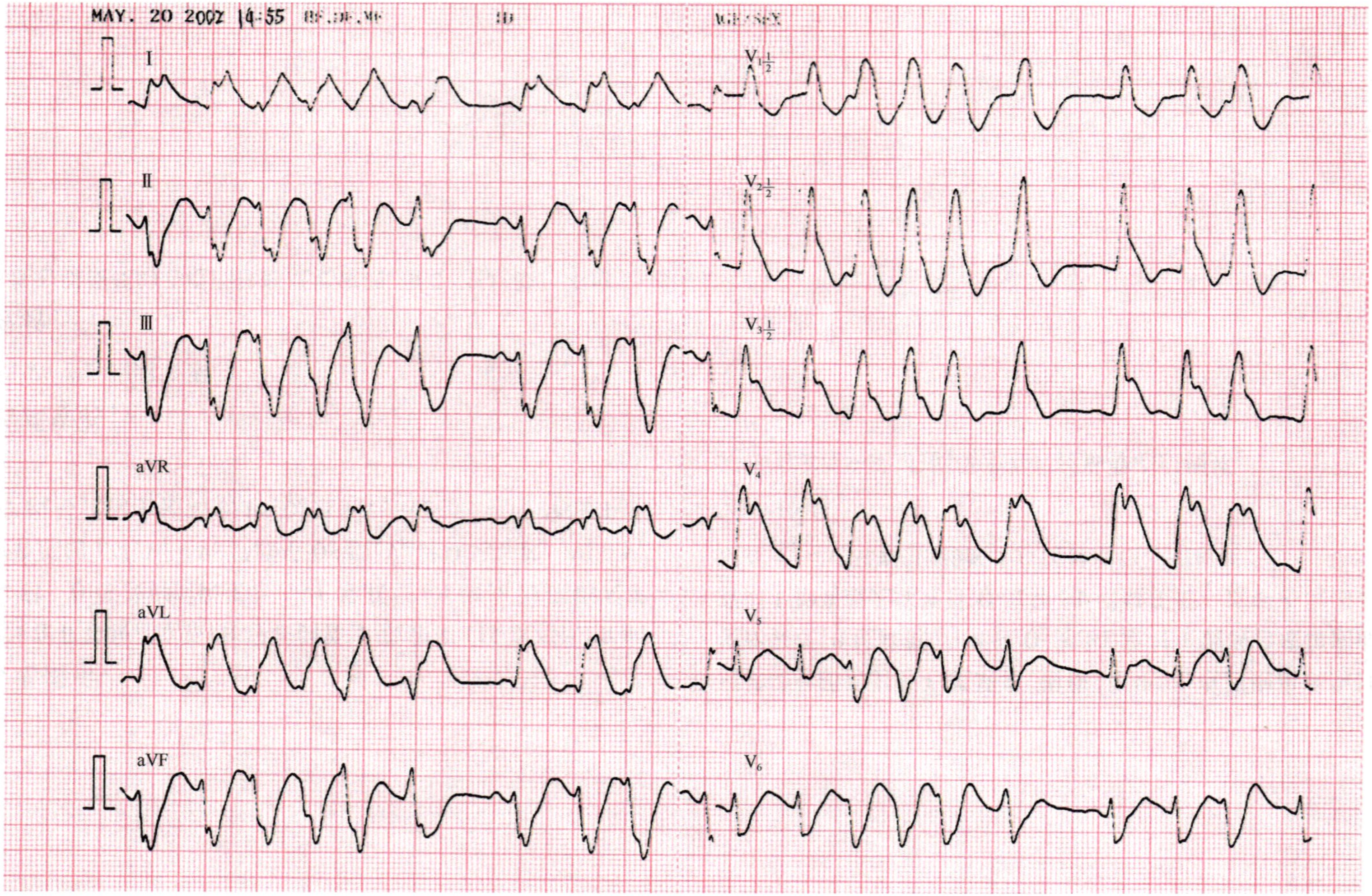

心电图示：

P 波在Ⅱ导联直立，aVR 导联倒置，P 波频率 125 次/分，PR 间期 0.15 秒 。QRS 波群时限 0.12 秒，V_1 导联呈 R 型，V_5、V_6 导联 S 波增宽，同步各导联第 3、4、5、6、8、9 为提前出现宽大畸形 QRS-T 波群（V_5 导联图形较清楚），3、4、5、6 连续 3 个以上出现。Ⅰ、aVL、V_2 ~ V_6 导联 ST 段抬高 0.2 ~ 1.2 mV，Ⅱ、Ⅲ、aVF 导联 ST 段压低 0.5 ~ 0.9mV。

临床资料：

男，42 岁，胸痛两小时，室性心动过速电复律。

分析：

急性心肌梗死发生后因为血供的关系，使心肌发生损伤、缺血、坏死，此时极易发生心律失常。其快速心律失常中，室性心动过速就包括加速性室性自搏心律、单形性室性心动过速、多源性室性心动过速及尖端扭转型室性心动过速等。加速性室性自搏心律又称非阵发性室性心动过速，多见于闭塞的冠状动脉再通后发生再灌注损伤时，通常由 3 个以上的室性 QRS 波群组成，室性 RR 间隔不等，频率在 60 ~ 120 次/分，多呈短阵，亦可反复发作，可自行终止，也可发生心室颤动。

诊断：

①窦性心动过速；②急性广泛前壁心肌梗死；③频发室性期前收缩构成短阵室性心动过速；④完全性右束支阻滞。

91A. 急性前壁心肌梗死(一)

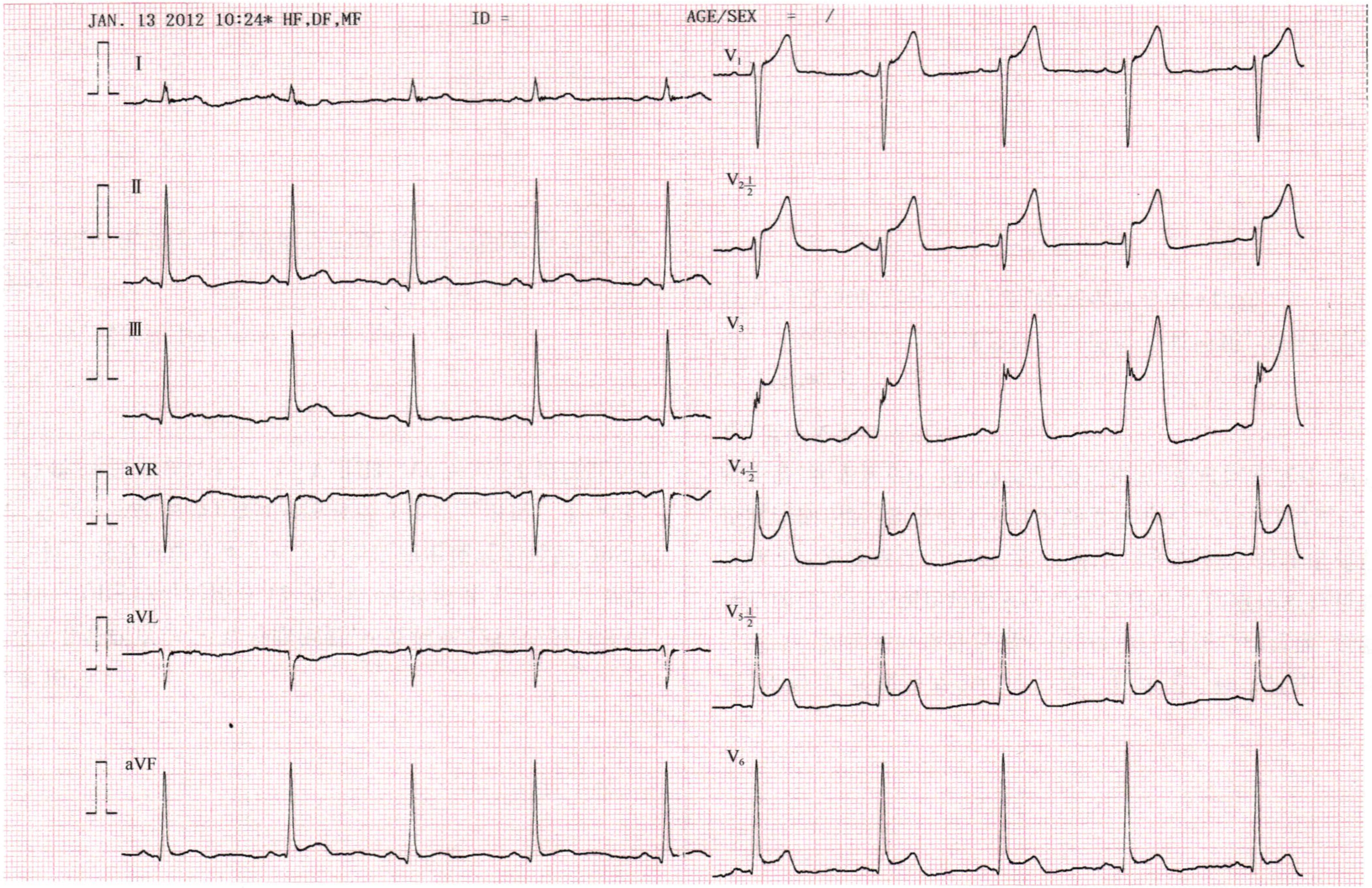

心电图示：

P 波在Ⅱ导联直立，aVR 导联倒置，V_1、V_2导联 QRS 波群呈 rS 型，V_3、V_4 导联 QRS 波群呈 R 型，V_5、V_6导联 QRS 波群呈 qR 型。Ⅱ、Ⅲ、aVF 导联 ST 段轻度抬高，V_2 ~ V_6 导联抬高≤1.0 mV。$R_{V_5}=3.0mV$，$S_{V_1}=1.4mV$。$R_{V_5}+S_{V_1}=4.4mV$。

临床资料：

胸痛 1 天，查心电图：胸导联 ST 段明显抬高。肌钙蛋白 0.019μg/L。

分析：

急性心肌梗死是冠状动脉急性闭塞所致的心肌缺血，损伤，坏死，一旦心肌坏死，则该处心肌不再产生电活动，无心电向量，综合向量将背离梗死区。因此典型的心电图改变是在面对梗死区的导联上出现坏死性 Q 波，其 Q 波电压大于同导联 R 波的 1/4，时限大于 0.04 秒；ST 段弓背向上抬高；R 波高度降低。急性心肌梗死发生后则会有一动态演变过程，应该定时复查心电图进行观察。

诊断：

①窦性心律；②急性前壁心肌梗死；③左心室肥大。

91B. 急性前壁心肌梗死(二)

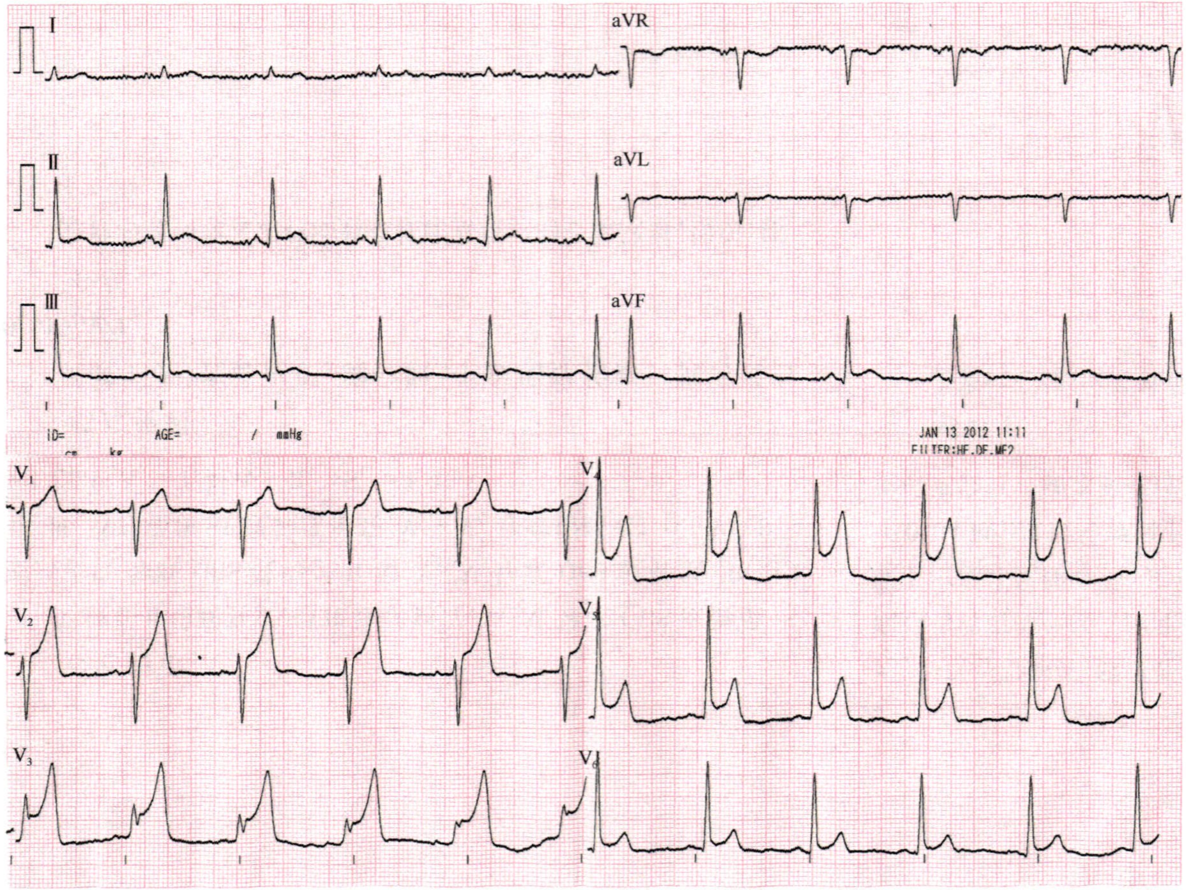

心电图示:

P 波在Ⅱ导联直立,aVR 导联倒置,Ⅱ、Ⅲ、aVF 导联 ST 段轻抬,V_2 ~ V_5 导联 ST 段抬高≤0.4mV。

临床资料:

发病 50 分钟后,患者又发生胸痛。

分析:

胸导联 ST 段较图 91A. 急性前壁心肌梗死(一)有所降低,但 R_{V_5} 有所降低,T 波在 V_2 ~ V_6 导联高尖,V_3R 波降低。说明心脏的供血再度受影响。

诊断:

①窦性心律;②急性前壁心肌梗死。

91C. 急性前壁心肌梗死(三)

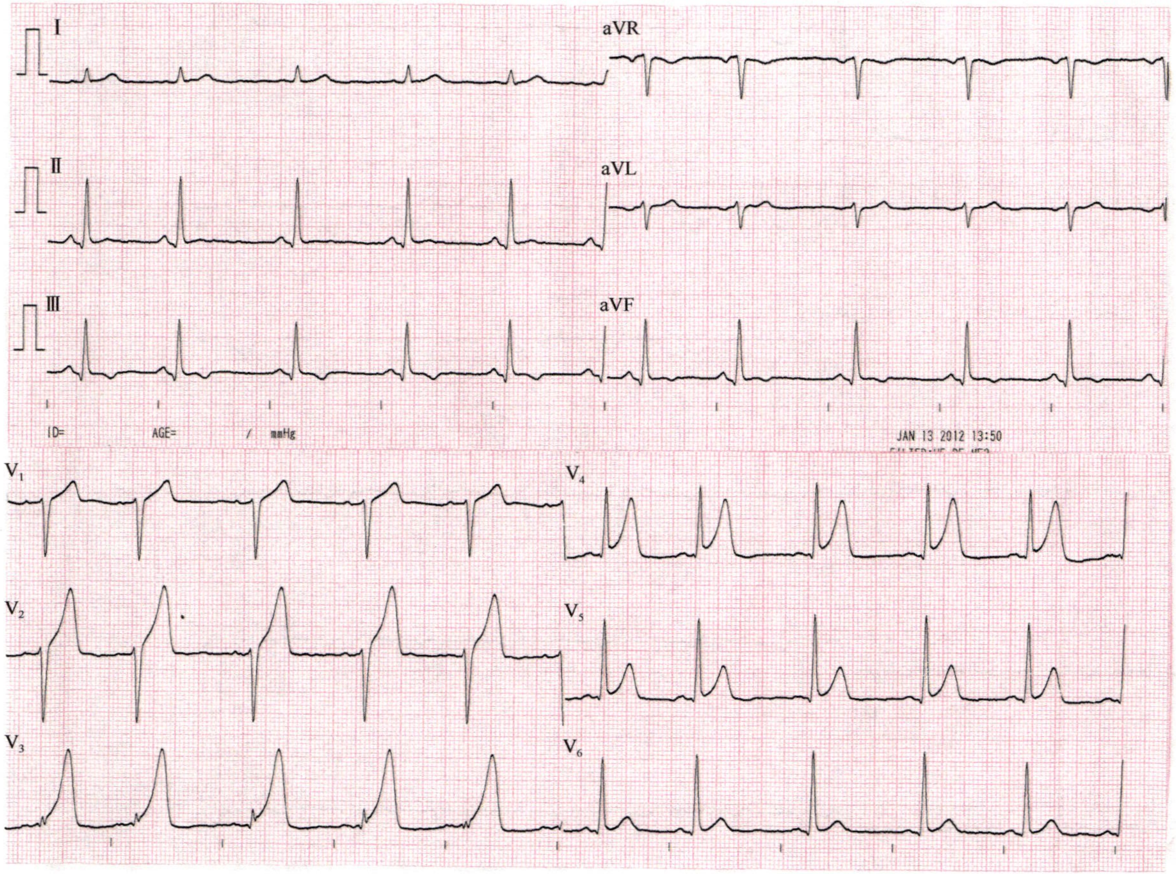

心电图示：

P 波在Ⅱ导联直立，aVR 导联倒置，P 波频率平均 65 次/分，Ⅱ、Ⅲ、aVF 导联 ST 段轻抬高，V_2 ~ V_5 导联 ST 段抬高≤0.25mV。

临床资料：

治疗后胸痛有所缓解。

分析：

发病两个半小时后，ST 段较前有所下降，V_1 ~ V_2 导联 R 波明显下降，V_3 ~ V_6 导联出现 q 波，V_3 ~ V_4 导联 R 波继续下降。

Ⅱ导联 T 波平坦，在Ⅲ、aVF 导联倒置，T 波在 V_2 ~ V_4 导联高尖。心电图的一系列变化和冠状动脉的血供有明显关系。

诊断：

①窦性心律不齐；②急性前壁心肌梗死。

91D. 急性前壁心肌梗死(四)

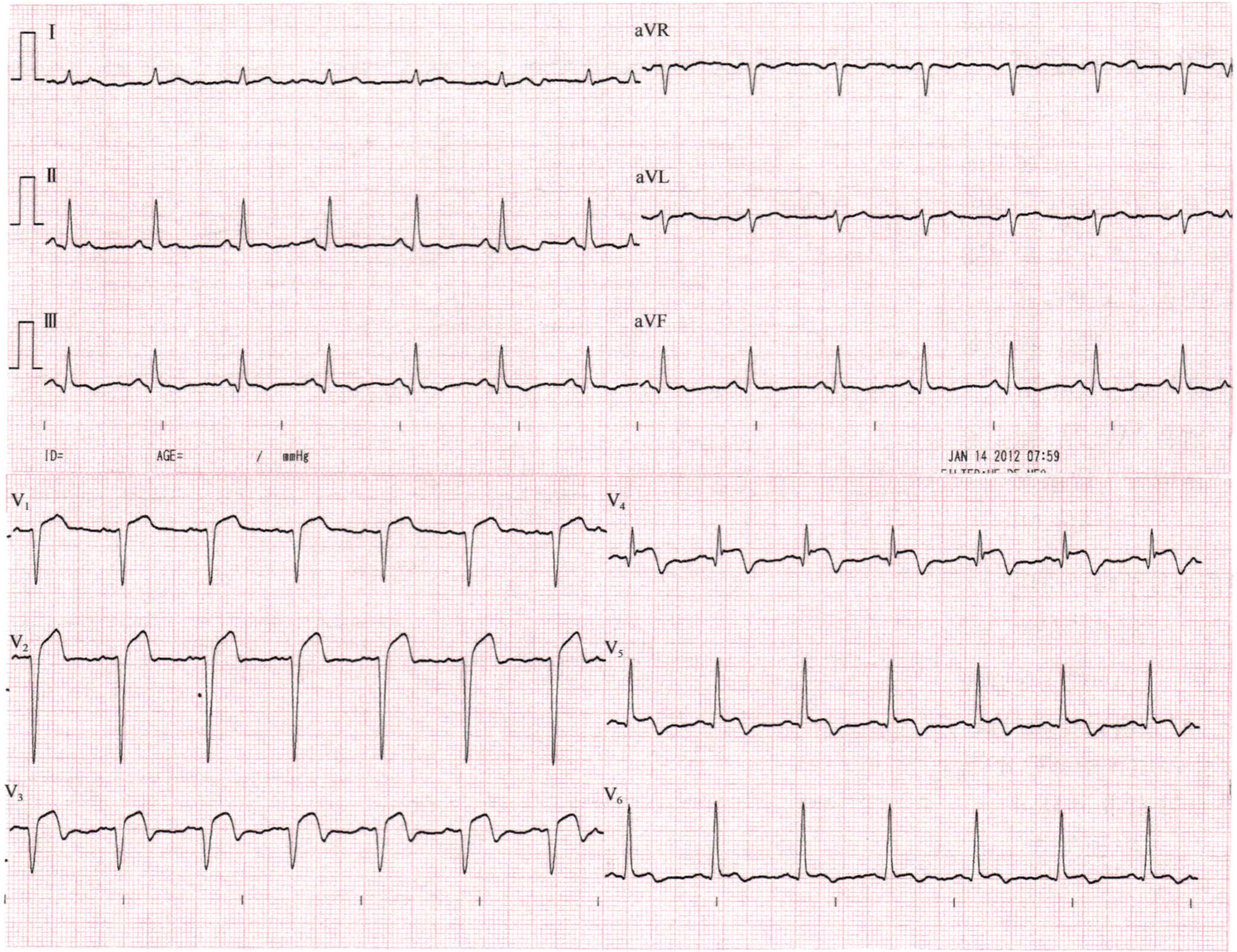

心电图示：

P 波在Ⅱ导联直立，aVR 导联倒置。P 波频率平均 65 次/分。Ⅱ、Ⅲ、aVF 导联 ST 段轻抬高，$V_2 \sim V_5$ 导联 ST 段抬高≤0.2mV。

临床资料：

发病 6 小时后，症状有所缓解。

分析：

V_1、V_2 导联 r 波纤细，呈 rS 型，$V_3 \sim V_6$ 导联 R 波较前降低，V_4 Q 波加深，ST 段在 $V_2 \sim V_6$ 导联抬高较前有所降低，T 波在 $V_2 \sim V_5$ 导联由高尖变为正负双向。与前几份心电图比较有明显动态改变。

诊断：

①窦性心律不齐；②急性前壁心肌梗死。

91E. 亚急性前壁心肌梗死

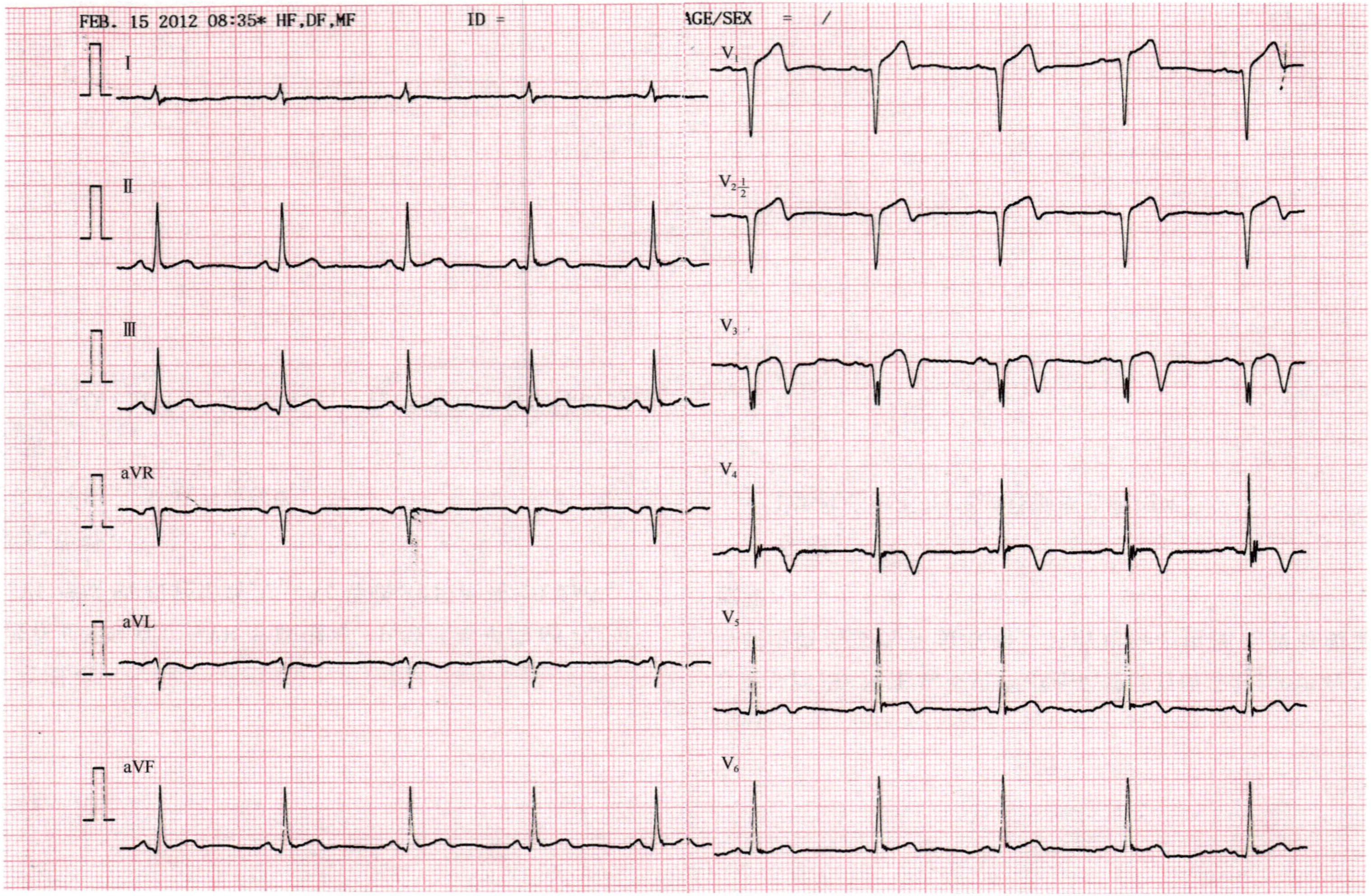

心电图示：

窦性节律，V_1 导联 R 波纤细，V_2、V_3 导联 QRS 波群呈 QS 型。Ⅱ、Ⅲ、aVF、V_5、V_6 导联 ST 段轻度抬高。V_2、V_5、V_6 导联 T 波正负双向，V_3、V_4 导联倒置。

临床资料：

心肌梗死后 1 个月，放支架两根。

分析：

坏死性 Q 波存在，抬高的 ST 段基本回到等电位线。T 波由原来与 ST 段融合的单向曲线发展成倒置。此种改变则是亚急性心肌梗死在心电图上的表现。

诊断：

①窦性心律；②亚急性前壁心肌梗死。

八、预激综合征

92. A 型预激综合征

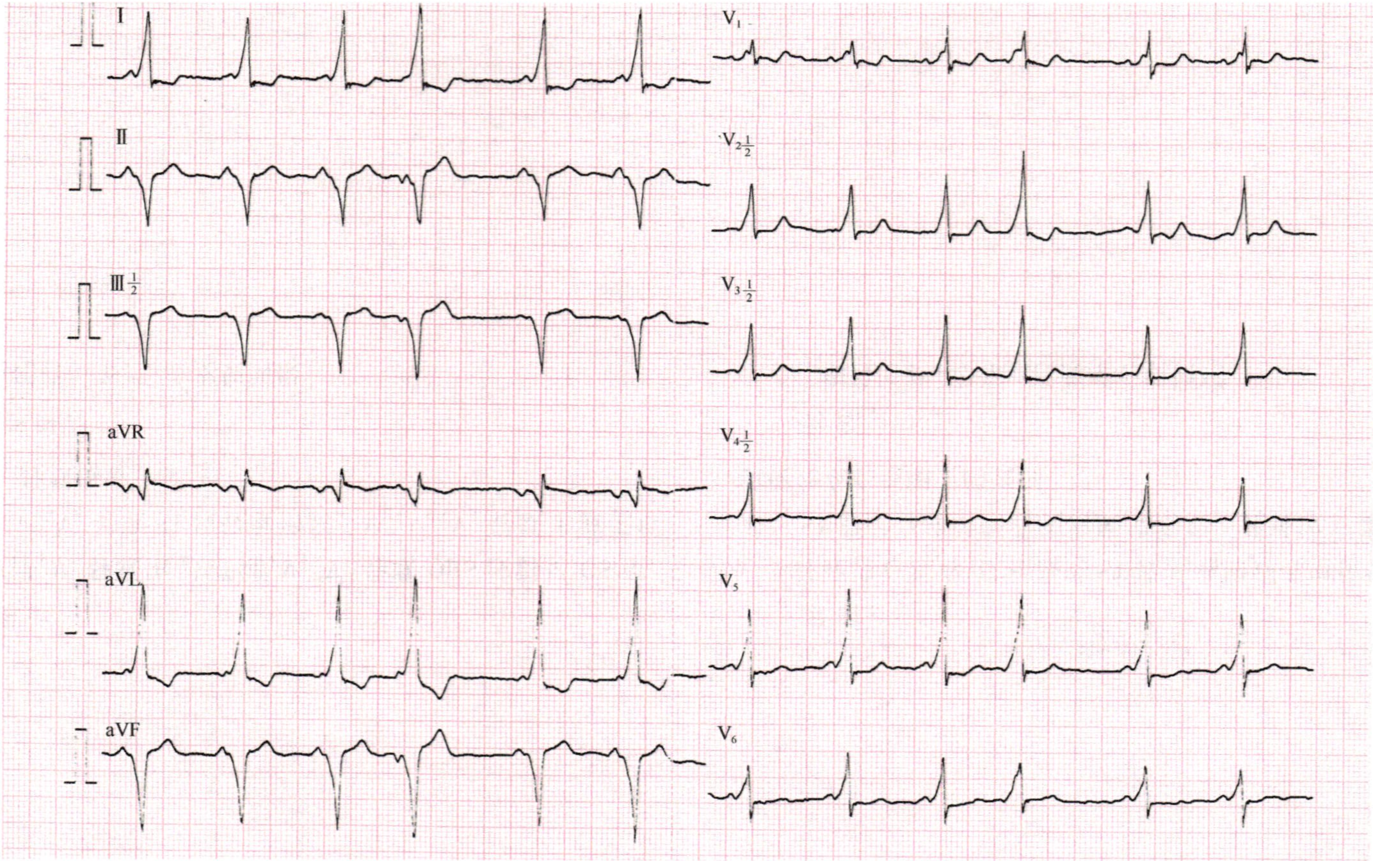

心电图示：

P 波在Ⅱ导联直立，aVR 导联倒置，P 波频率 83 次/分，PR 间期 0.11 秒。QRS 波群时限 0.12 秒，QRS 波群起始见“Δ”波，V_1 ~ V_6 导联 QRS 波群主波均向上。ST-T 呈继发性改变。各导联见提前出现 P′-QRS-T 波群(第 4 个)。

临床资料：

患者，女性，外院查体发现心律不齐就诊，无心悸、气促等不适。体检：心率 80 次/分，律不齐，闻及期前收缩。

分析：

预激综合征伴房性期前收缩较为常见，除具有预激综合征的心电图特征外，若房性期前收缩仅由旁道下传或经旁道及正常传导途径双路下传，则这一房性期前收缩的 QRS 波群可出现不同程度的预激波；若房性期前收缩的激动只由正常传导途径下传，则这一房性期前收缩的 QRS 波群形态正常。

诊断：

①窦性心律；②房性期前收缩；③A 型预激综合征。

93. 一过性心房颤动、预激综合征

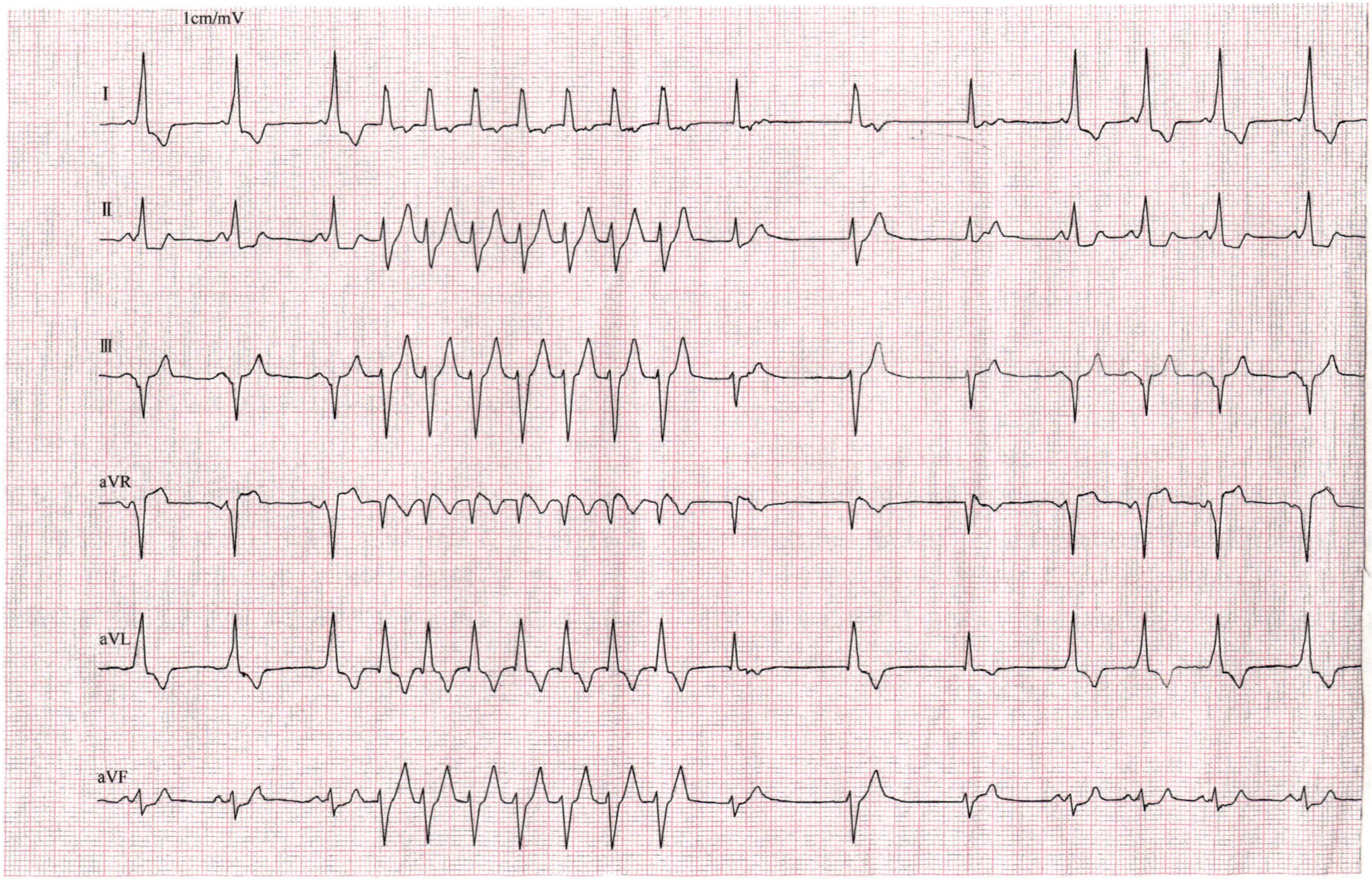

心电图示：

P 波在Ⅱ导联直立，aVR 导联倒置，P 波频率平均 94 次/分，PR 间期 0.11 秒，PP 互差>0.12 秒，第 1、2、3 个窦性心动周期后，见 P 波消失代之以大小不等、形态各异、间隔不同的“f”波，RR 间期不匀齐，连续 10 个 QRS 波群后又自行出现窦性 P 波，每个窦性 P 波后的 QRS 波群起始见“Δ”波，ST-T 呈继发性改变。

临床资料：

患者，女性，52 岁，因发作性心悸 3 天就诊，无高血压、糖尿病史。体检示心界不大，心率 90 次/分，律不齐，各瓣膜区未闻及病理性杂音。

分析：

预激综合征出现心房颤动是因为室性期前收缩或经正常房室传导系统到达心室的房性冲动从旁道折返回心房时，适逢落在心房的易损期，便可产生心房颤动。其特点为：①病人多无器质性心脏病，心房颤动大多为阵发性；②心房颤动的室率快速；③心房颤动的 QRS 波群易变性大；④洋地黄治疗不能使心室率减慢，有时反而加速其心室率；⑤心房颤动消失并恢复窦性心律时可出现预激综合征的心电图改变。

诊断：

①窦性心律不齐；②一过性异位心律——心房颤动；③预激综合征。

94. 间歇性预激综合征

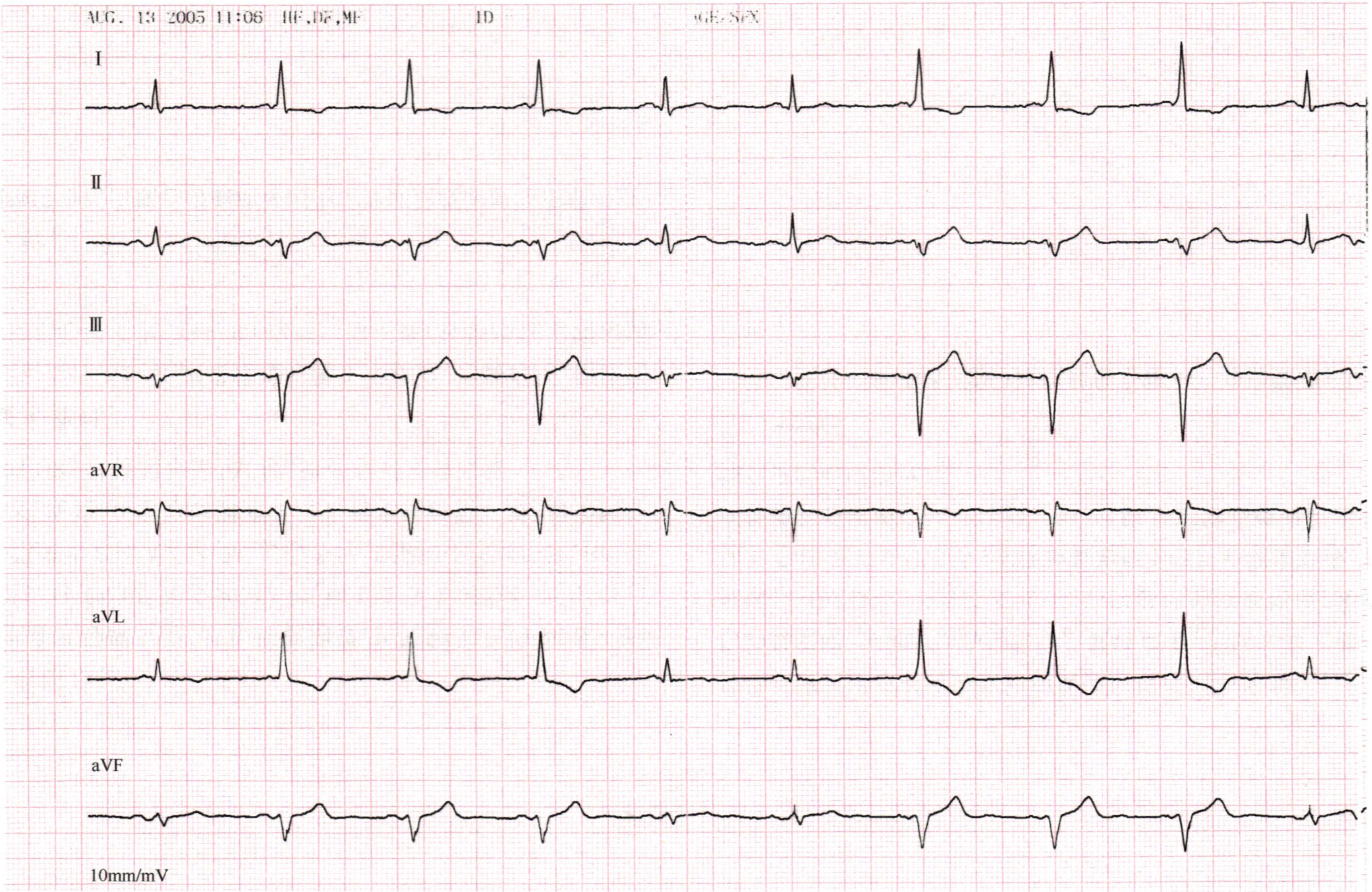

心电图示：

P 波在Ⅱ导联直立，aVR 倒置，PR 间期 0.12～0.17 秒，P 波时限 0.12 秒，P 波频率 61 次/分。第 2、3、4、7、8、9 个窦性 P 波后的 QRS 波群起始见“Δ”波，并见 ST-T 继发性改变，余 QRS 波群形态、时限均正常。

临床资料：

男，55 岁，高血压史十余年，偶有突发性心悸。

分析：

本图 QRS 波群在同一导联出现两种不同图形。一种为正常形态及正常时限的 QRS 波群。另一种 QRS 波群时限增宽，起始部见“Δ”波，是间歇性预激综合征的心电图表现。间歇性预激综合征的心电图表现指预激波间歇性的存在及消失，即“Δ”波有时存在，有时消失；PR 间期有时缩短，有时正常。间歇性预激的出现与预激的程度改变有关，心电图上不表现出预激的图形，并不代表旁路不能前向传导，只是旁路传导和正常房室传导的时间关系发生改变。

诊断：

①窦性心律；②P 波增宽；③间歇性预激综合征。

95. 阵发性室上性心动过速合并预激综合征

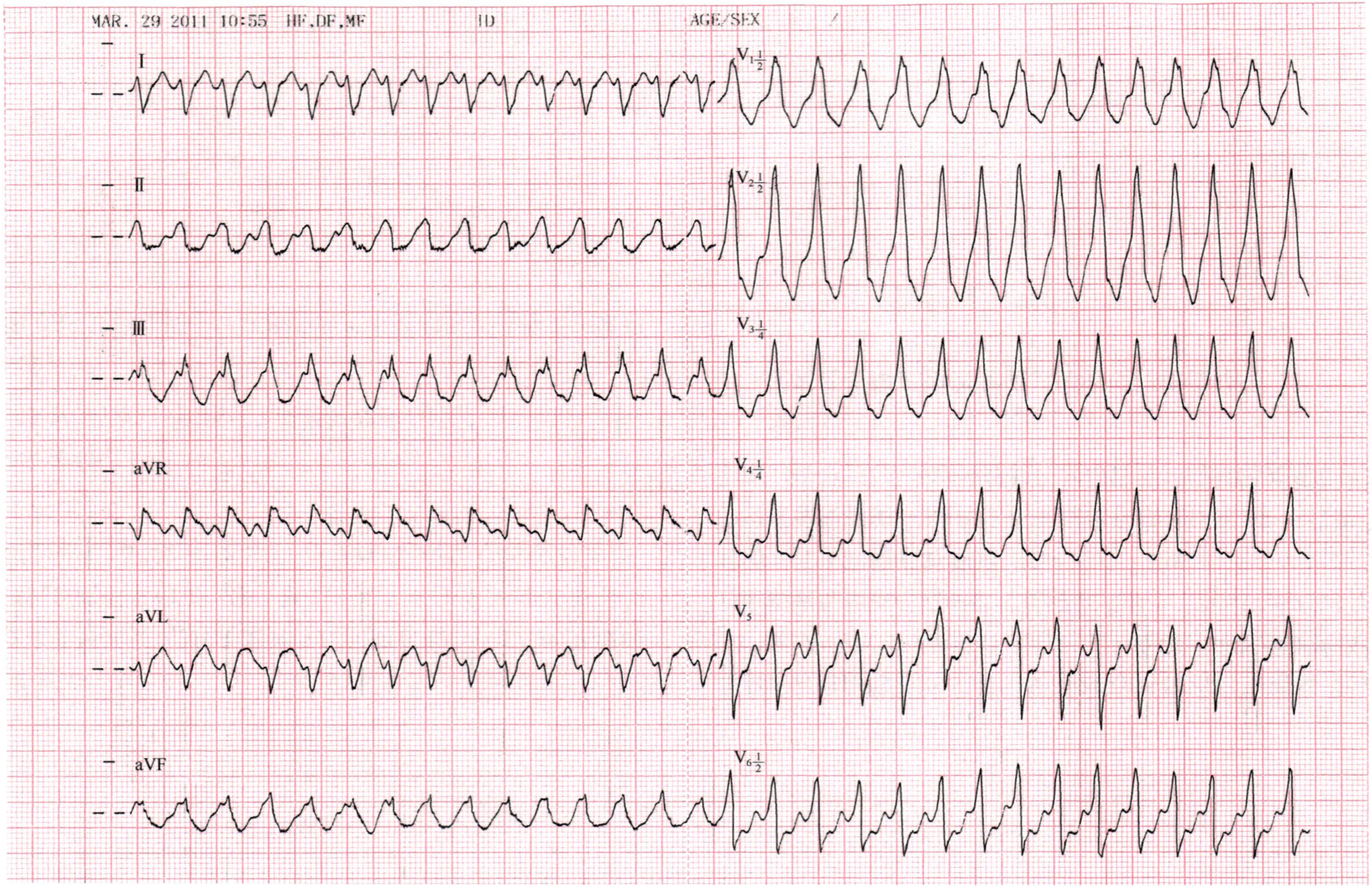

心电图示：

各导联 P 波均难以辨认，QRS 波群起始见“Δ”波，胸导联 QRS 波群均呈正向，RR 间期绝对匀齐，心室率 200 次/分，ST-T 继发性改变。

临床资料：

患者，男性，38 岁，因发作性心悸 2 年余，再发 1 小时就诊。病程中曾有晕厥史。

分析：

室上性心动过速是预激综合征患者发生的最常见的一种心律失常。通常因旁道中有下行性（单向）阻滞，其前向性传导沿正道下传旁道逆传引起反复性心动过速，其 QRS 波群正常，无“Δ”波。偶尔预激综合征引起的反复性心动过速其前向性传导通过附加径路，因而引起 QRS 波群增宽，伴有“Δ”波。无论哪种，心室率通常达 200 次/分以上。

诊断：

异位心律——阵发性室上性心动过速合并预激综合征。

96. 预激综合征、多源性室性期前收缩

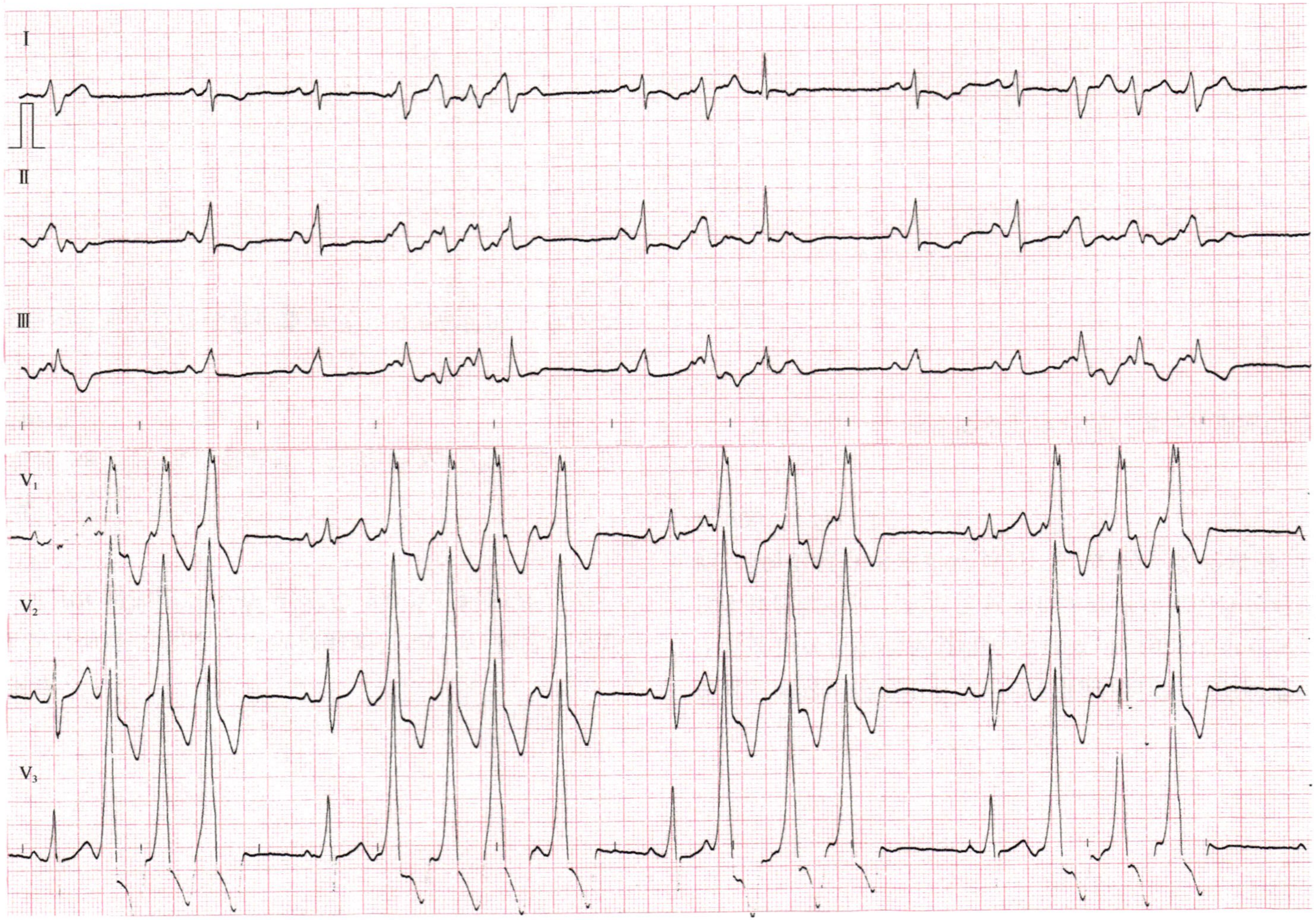

心电图示：

P 波在Ⅱ导联直立，P 波频率 86 次/分，PR 间期 0.13 秒。窦性 P 波下传之 QRS 波群起始见“Δ”波，QRS 波群时限 0.12 秒，多处见提前出现宽大畸形 QRS-T 波群，绝大部分连续 3 个出现，偶尔成对出现，同一导联提前出现宽大畸形的 QRS 波群形态不同、联律间期不等。ST-T 继发性改变。

临床资料：

患者，男性，63 岁，因心悸、黑朦 1 天就诊，其前有腹泻史。

分析：

在预激综合征中，室性期前收缩并不罕见，此时的室性期前收缩并非存在异位兴奋灶，而是有一个窦性激动经不同的房室传导途径下传心室肌时，出现多点心室肌不同步除极所致。当然，旁道电位本身也能激动心室肌产生室性期前收缩。预激综合征中的室性期前收缩可引发或终止折返性心动过速，一侧旁道引起的室性期前收缩引发心动过速后，可因另一侧旁道引起的室性期前收缩侵入折返环而终止。

诊断：

①窦性心律；②频发多源性室性期前收缩，部分成对出现，绝大部分构成反复短阵性室性心动过速；③预激综合征。

97. 预激综合征、完全性右束支阻滞

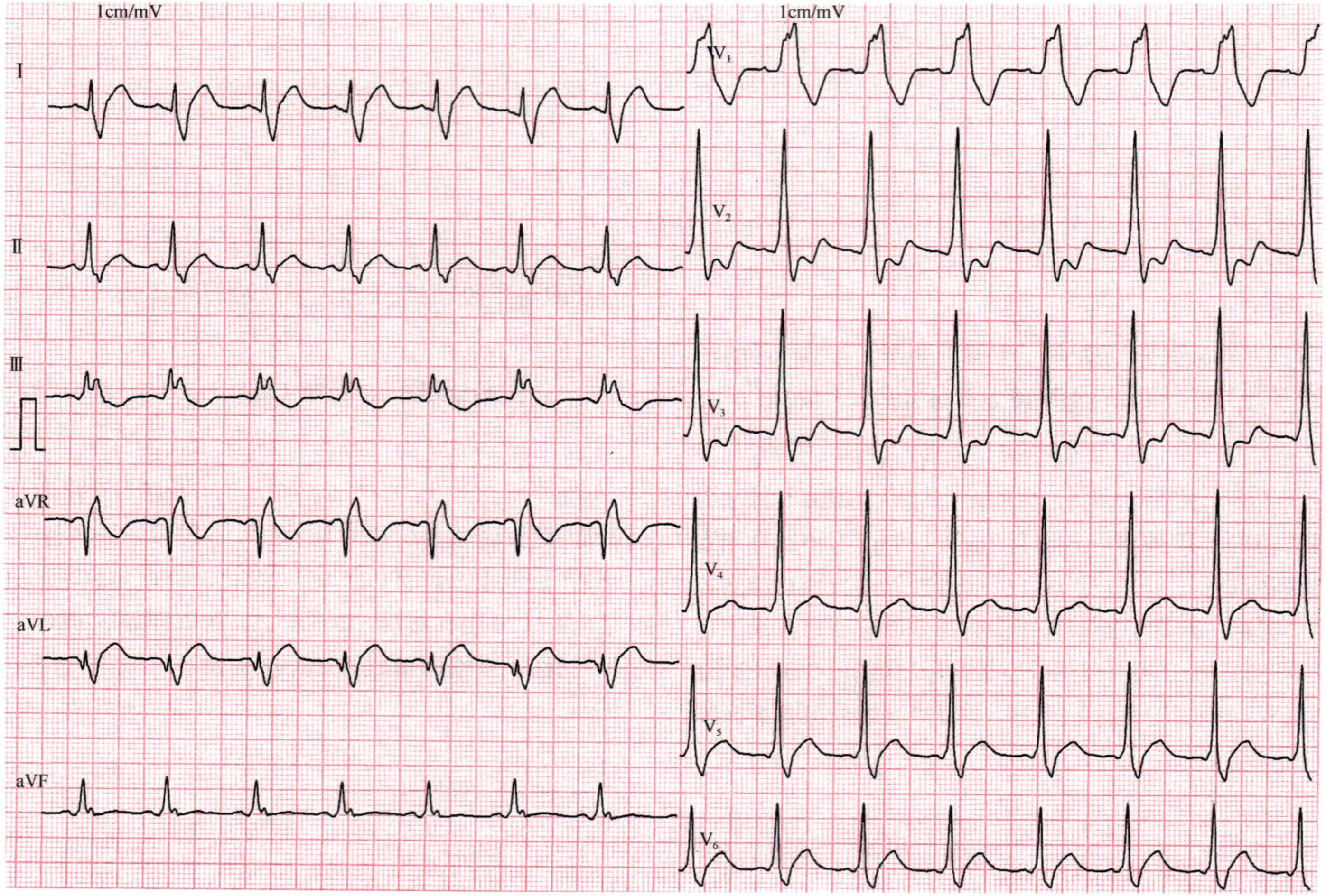

心电图示：

P 波在Ⅱ导联直立，aVR 导联倒置，P 波频率 68 次/分，PR 间期 0.11 秒。QRS 波群时限 0.18 秒，起始见“Δ”波，V_1 导联呈 R 型，见切迹，V_5、V_6 导联 S 波增宽。ST-T 继发性改变。

临床资料：

患者，42 岁，因反复心悸 2 年，加重 1 个月就诊，心悸为突发突止，每次持续数分至数小时不等，初约数月发作一次，近 1 个月来发作较前频繁。

分析：

预激综合征的心电图表现主要是 QRS 波群起始向量的改变。由于激动沿旁路提前到达心室而出现“Δ”波。右束支阻滞的心电图表现主要是 QRS 波群终末向量的改变，终末向量增宽。所以当预激综合征与右束支阻滞同时存在时，心电图表现互不受影响。QRS 波群既有起始的“Δ”波，也有增宽的终末向量。这种情况不常见。

诊断：

①窦性心律；②完全性右束支阻滞；③预激综合征。

98. 心房颤动合并预激综合征

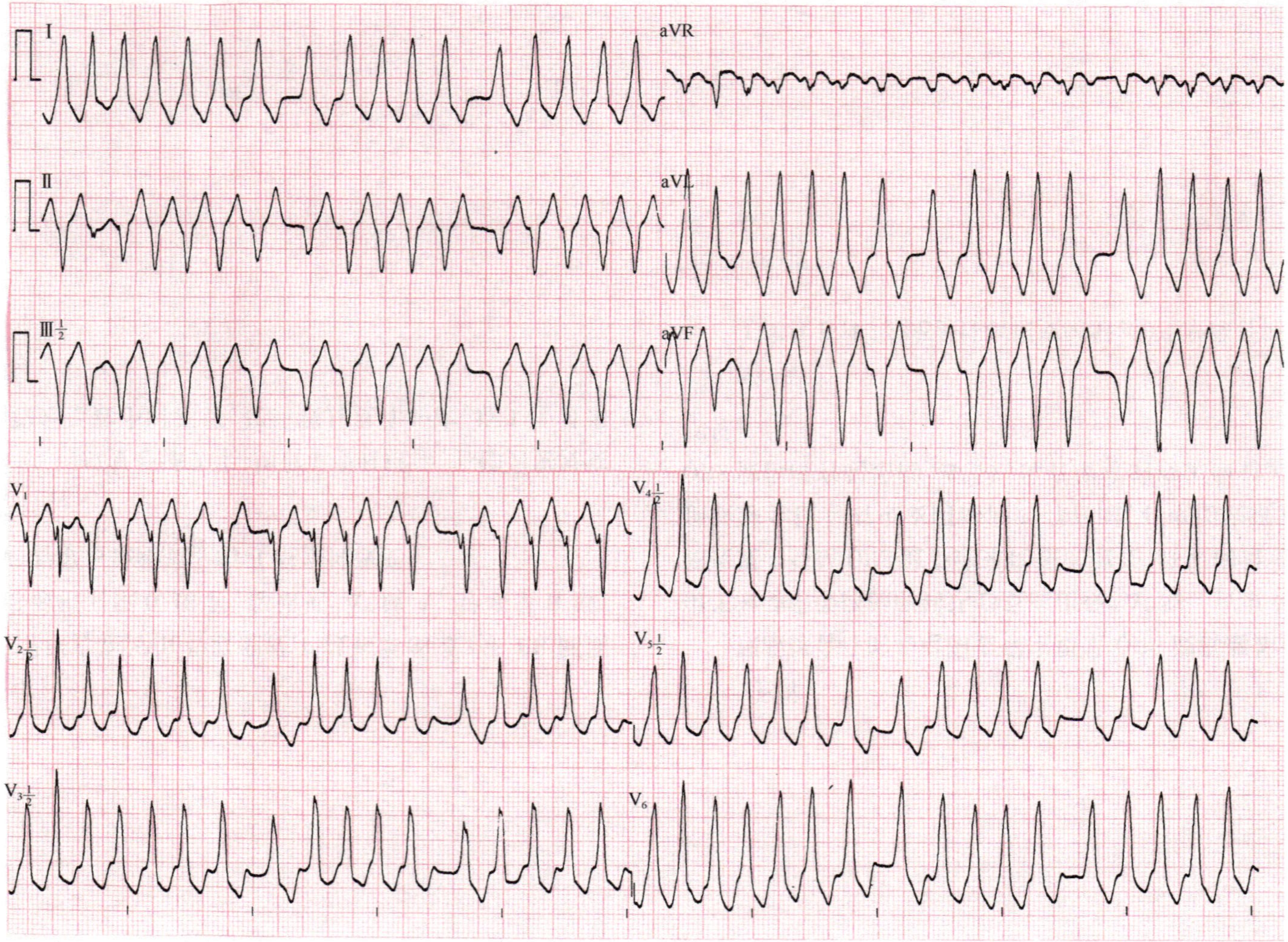

心电图示：

窦性 P 波消失，QRS 波群宽大畸形不规则，V_1 导联 QRS 波群呈 rS 型，$V_2 \sim V_6$ 导联 QRS 波群呈 R 型，心室率平均为 200 次/分。

临床资料：

39 岁，胸痛待查，既往有预激综合征病史。

分析：

预激综合征合并心房颤动时，快速的心房激动能经旁路下传至心室，心电图表现为 P 波消失，RR 间期绝对不齐，当心室率过快时可似匀齐，连续记录长导联可有助于鉴别。心室率太快则"Δ"波难于辨认，但仔细辨别可发现 QRS 起始部有顿挫表现。当 QRS 波群频率大于 180 次/分时，应考虑心房颤动合并预激综合征。QRS 波群时限和形态可多样性，这是预激综合征伴心房颤动的一个重要特点。

诊断：

异位心律——心房颤动合并预激综合征。

（王无锡）

九、其　　他

99. 特发性 Brugada 征样心电图改变

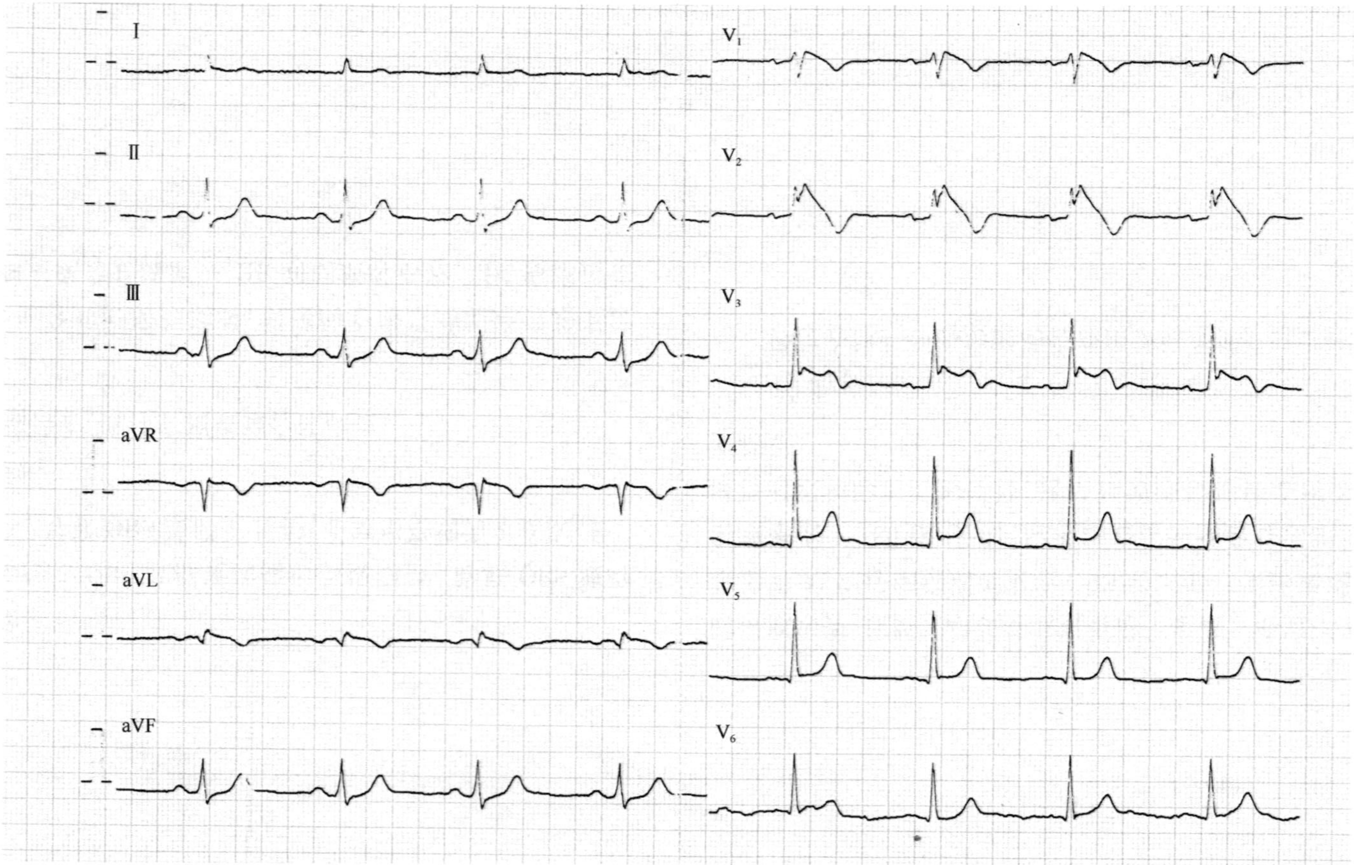

心电图示：

P 波在Ⅱ导联直立，aVR 导联倒置，P 波频率 58 次/分，PR 间期 0.18 秒 。QRS 波群时限均正常，V_1 导联呈 rsr′型。$V_1 \sim V_3$ 导联 ST 段呈下斜行抬高 0.1 ~ 0.4mV，T 波未见明显异常。

临床资料：

患者，男性，32 岁，因反复黑矇 1 年余伴晕厥 2 次就诊，其父 38 岁时猝死。

分析：

Brugada 综合征是一种遗传性心脏离子通道疾病，其临床特征为：①心脏结构正常；②特征性右胸导联（$V_1 \sim V_3$）ST 段呈下斜行或马鞍形抬高，伴有或不伴有右束支阻滞；③致命性室性快速性心律失常（室性心动过速或心室颤动）发作引起反复晕厥和猝死。心电图表现为右胸导联（$V_1 \sim V_3$）J 波抬高的振幅 ≥0.2 mV，ST-T 形态呈下斜型或马鞍形。临床诊断标准：①记录到心室颤动；②自行终止的多形性室性心动过速；③家族心脏性猝死史（<45 岁）；④家族成员有典型 ECG 改变；⑤电生理诱发心室颤动；⑥晕厥或夜间濒死状的呼吸。如无上述临床症状仅有特征性心电图改变不能诊断为 Brugada 综合征，只能称为特发性 Brugada 征样心电图改变。

诊断：

①窦性心动过缓；②特发性 Brugada 征样心电图改变。

100. 完全性干扰性房室分离

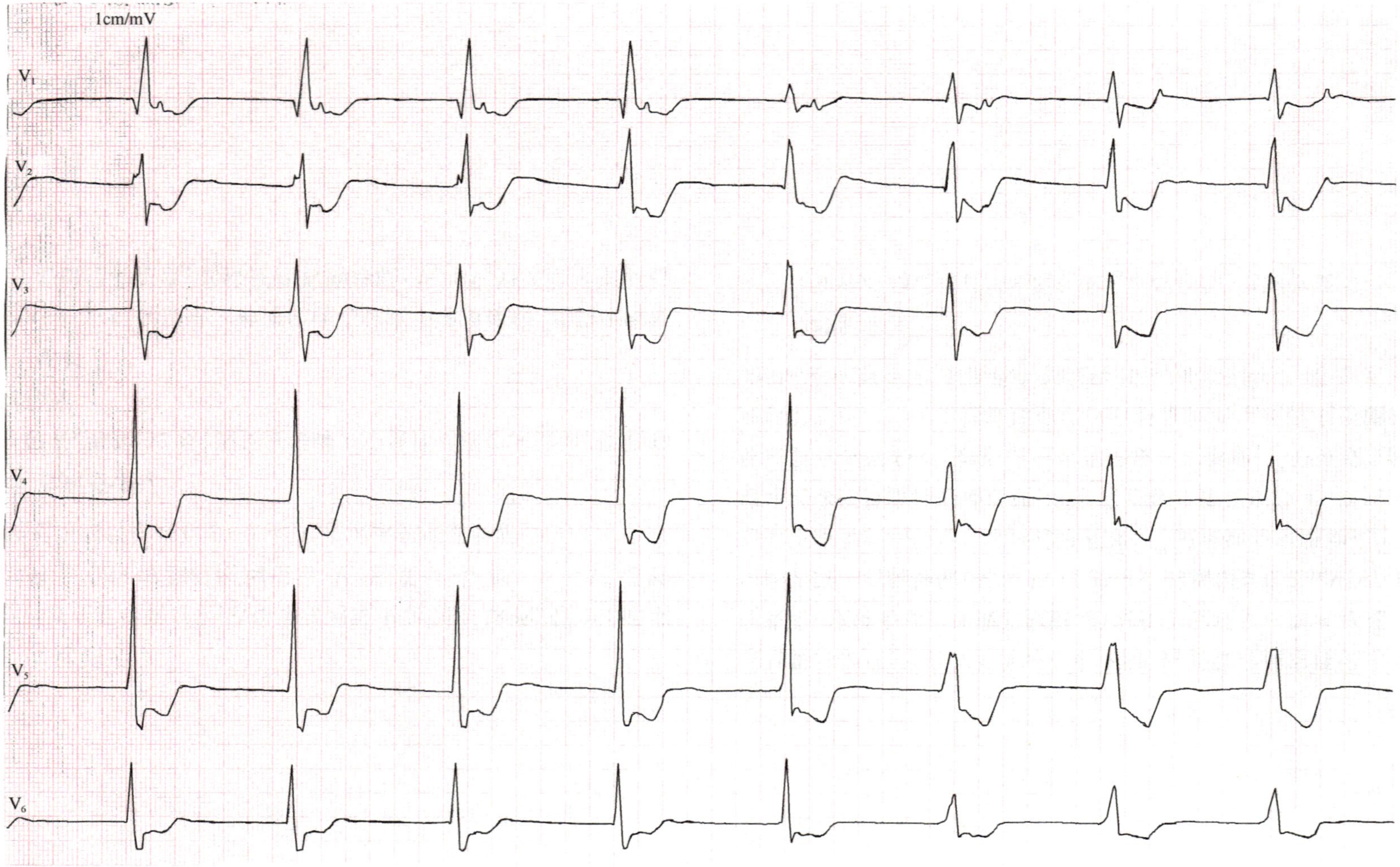

心电图示：

各导联窦性 P 波均出现于 QRS 波群后，P 波频率 44 次/分，与 QRS 波群无固定关系。QRS 波群时限 0.14 秒，频率 45 次/分，房率<室率。第 5 个 QRS 波群时限 0.11 秒，其前 1 ~4 个 QRS 波群呈右束支阻滞图形，其后 QRS 波群呈左束支阻滞图形，第 5 个为一过渡图形，介于前后两者之间。V_2 ~ V_6 导联 ST 段压低 0.2 ~0.6 mV，V_2 ~ V_6 导联 T 波负正双向。

临床资料：

女性，患者，74 岁，因胸痛 4 小时余伴晕厥 1 次就诊，有糖尿病史 6 年。

分析：

交界性逸搏时常发生非时相性室内差异性传导，此时应与室性逸搏鉴别。交界性逸搏发生非时相性室内差异性传导时，其室率多超过 40 次/分，QRS 波群多呈束支传导阻滞图形；而室性逸搏室率多在 40 次/分以下，QRS 波群明显畸形，且多呈单向或双向，可有室性融合波。所以分析的时候注意 QRS 波群的形态和频率对诊断非常重要。当逸搏的 QRS 频率慢的时候表现为右束支阻滞图形，当逸搏的 QRS 频率略快一点的时候则呈左束支阻滞图形，这属频率依赖性束支阻滞。

诊断：

①显著窦性心动过缓；②完全性干扰性房室分离；③交界性逸搏心律（呈右束支阻滞及左束支阻滞两种图形）；④心肌缺血。

101. 完全性干扰性房室分离、交界性逸搏性心律

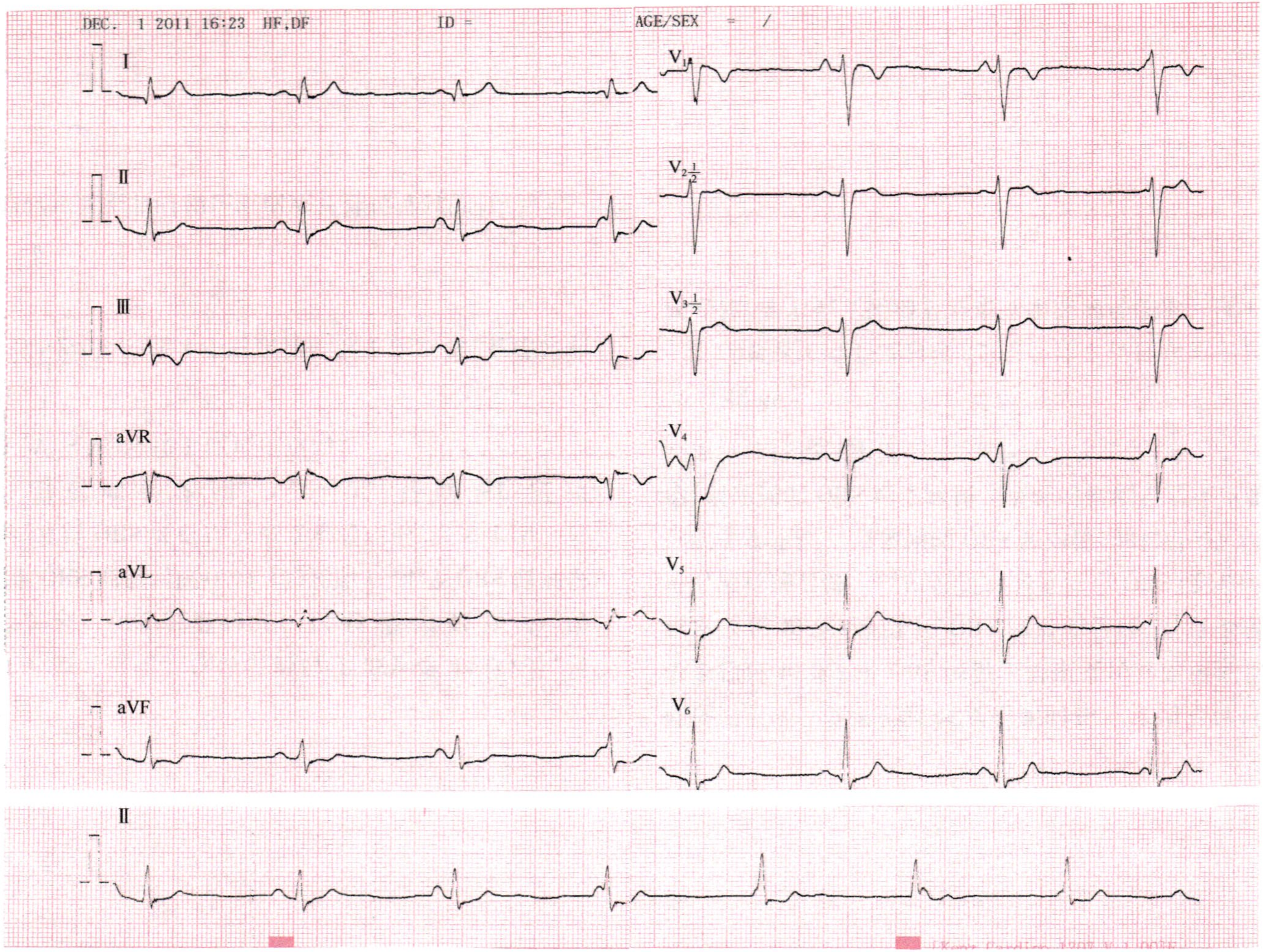

心电图示：

P 波在Ⅱ导联直立，aVR 导联倒置，P 波频率 44 次/分，P 波与 QRS 波群无固定关系，各导联可见 P 波在 QRS 波群的前、中、后。QRS 波群形态、时限均正常，心室率 47 次/分。PP 间期规则，RR 间期规则，P 波频率慢于 R 波频率。

临床资料：

患者，男性，66 岁，因反复头晕、黑矇 2 年余，加重伴晕厥一天就诊。体检：心率 47 次/分，律齐，各瓣膜区未闻及病理性杂音。

分析：

当高位起搏点的频率减慢或低位起搏点的频率加快时，在房室交界区都会发生干扰。窦性心动过缓、心律不齐时，激动下传与逆行的交界性逸搏在房室交界区相遇，适逢该区正处于有效不应期，而不能下传至心室，同时交界性逸搏激动也不能逆传至心房，两者发生干扰，其结果是窦性控制心房产生 P 波，交界性逸搏控制心室产生室上型 QRS 波群，心电图表现交界性逸搏 QRS 波群前或后可出现一个与之无关的窦性 P 波。

诊断：

①显著窦性心动过缓；②交界性逸搏心律；③完全性干扰性房室分离。

102. 双心室肥大

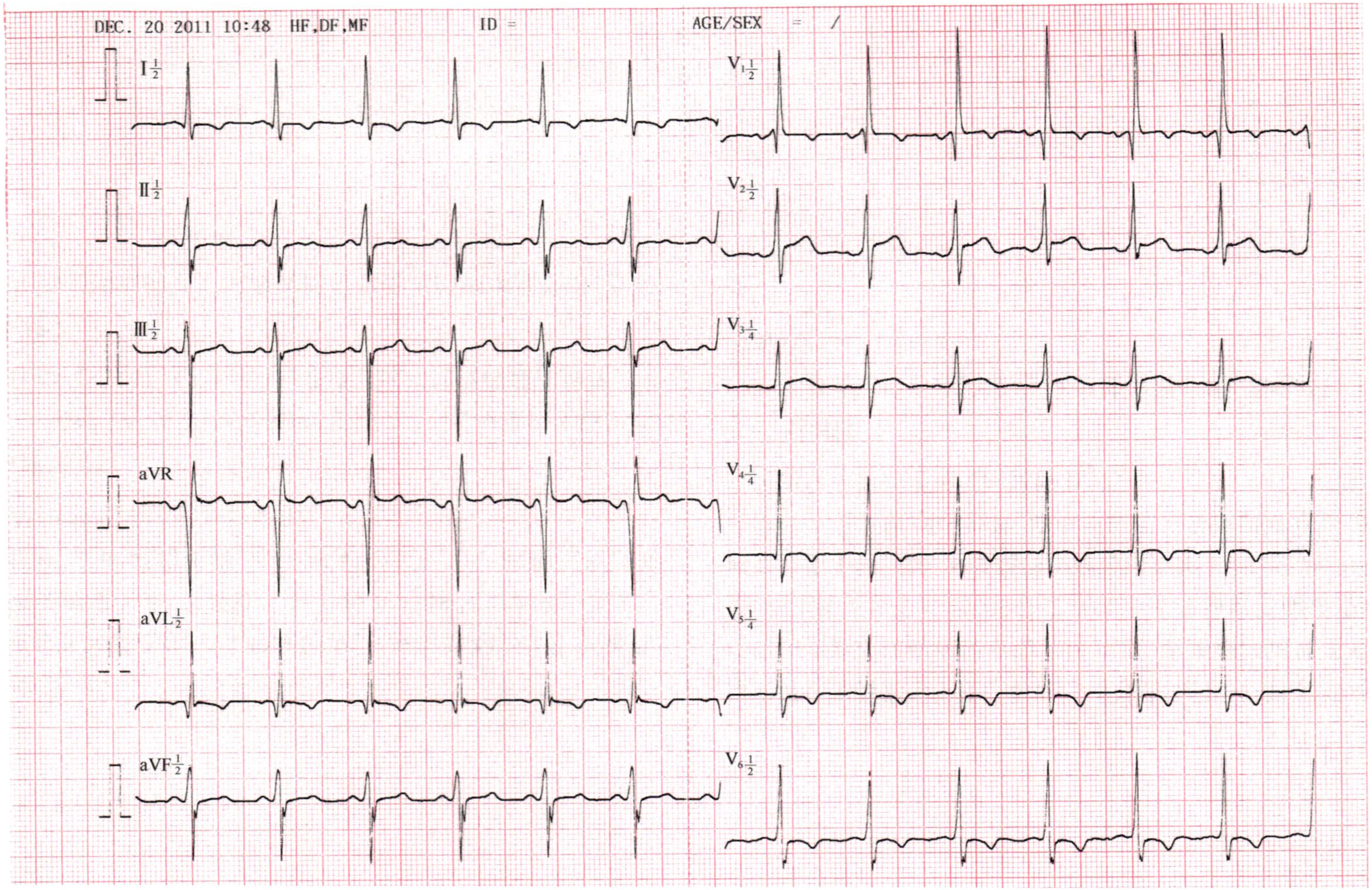

DEC. 20 2011 10:48 HF,DF,MF
ID =
AGE/SEX = /
I 1/2
II 1/2
III 1/2
aVR
aVL 1/2
aVF 1/2
V1 1/2
V2 1/2
V3 1/4
V4 1/4
V5 1/4
V6 1/2

心电图示：

P 波在Ⅱ导联直立，aVR 导联倒置，P 波频率 88 次/分，PR 间期 0.12 秒。QRS 波群时限正常，心电轴左偏 -39°，V_1 导联呈 rsR′型，$R_{V_1}=3.5$ mV，$R_{aVR}=0.8$ mV，$R_{V_5}=4.8$ mV，$R_I=2.6$ mV。V_5、V_6 导联 ST 段压低 0.1～0.2 mV，Ⅰ、aVL、V_4～V_6 导联 T 波倒置，aVR 导联 T 波直立。

临床资料：

患者，男性，54 岁，因活动后气促 3 个月余就诊。体检：心界向两侧扩大，心率 80 次/分，律齐，心尖部闻及 2～3 级收缩期杂音，双下肢水肿。

分析：

双心室肥大的心电图可出现下列表现：①大致正常心电图：由于双侧心室电压同时增高，增加的除极向量方向相反互相抵消。②单侧心室肥大心电图：只表现一侧心室肥大，而另一侧心室肥大的图形被掩盖。③既表现右心室肥大的心电图特征（如 V_1 导联 R 波为主，电轴右偏等），又存在左心室肥大的某些征象（如 V_5 导联 R/S>1，R 波振幅增高等）。

诊断：

①窦性心律；②不完全性右束支阻滞；③双心室肥大。

103. 左心房肥大、左右心室肥大

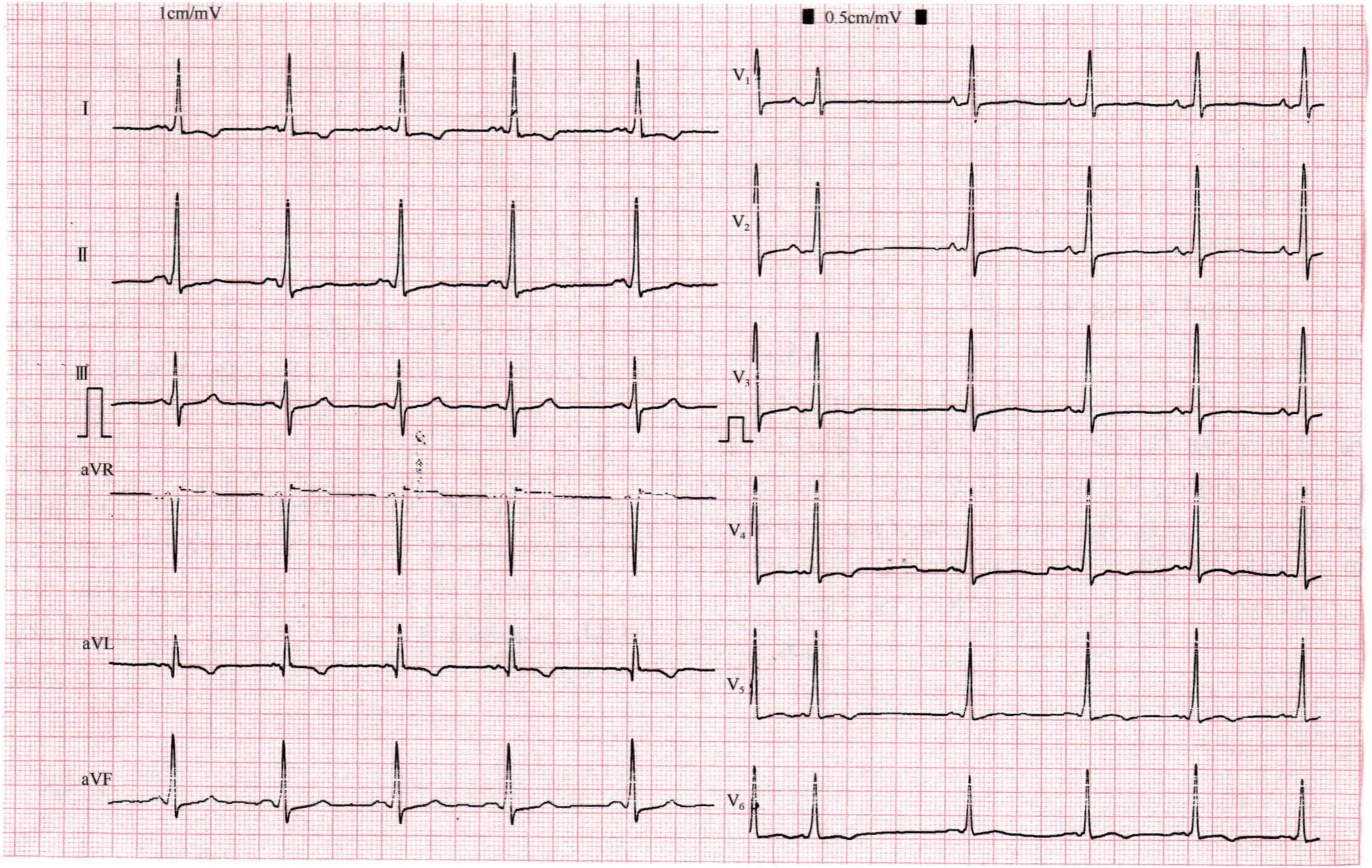

心电图示：

窦性节律，P 波在Ⅰ、Ⅱ导联有切迹，呈双峰，P 波时限 0.12 秒。胸导联同步见提前出现 P′-QRS-T 波群。V_1 导联 ORS 波群呈 Rs 型，$R_{V_5}=3.2mV$。Ⅰ、Ⅱ、aVF、$V_2 \sim V_6$ 导联 ST 段压低≤0.1mV。Ⅱ导联 T 波振幅小于同导联 R 波的 1/10，Ⅰ、aVL、V_4 导联 T 波倒置，V_5、V_6 导联 T 波正负双向。

临床资料：

女，48 岁，先天性心脏病。心脏超声：室间隔膜部瘤伴缺损，右心室流出道狭窄，心房功能不全，室间隔缺损。

分析：

室间隔缺损时通过肺循环回到心脏左侧心腔的血液相应增多，故左心房扩张和左心室肥厚较为常见。

中度缺损时，左向右分流量增多，可引起右心室肥厚，心电图表现为Ⅱ、Ⅲ、aVF 导联出现高 R 波，$R_{Ⅱ}>R_{aVF}>R_{Ⅲ}$，V_1、V_2 导联呈 R 或 Rs 型。重度缺损时，则可出现双侧心室肥厚图形。先天性心脏病患者因自身心脏缺陷，易患亚急性细菌性心内膜炎等疾病。心电图表现出房室肥大外，还可出现心律失常。

诊断：

①窦性心律；②左心房肥大；③左右心室肥大；④房性期前收缩。

104. 高血钾、低血钙

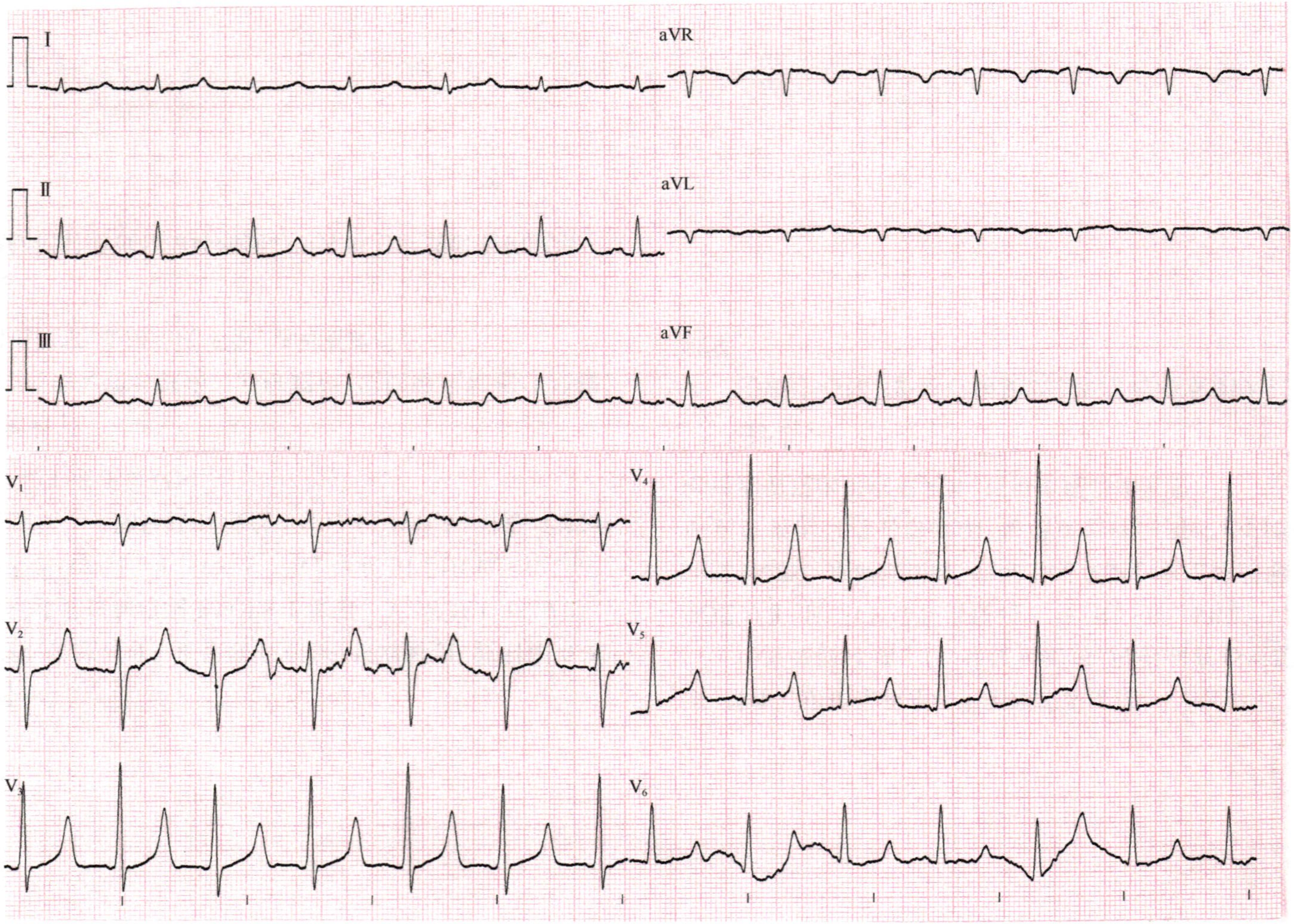

心电图示：

P 波在Ⅱ导联直立，aVR 导联倒置。Ⅱ、V_3、V_4 导联 T 波呈帐篷样改变（高尖），ST 段明显延长。

临床资料：

女，20 岁，尿毒症，全身水肿，脸色苍白，呼吸急促。检查示 Hb 8g/L，血钾 6.1mmol/L，血钙 0.9 mmol/L。

分析：

在各种电解质中，钾离子对心肌细胞影响最为明显，血钾增高可使心肌细胞的动作电位 3 位相时间缩短，坡度陡峻，此时心电图表现为 T 波高耸，升降支对称，基底变窄。帐篷样 T 波以Ⅱ、Ⅲ、aVF 导联及胸导联尤为明显。钙离子对心肌动作电位的影响是使动作电位 2 位相延长，心电图表现为 ST 段平直延长，无偏移。当低血钙伴有高血钾时心电图则表现为 QT 间期延长，以 ST 段延长为主，T 波窄而高尖。临床上常见于慢性肾功能衰竭的患者。

诊断：

①窦性心律；②高血钾；③低血钙。

105. 窦室传导

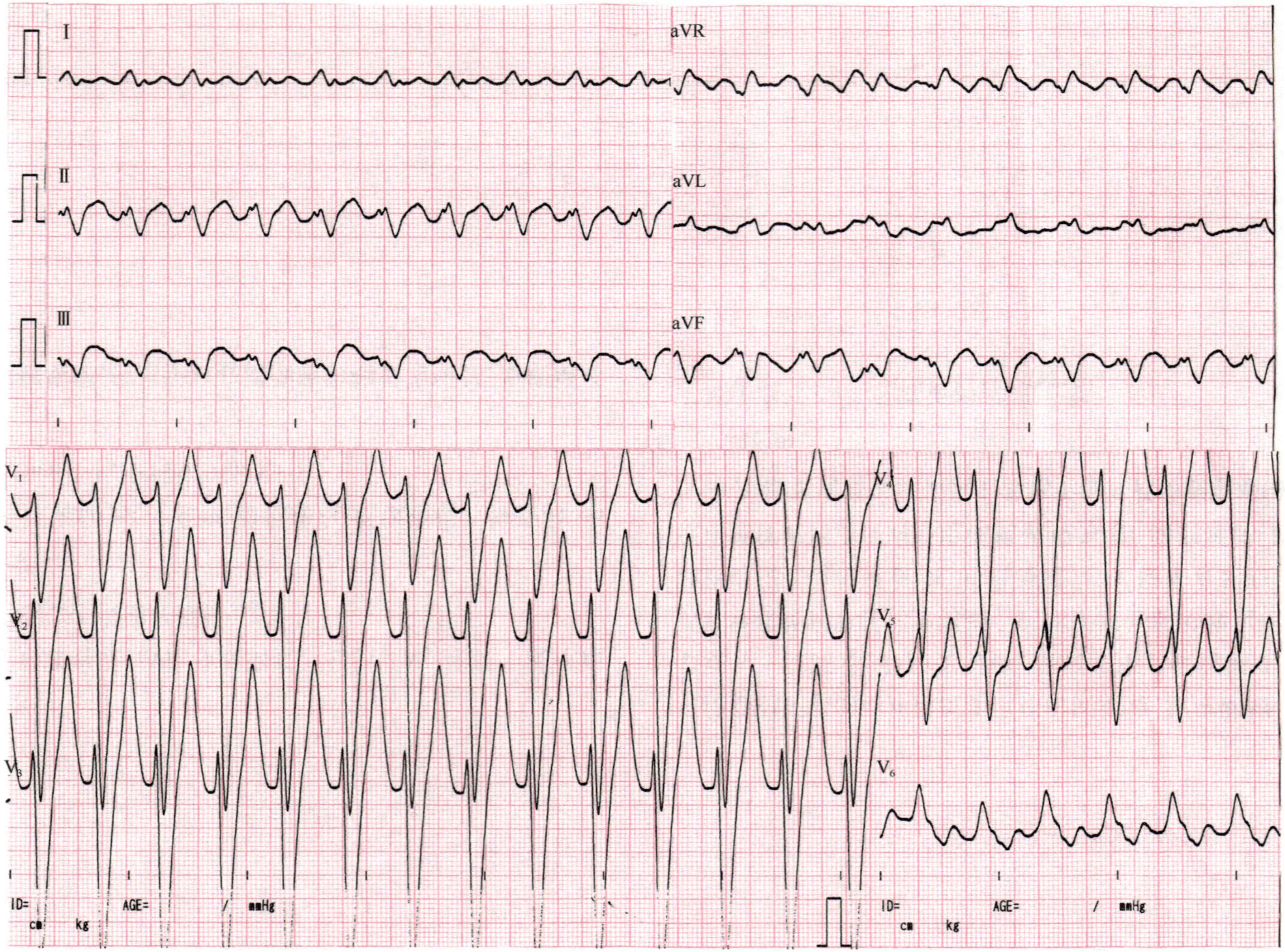

心电图示：

窦性 P 波消失，QRS 波群增宽，以 S 波增宽为主，胸导联 T 波高尖，两肢对称，呈帐篷样，T_{V_3} 达 2.4mV。

临床资料：

男，66 岁，肿瘤介入治疗科病人，血钾 7.7mmol/L，6 小时后自动出院。

分析：

血钾浓度增高可使心肌细胞动作电位 0 位相阶段上升速度减慢，致心室内传导减慢，同时心房肌的激动传导受到抑制，P 波振幅降低，当血钾浓度大于 8mmol/L，则对心肌抑制更加明显，心电图可表现为 PR 间期延长，R 波降低，S 波增深，QRS 增宽，最特异的改变是 P 波消失。心房肌对血钾特别敏感，当血钾升高时，在窦房结、结间束与房室结尚未受到抑制之前，心房首先受到抑制，使之电活动静止，窦房结发出的激动不能激动心房，但仍循三条结间束传至房室交界处，从而激动心室，称窦室传导。

诊断：

①窦性心律；②窦室传导。

106. 频发室性期前收缩

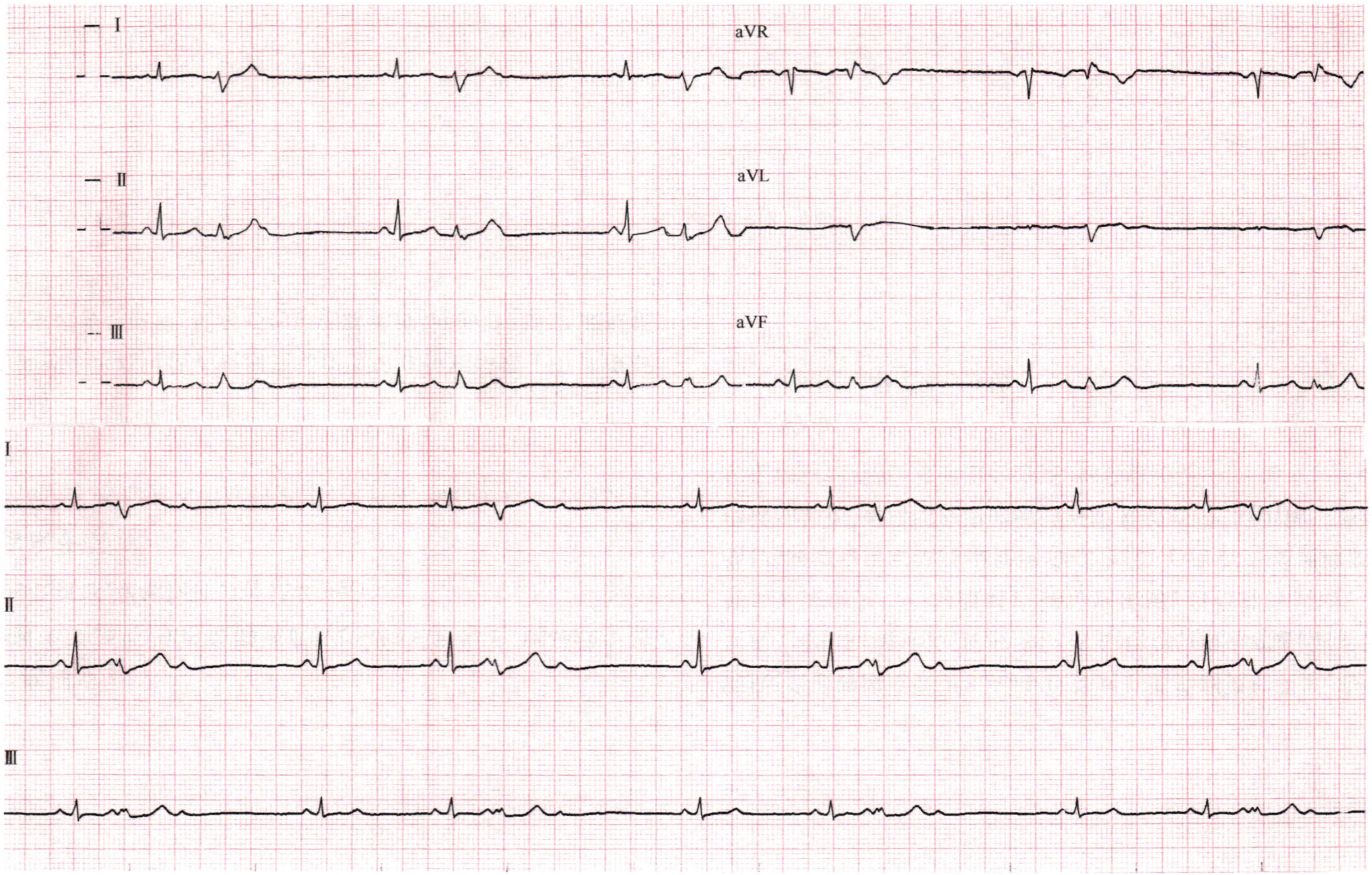

心电图示：

P 波在Ⅱ导联直立，aVR 导联倒置；PR 间期 0.12 秒，P 波频率 63 次/分。窦性 P 波下传 QRS 波群正常，各导联均见提前出现宽大畸形 QRS-T 波群于 2 个窦性 P 波之间，后一个窦性 P 波未见下传 QRS-T 波群。

临床资料：

男，32 岁，感冒、发热 3 天。

分析：

本图室性期前收缩均插于两个窦性 P 波之间，致后一个窦性 P 波由于房室结干扰而未下传至心室。房室结干扰亦称为“交界区干扰”。交界区是房室传导的通路。室上性激动通过交界区下传，而室性激动与交界性激动亦可通过交界区逆传，当交界区处于一个激动所造成的不应期时，可对任何方向传来的激动都不发生反应或反应迟缓，这种现象是房室干扰。此图粗看似 P 波后无 QRS 波群，类似房室传导阻滞。仔细分析发现 P 波后无 QRS 波群均是发生在室性期前收缩后。因此 P 波后无 QRS 波群不是房室传导阻滞，而是房室交界区的干扰所致。

诊断：

①窦性心律；②频发室性期前收缩。

107. 并行心律性室性心动过速

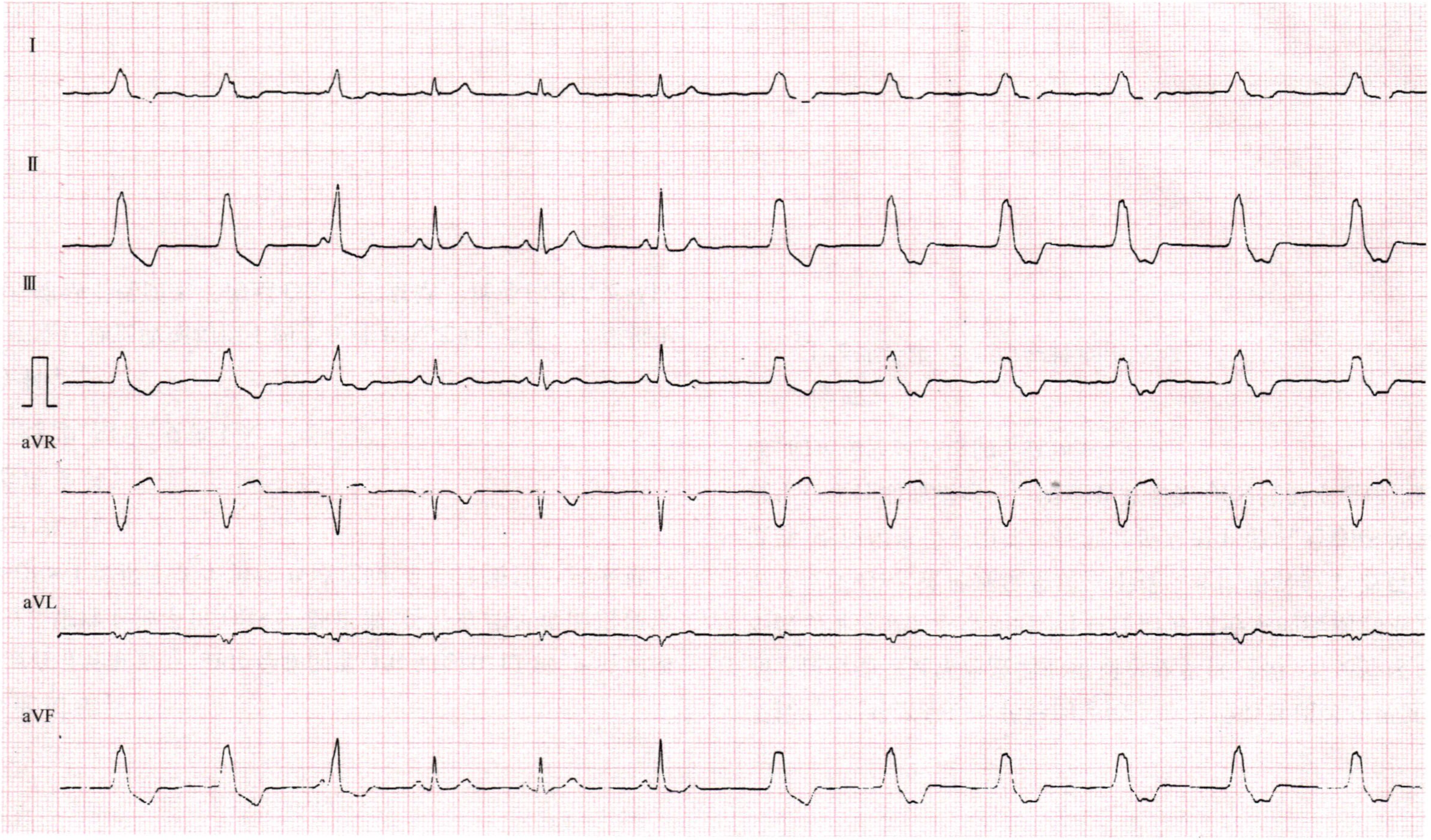

心电图示：

P 波在Ⅱ导联直立，aVR 导联倒置，各导联均可见三种形态 QRS 波群。第 1、2、7、8、9、10、11、12 个 QRS 波群宽大畸形。第 4、5 个 QRS 波群形态、时限正常。第 3、6 个 QRS 波群形态和时限介于上两者之间。

临床资料：

男，52 岁，心悸、胸闷 1 周。

分析：

心室某一部位的心肌细胞因病理生理改变，形成自律性增高。异位兴奋点与窦房结发出的正常节律并行存在。异位兴奋点不受正常的窦性节律影响，以一组一组的间歇形式出现，并可见室性融合波，其频率较快超过窦性心律时，则控制心室节律，此时称为并行心律性室性心动过速。每组心动过速发作之间的距离为心动过速的 RR 间期的整倍数。以Ⅱ导联为例，可见三种形态 QRS 波群，一种为正常的 QRS 波群呈 Rs 型，一种为宽大畸形 QRS 波群呈 R 型，第三种是介于两者之间的 QRS 波群，为窦性和室性的融合波。宽大畸形的 QRS 波群之间可以测量到倍数关系。

诊断：

①窦性心律；②并行心律性室性心动过速。

108. 阵发性室性心动过速

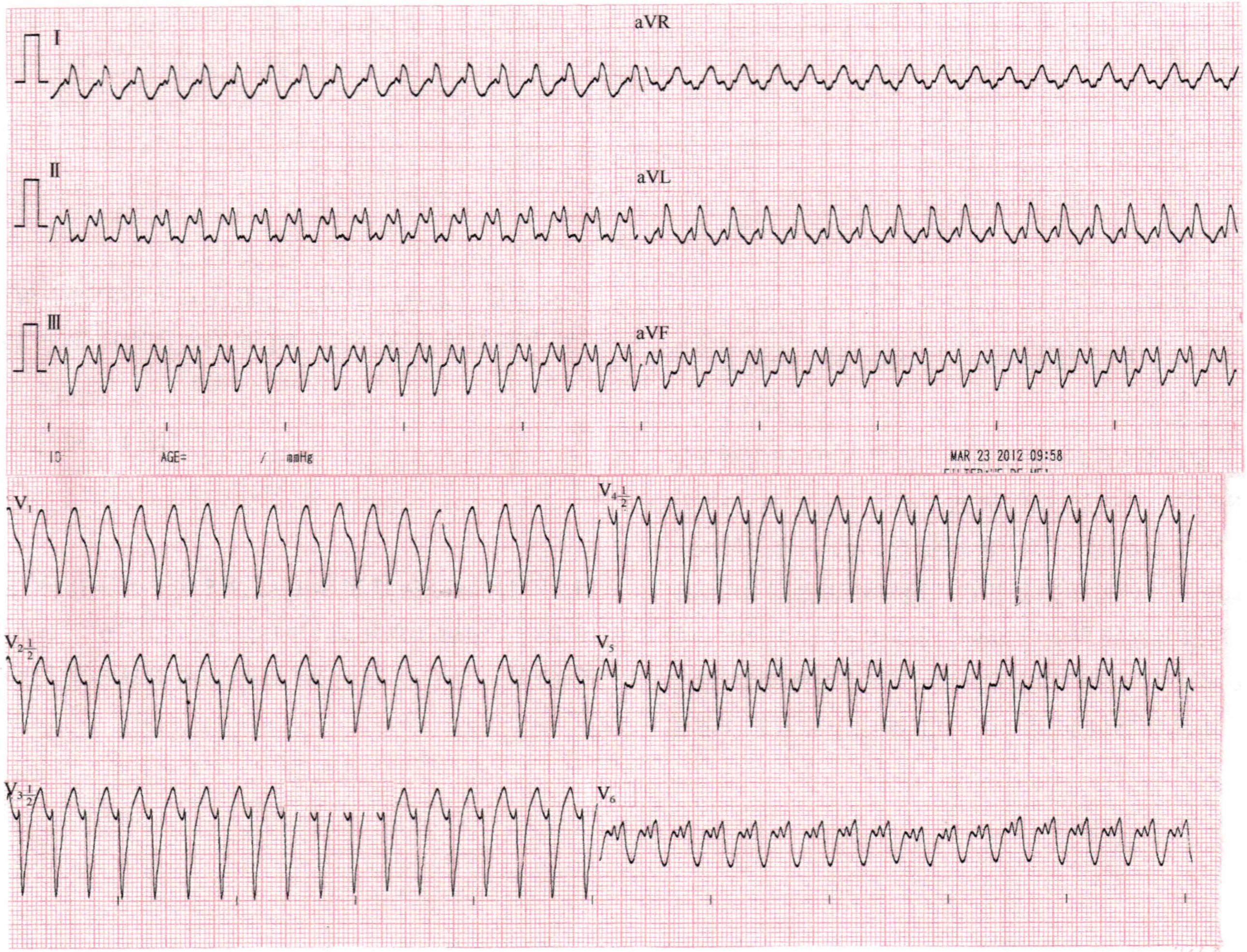

心电图示：

窦性 P 波不易辨认，各导联见宽大畸形 QRS 波群，频率 214 次/分，RR 基本匀齐，$V_1 \sim V_6$ 导联 QRS 波群主波方向向下，ST-T 呈继发性改变。

临床资料：

男，68 岁，胸痛 8 小时，血压降低。

分析：

阵发性室性心动过速的频率为 140 ~ 250 次/分，QRS 波群宽大畸形，时限≥0.12 秒，RR 间期轻度不齐，可相差 0.02 ~ 0.03 秒。窦性 P 波与 QRS 波群无关，如见到散在性 P 波对诊断极有价值。胸前导联 QRS 波群可以全部是正向，或者全部是负向的。分析诊断时可以按 Brugada 4 步法进行分析。由于发作时心房与心室收缩不协调，引起心室充盈减少，心排血量降低，可造成严重的血流动力学改变。

诊断：

异位心律——阵发性室性心动过速。

109. 心房颤动、右位心

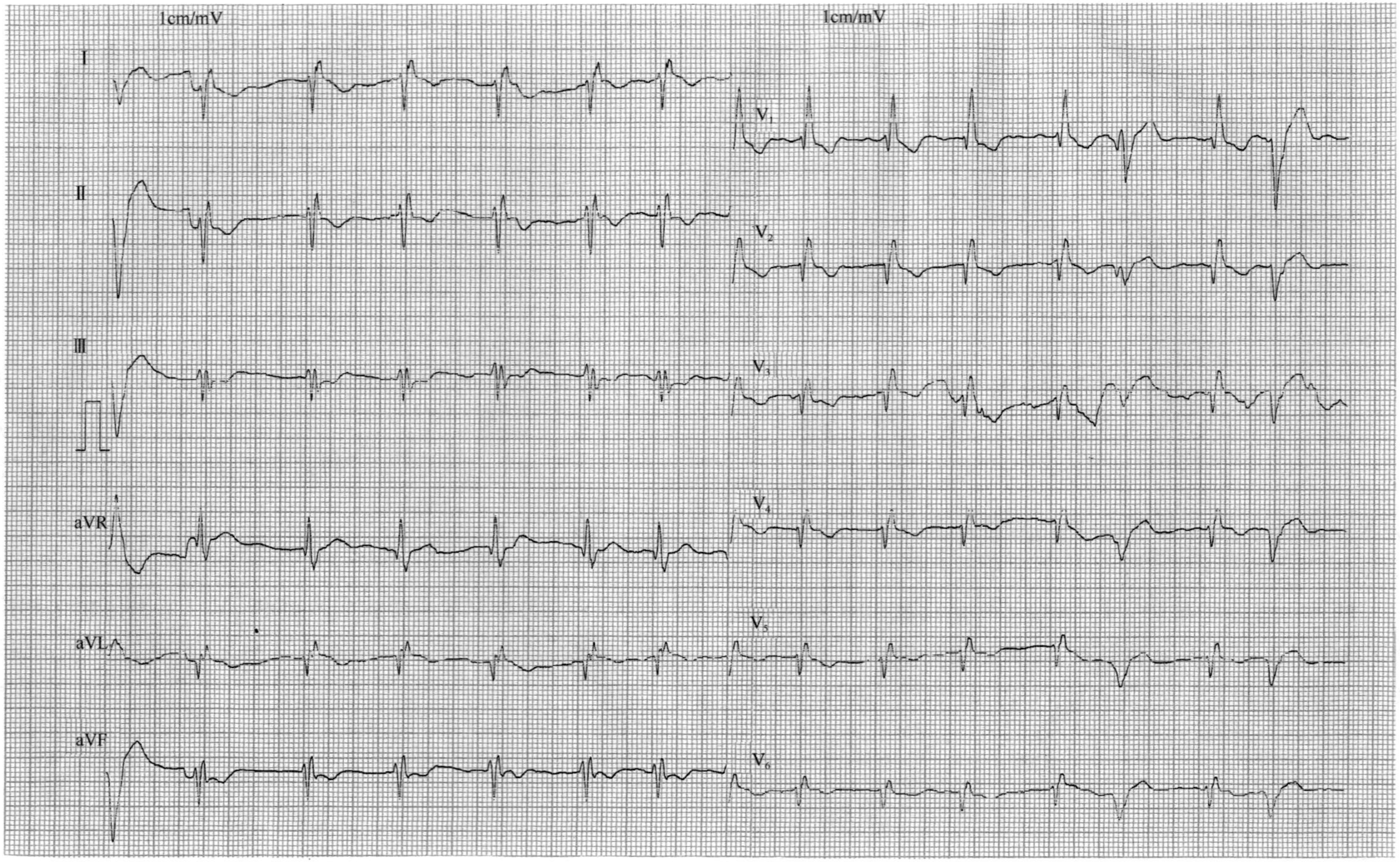

心电图示：

左右手常规连接，窦性 P 波消失，RR 间期不匀齐。QRS 波群增宽，Ⅰ Ⅱ导联 QRS 波群呈 rSr′型，r′波增宽。aVR 导联 QRS 波群呈 qRs 型，s 波增宽。aVL 导联 QRS 波群呈 QR 型，R 波有切迹。V_1 导联 QRS 波群呈 rsR′型，V_6 导联 QRS 波群呈 rsr′型。同步各导联均见提前出现的宽大畸形的 QRS-T 波群。

临床资料：

女性，59 岁，先天性心脏病，心脏超声示左心室射血分数 0.48，镜像右位心，原发性孔型+继发性孔型房间隔缺损（双向分流），二尖瓣前叶裂。右心房、左心房、右心室大。重度肺动脉高压。

分析：

右位心的心电图表现是左右手导联互换的图形，胸导联的图形表现为 $V_1 \sim V_6$ 导联 R 波逐渐降低。

如果是错误的连接左右手导联，可以出现左右手互换的图形，但胸导联不会出现 R 波逐渐下降的图形，以此可以和右位心相鉴别。

诊断：

①异位心律——心房颤动；②右位心；③完全性右束支阻滞；④室性期前收缩。

110. 心房颤动、右位心左右手反接

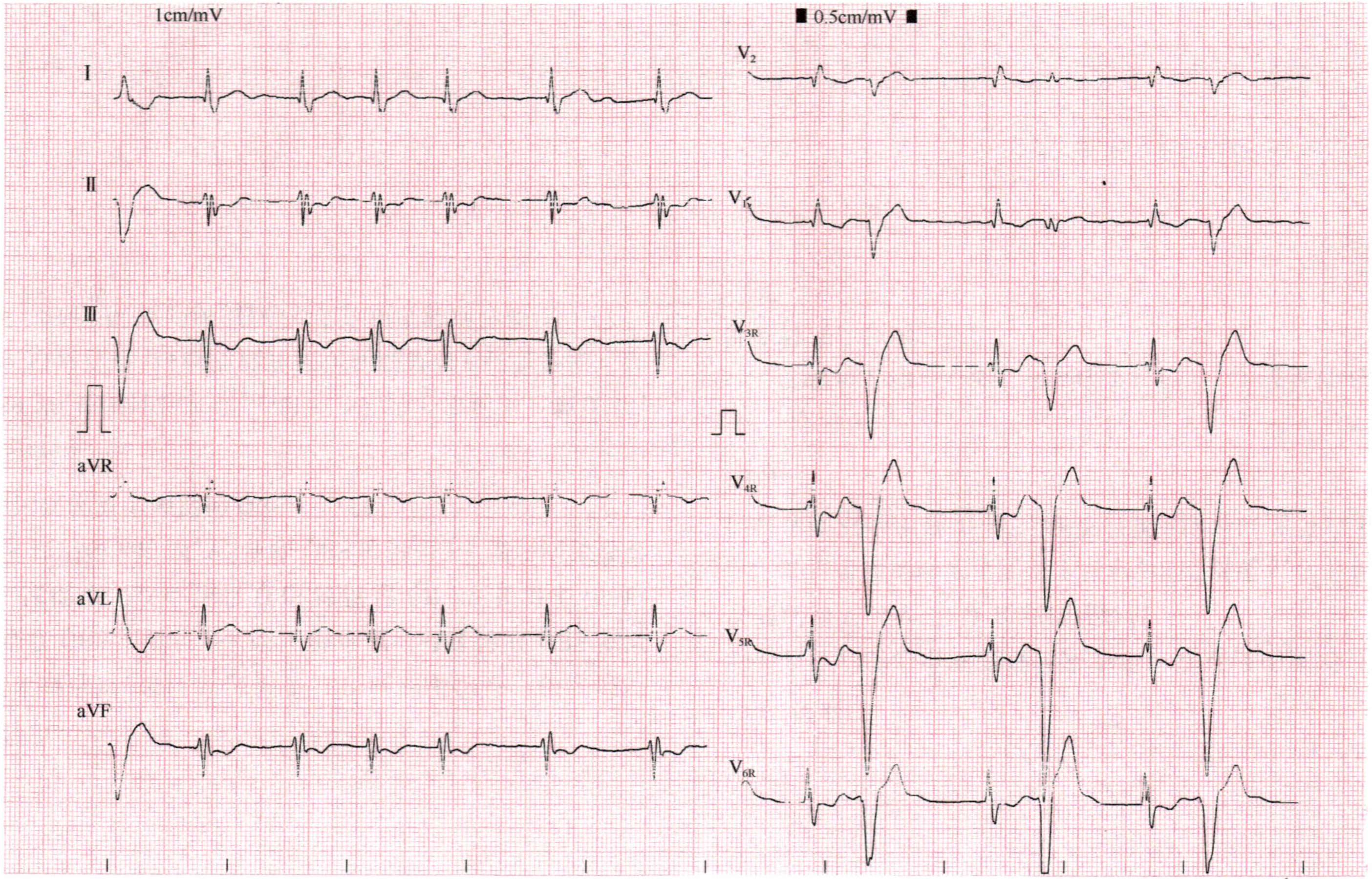

心电图示：

左右手反接并加做右胸前导联，Ⅰ导联 QRS 波群呈 qRs 型，s 波增宽。aVR 导联 QRS 波群呈 QR 型，R 波增宽。aVL 导联 QRS 波群呈 qRs 型，S 波增宽。V_1 导联 QRS 波群呈 rsR′型。

分析：

镜像右位心的心电图改变是Ⅰ导联 P 波、QRS 波群、T 波均倒置，左右手导联图形互换。胸前导联 V_1 ~ V_6 导联 R 波逐渐降低。该患者是心房颤动，无法观察到 P 波是否倒置。Ⅰ导联 QRS 波群又呈右束支阻滞图形，所以 T 波倒置又可以被忽视。因此阅读此图时要仔细分析其他导联的图形。胸前 V_1 导联 QRS 波群虽然呈右束支阻滞的图形，加做右胸导联后，R 波逐渐增高。

诊断：

①异位心律——心房颤动；②右位心；③室性期前收缩；④完全性右束支传导阻滞。

111. 窦性心动过缓、右位心

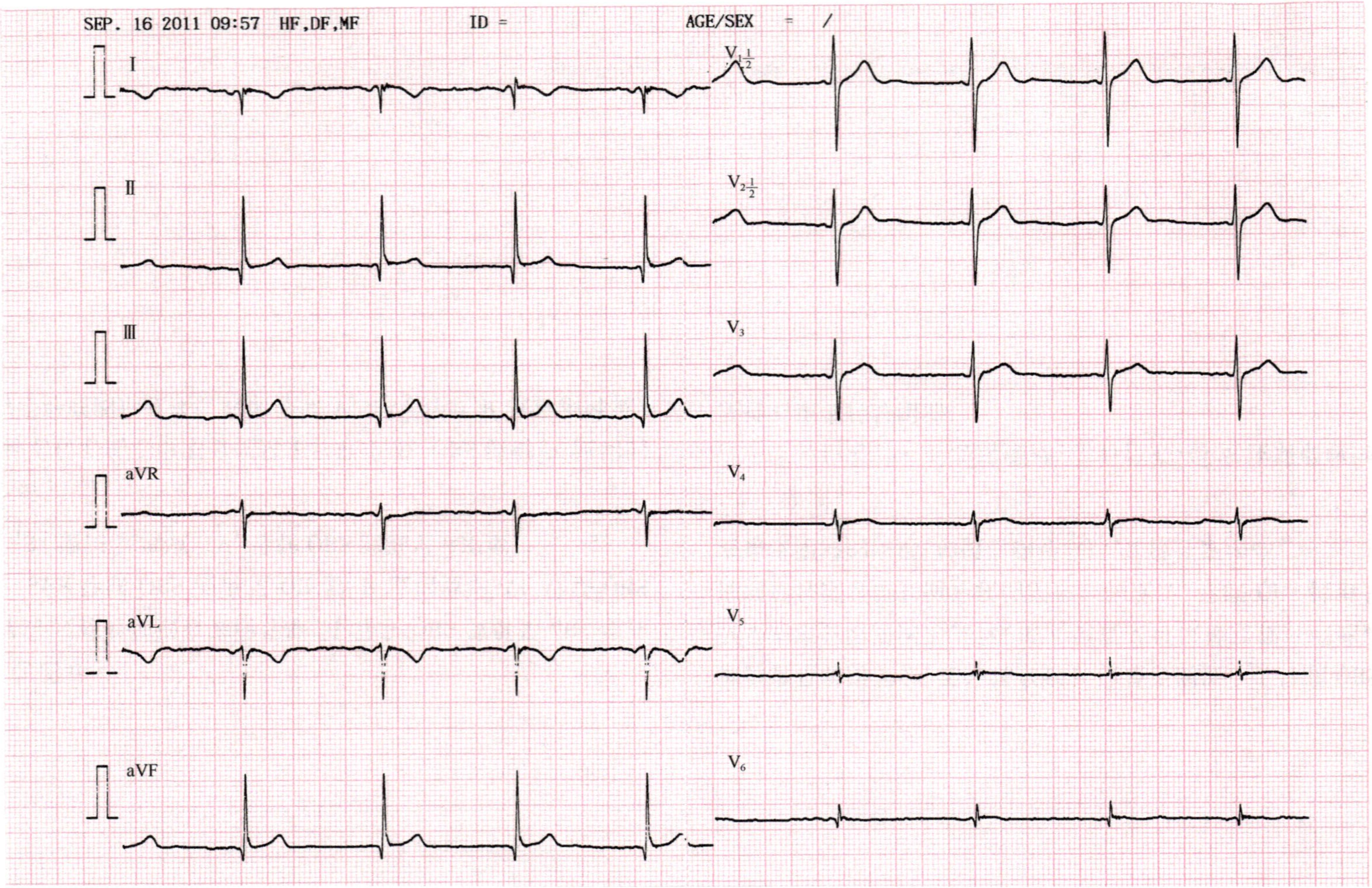

心电图示：

Ⅰ、aVL 导联 P 波倒置，aVR 导联 P 波直立，P 波频率 58 次/分，PR 间期 0.10 秒，Ⅰ导联 QRS 波群呈 Qr 型，aVR 导联 QRS 波群呈 rS 型，aVL 导联 QRS 波群呈 rS 型。V_1 ~ V_6 导联 R 波逐渐降低。

临床资料：

右位心。

分析：

右位心是心脏在胸腔的右侧，与正常人相反，宛如正常心脏的镜像。心电图图形则会出现类似左右手反接的图形，即Ⅱ导联出现Ⅲ导联图形，Ⅲ导联出现Ⅱ导联图形；aVR 导联呈现 aVL 导联的图形，aVL 导联出现 aVR 导联的图形。还有一点较重要的就是胸导联的图形。探查电极按常规是逐渐向胸腔左侧安放，而右位心时心脏在胸腔的右侧，所以按常规安放的胸导联描记出来的心电图图形则是 V_1 ~ V_6 导联 R 波逐渐降低。

诊断：

①窦性心动过缓；②右位心；③短 PR 间期。

112. 窦性心动过缓、右位心左右手反接

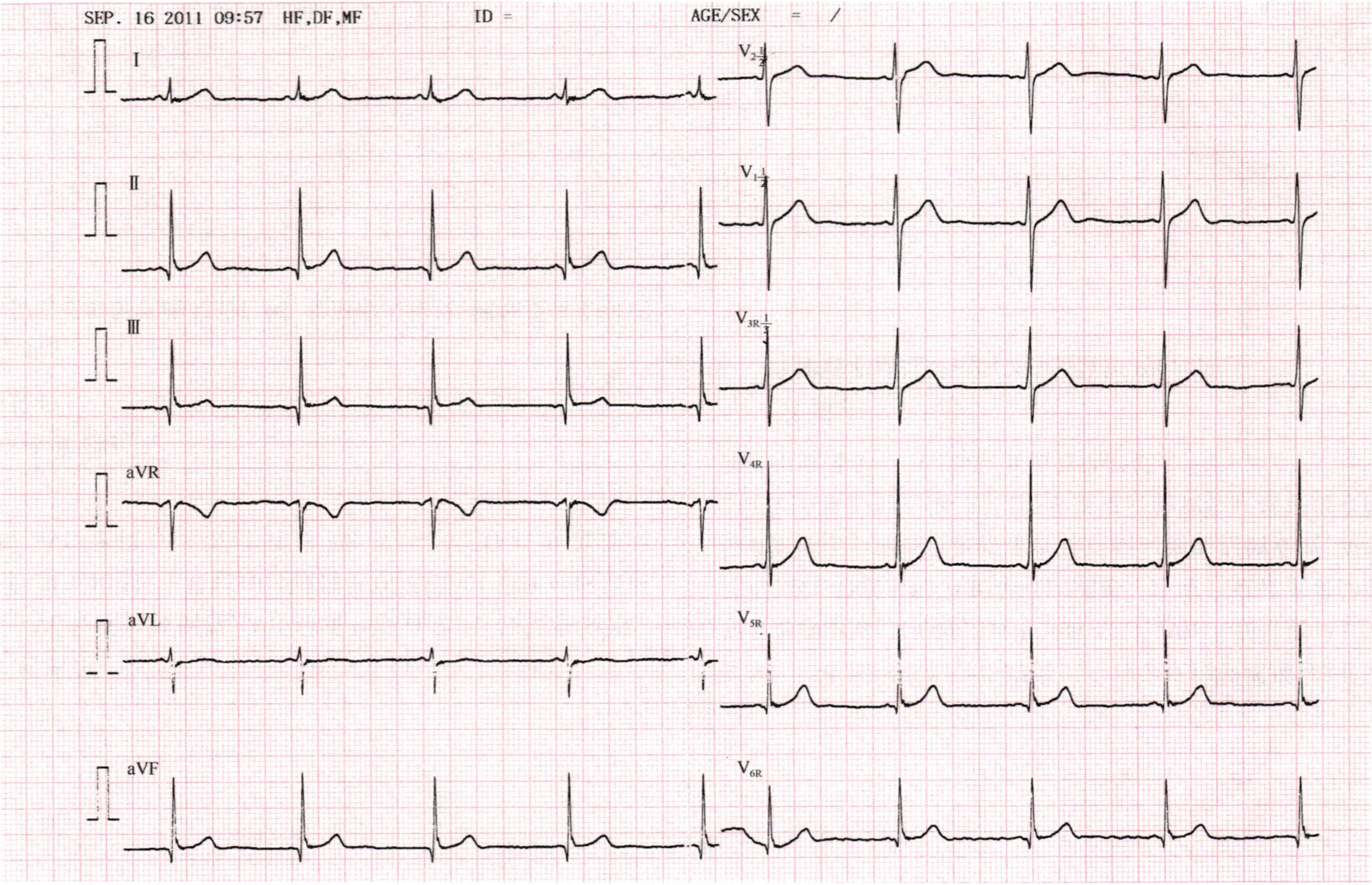

心电图示：

P 波在Ⅰ、Ⅱ、aVL 导联直立，aVR 导联倒置，P 波频率 58 次/分。PR 间期 0.10 秒。Ⅰ导联 QRS 波群呈 rs 型，aVR 导联 QRS 波群呈 rS 型。aVL 导联 QRS 波群呈 rS 型，V_2 导联 QRS 波群呈 rS 型，V_{5R} 导联 QRS 波群呈 qR 型。

临床资料：

右位心。

分析：

右位心，心脏在胸腔右侧，相当于正常人的镜像。因此将左右手导联反接，也就是将原来右上肢的 aVR 导联探查电极安放至左上肢，将左上肢的 aVL 导联探查电极放置右上肢，左侧胸前的导联安放至右胸相应的位置，记录心电图。

导联反接后所展现的图形，则出现正常连接所出现的图形。Ⅰ导联 P 波、QRS 波群、T 波均向上，aVR 导联 QRS 波群向下。胸前导联 V_{3R} ~ V_{6R} R 波逐渐升高。

诊断：

①窦性心动过缓；②右位心（左右上肢导联反接后图形）；③短 PR 间期。

（徐利华　王无锡）

心电图心率及 QT 时间表

格数	心率（次/分）	QT间期(ms) 男	QT间期(ms) 女	格数	心率（次/分）	QT间期(ms) 男	QT间期(ms) 女	格数	心率（次/分）	QT间期(ms) 男	QT间期(ms) 女
1	1500			13	115	31	33	25	60	43	46
1.5	1000			13.5	111	32	34	26	58	44	46
2	750			14	107	32	34	27	56	45	47
2.5	600			14.5	103	33	35	28	54	47	48
3	500			15	100	34	35	29	52	47	48
3.5	428			15.5	97	34	36	30	50	48	50
4	375			16	94	35	36	31	48	48	51
4.5	333			16.5	91	35	37	32	47	49	51
5	300			17	88	36	38	33	45	50	52
5.5	273			17.5	86	36	38	34	44	51	53
6	250			18	83	37	39	35	43	51	54
6.5	230			18.5	81	37	39	36	41	52	55
7	214			19	79	38	40	37	40	53	56
7.5	200	24	25	19.5	77	38	40	38	39	53	56
8	187	25	26	20	75	39	41	39	38	54	57
8.5	176	26	27	20.5	73	39	41	40	37	55	58
9	167	26	27	21	71	40	42	41	37	55	58
9.5	158	27	28	21.5	70	40	42	42	36	56	59
10	150	27	28	22	68	41	43	43	35	57	60
10.5	143	28	30	22.5	67	41	43	44	34	58	61
11	136	29	30	23	65	42	44	45	33	58	61
11.5	130	29	31	23.5	64	42	44	46	33	59	62
12	125	30	32	24	63	42	45	47	32	59	62
12.5	120	31	32	24.5	61	43	45	48	31	61	63

小儿 ST	次/分	SB	次/分	SPVT	次/分	AT	次/分
<1 岁	>150	<1 岁	>110	<1 岁	>300	0~3 岁	>230
1~3 岁	>130	1~3 岁	<90	3~6 岁	>180	3~6 岁	>180
3~5 岁	>120	3~5 岁	<80				
6~12 岁	>110	6~12 岁	<60				

正常 PR 间期极限(s)

年龄/心率(次/分)	70 以下	71~90	91~110	111~130	130 以上
成年人	0.20	0.19	0.18	0.17	0.16
14~17 岁	0.19	0.18	0.17	0.16	0.15
7~13 岁	0.18	0.17	0.16	0.15	0.14
1.5~6 岁	0.17	0.165	0.155	0.145	0.135
0~1.5 岁	0.16	0.15	0.145	0.135	0.125

心肌梗死定位表

导联/部位	前壁	侧壁	前间壁	下壁	正后壁	广泛前壁	高侧壁
V_1	0	(-)	(+)	0	(-)	(+)	0
V_2	0	(-)	(+)	0	(-)	(+)	0
V_3	(+)	0	(+)	0	(-)	(+)	0
V_4	(+)	0	0	0	(-)	(+)	0
V_5	(+)	(+)	0	0	0	(+)	0
V_6	0	(+)	0	0	0	(+)/(-)	0
V_7	0	0	0	0	(+)	0	0
V_8	0	0	0	0	(+)	0	0
V_9	(-)	0	0	0	(+)	0	0
aVL	0	0	0	0	0	(+)/(-)	(+)
aVF	(-)	(-)	0	(+)	0	(-)	(-)
Ⅰ	0	0	0	(-)	0	(+)/(-)	(+)
Ⅱ	0	0	0	(+)	0	(-)	(-)
Ⅲ	(-)	(-)	0	(+)	0	(-)	(-)

心律失常的频率

心房扑动	250~350 次/分	非阵发性房性心动过速	70~130 次/分
心房颤动	350~600 次/分	非阵发性室上性心动过速	70~130 次/分
心室扑动	100~250 次/分	非阵发性室性心动过速	60~100 次/分
心室颤动	200~500 次/分	阵发性室上性心动过速	150~240 次/分
室性节律	20~40 次/分	阵发性室性心动过速	140~200 次/分

自 I、Ⅲ导联 QRS 测定心电轴表

（单位:度）

Ⅲ\I	-10	-9	-8	-7	-6	-5	-4	-3	-2	-1	0	+1	+2	+3	+4	+5	+6	+7	+8	+9	10
-10	+240	+242	+244	+246	+248	+251	+254	+257	+261	+265	-90	-84	78	72	-66	-60	-53	-47	-41	-35	-30
-9	+238	+240	+242	+244	+247	+249	+252	+256	+260	+264	-90	-83	-77	-70	-63	-56	-49	-42	-36	-30	-25
-8	+236	+238	+240	+242	+245	+247	+251	+255	+259	+263	-90	-82	-75	-68	-59	-51	-43	-37	-30	-24	-19
-7	+234	+236	+238	+240	+243	+245	+249	+253	+257	+262	-90	-81	-73	-64	-55	-45	-37	-30	-23	-17	-13
-6	+231	+234	+235	+237	+240	+243	+246	+251	+256	+261	-90	-80	-70	-60	-49	-39	-30	-22	-16	-11	-7
-5	+229	+231	+233	+235	+237	+240	+244	+248	+254	+260	-90	-77	-65	-53	-42	-30	-19	-14	-9	-4	0
-4	+226	+228	+230	+231	+234	+236	+240	+244	+251	+258	-90	-74	-58	-43	-30	-19	-11	-5	-1	+3	+8
-3	+223	+225	+226	+228	+230	+232	+235	+240	+246	+255	-90	-68	-50	-30	-15	-7	-1	+4	+8	+11	+13
-2	+220	+221	+222	+223	+224	+227	+230	+234	+240	+250	-90	-54	-30	-10	-1	+6	+11	+13	+16	+18	+19
-1	+215	+216	+217	+218	+219	+220	+222	+225	+230	+240	-90	-30	-2	+8	+14	+18	+20	+21	+22	+23	+24
0	+210	+210	+210	+210	+210	+210	+210	+210	+210	+210	0	+30	+30	+30	+30	+30	+30	+30	+30	+30	+30
+1	+206	+204	+203	+202	+200	+198	+194	+187	+178	+150	+90	+60	+50	+44	+42	+40	+39	+38	+37	+36	+35
+2	+199	+197	+195	+193	+190	+185	+179	+168	+150	+124	+90	+70	+60	+52	+50	+47	+45	+43	+42	+41	+40
+3	+192	+190	+188	+184	+180	+173	+163	+150	+132	+112	+90	+75	+66	+60	+56	+52	+50	+48	+46	+44	+43
+4	+186	+184	+179	+175	+169	+161	+150	+137	+120	+106	+90	+78	+70	+65	60	+58	+54	+52	+50	+48	+47
+5	+180	+176	+172	+166	+159	+150	+139	+127	+114	+103	+90	+80	+74	+68	+64	+60	+57	+55	+53	51	+79
+6	+173	+169	+154	+158	+150	+141	+130	+120	+110	+100	+90	+82	+76	+71	+67	+63	+60	+58	+56	+54	+52
+7	+167	+162	+157	+150	+143	+134	+125	116	+107	+99	+90	+83	+77	+73	+69	+66	+63	+60	+58	+56	+54
+8	+161	+156	+150	+144	+136	+129	+120	+112	+105	+98	+90	+83	+79	+75	+71	+68	+65	+62	+60	+58	+56
+9	+155	150	+145	+138	+131	+125	+116	+110	+103	+97	+90	+84	+80	+76	+73	+70	+67	+64	+62	+60	+58
+10	+150	+145	+140	+135	+127	+120	+114	+108	+101	+96	+90	+85	+81	+77	+74	+71	+68	+66	+64	+62	+60
Ⅲ\I	-10	-9	-8	-7	-6	-5	-4	-3	-2	-1	0	+1	+2	+3	+4	+5	+6	+7	+8	+9	+10

小儿 PR 间期平均值及最大、最小值

年龄	平龄值(s)	年龄	平均值(s)
24 小时	0.090(0.08～0.12)	1～3 岁	0.12(0.08～0.16)
24 小时～1 个月	0.095(0.08～0.13)	3～5 岁	0.13(0.08～0.16)
1～3 个月	0.10(0.08～0.13)	5～8 岁	0.135(0.106～0.17)
3～6 个月	0.104(0.08～0.14)	8～12 岁	0.14(0.10～0.18)
6 个月～1 岁	0.11(0.08～0.14)	12～16 岁	0.145(0.10～0.20)